汤头歌

〔清〕汪昂 著

江苏凤凰美术出版社
全国百佳图书出版单位

图书在版编目(CIP)数据

汤头歌／(清)汪昂著．－－南京：江苏凤凰美术出版社，2017.4(2019.3重印)
(中国传统文化经典荟萃)
ISBN 978－7－5344－9256－3

Ⅰ．①汤… Ⅱ．①汪… Ⅲ．①方歌－汇编 Ⅳ．①R289.4

中国版本图书馆 CIP 数据核字(2015)第 214540 号

特约策划	王继雄
责任编辑	曹昌虹
装帧设计	刘国辉
封面设计	北京风信子文化传媒
责任监印	唐 虎

书　　名	汤头歌
著　　者	(清)汪昂
出版发行	江苏凤凰美术出版社(南京市中央路165号　邮编:210009) 北京凤凰千高原文化传播有限公司
出版社网址	http://www.jsmscbs.com.cn
印　　刷	北京彩虹伟业印刷有限公司
开　　本	787mm×1092mm　1/16
印　　张	24
版　　次	2017年4月第1版　2019年3月第2次印刷
标准书号	ISBN 978－7－5344－9256－3
定　　价	49.80 元

营销部电话　010－64215835－801
江苏凤凰美术出版社图书凡印装错误可向承印厂调换　电话:010－64215835－801

《中国传统文化经典荟萃》编委会

主　编　　刘国辉　谭　诚
副主编　　刘海英　骨　董　段召彪　陈继武　潘志强　牛洪义
编　委　　刘国辉：北京盛世中宣文化传播中心图书总策划
　　　　　　刘海英：国家美术教师、书法家、画家
　　　　　　夏建华：国家一级教师、资江乡村文化艺术顾问
　　　　　　谌伟平：国家教师、美编
　　　　　　张脉峰：中华诗词学会理事，《诗词之友》杂志主编
　　　　　　刘太品：中国楹联学会副会长
　　　　　　莫真宝：中华诗词研究院学术部负责人
　　　　　　张　涛：银川市作协副主席　银川诗歌学会会长
　　　　　　张红旗：《太原晚报》副总编，摄影家
　　　　　　王　童：《北京文学》社长助理
　　　　　　王博生：《人人文学》主编，摄影家
　　　　　　王爱红：《文艺报》主任
　　　　　　邵建国：《中国散文报》中华散文网主编
　　　　　　孟　霖：《兰州晨报》史前文明研究专家
　　　　　　巴　一：著名作家
　　　　　　东　之：中华诗词学会会员，古典诗词研究专家
　　　　　　张富英：《作家报》总编
　　　　　　陈继武：武汉《菲柏菲小馆》馆长、收藏家、书画家
　　　　　　牛洪义：纸凤凰(北京)教育科技有限公司总经理
　　　　　　段召彪：中国书画名家联合会理事，书法家
　　　　　　骨　董：香山画苑苑长、画家、书法家
　　　　　　谢建普：国家教师、书法家
　　　　　　谭　诚：湖南省青年企业家协会副会长

总　序

"读史使人明智",这是17世纪英国哲学家培根的一句名言。而唐太宗李世民在其著名谏臣宰相魏征死后曾多次对他的大臣说,"以史为鉴,可以知兴替"。这话比培根早了将近一千年。仅此一斑,足以管窥中华优秀文化不仅源远流长、积淀深厚、博大精深,而且是中华民族承前启后、生生不息、团结奋进的不竭动力。在中华这座丰富的文化宝库中,她蕴藏的每一部历史典籍,就是一段中华民族历史文明的缩影,我们熟读中华传统经典,不只是为了熟知和传承,更是为了能从她的优秀历史文化中汲取营养和智慧。

中华民族文化渊源可以追溯到五千多年前的旧石器时代,其经典文化源头可分为黄河文明和长江文明。尽管其间因这样或那样的原因出现过曲折,甚至是断层,但到现在,中华传统文化的主流部分依然得以保留和延续,这既是中华智慧的先祖们的丰功伟绩,也是我们的福分和骄傲。

中华传统文化不仅在渊源上源远流长,在思想上也包容扬弃,而且具有高度原创性和独特性。譬如《易经》,号称万经之首,是中华文明的灵魂和密码,他由三个部分组成:一为伏羲八卦为始,那时并没有文字,所以八卦。二为周文王承接伏羲八卦,以八八重叠演生六十四卦,周文王父子认为六十四卦已包含宇宙万物,每一卦都有卦辞。后有孔子作传,遂为中国传统思想文化中自然哲学与人文实践的理论根源,是古代汉民族思想、智慧的结晶,被誉为"大道之源",更是古代帝王之学,政治家、军事家、商家的必修之术。《易经》涵盖万有,纲纪群伦,是汉族传统文化的杰出代表;广大精微,包罗万象,中医典籍,古代兵法,风水玄学,亦是中华文明的源头活水。

中国早期的思想形态带有一种"宗教神学"的特点,"天""神"是其主要内容。尤其是在春秋战国时期,出现的百家争鸣局面,可谓中国文化的黄金时期,当时出现了众多的杰出人物,成为了中国思想的象征或代表。按西汉后期著名学者刘歆的分法,当时共有十家:阴阳、儒、墨、名、法、道、纵横、杂、农、小说。其杰出的代表人物有:孔子、孟子、荀子、老子、庄子、墨子、韩非子、杨朱、惠施、公孙龙等。自汉武帝采纳董仲舒建议"罢黜百家，独尊儒术"之后，"儒、道、墨、法"和外来的佛学，对中国后世影响最大，对中国的传统思想起了主导作用。除此，其余皆为从属地位，没有得到更好的发展。至于玄学，是对《老子》《庄子》和《周易》的研究和解说。其产生于魏晋，是魏晋时期的主要哲学思潮，是道家和儒家融合而出现的一种哲学、文化思潮。命相、风水是古老易经文化的具体应用，是国学不可分割的组成部分之一，符合五行相生、八卦相荡原理。而中医理论则是来源于对历代医疗经验的总结，及中国古代的阴阳五行思想的融汇。其内容主要包括精气学说、阴阳五行学说、气血津液、藏象、经络、体质、病因、发病、病机、治则、养生等。早在两千多年前，中医专著《黄帝内经》问世，奠定了中医学的基础。时至今日，中国传统医学相关的理论、诊断法、治疗方法等，均可在此书中找到根源。

20 世纪 20 年代初期，随着当代新儒家的兴起，点燃了传承传统文化的薪火，代表哲学家主要有熊十力、梁漱溟、马一浮、张君劢、冯友兰、钱穆；及第二代人方东美、唐君毅、牟宗三、徐复观等。由于诸位大家各自的传统文化功底扎实深厚，独树一帜，学问融贯古今，其教化涵盖儒、释、道，兼及医卜天文、诗词歌赋。这是对"中国传统文化"的传承多么卓越的贡献。他们多是学术殿堂的教授、也是生活实践的宗教家、哲学家、禅宗大师和国学大师。

唐代韩愈诗云："人之能为人，由腹有诗书。"（《符读书城南》）梁实秋先生说过："作为一个地道的中国人，有些书是非读不可的。这与行业无关。理工科的，财经界的，文法门的，都需要一些蔚成中国文化传统的书。"（《雅舍小品选》）钱穆先生曾说："《论语》自西汉以来，为中国识字人一部人人必读书。"（《论语新解》）1978 年，他曾在香港向中文大学的师生提出了研习《论语》《孟子》《老子》《庄子》《六祖坛经》《近思录》的要求。

事实上，从古代到近代的中国文化典籍，其文体均为文言文形式，而这种形式至今仍被人们关注，文言文的文章也成为了衡量一个人语文水平的重要方面。所以，文言这一文体，包含着深厚的中华文化。无论是《论语》《史记》还是《红楼梦》《聊斋志异》，都无不透露着一股源远流长的汉民族文化精髓。诗歌也是一个很平常的文体，但中国的古诗另有一番文化的内涵，无论是春秋时期的《诗经》，还是战国后期的骚体，也无论是汉魏晋时期的古体诗，还是隋唐以后的格律近体诗，抑或是宋词元曲等等，都有一股浓浓的沁人心脾的中国味道。正因为如此，中国文体的多样性，也随之展现于世人眼前，从而激发今人延续和发展中国优秀传统文化的兴趣和欲望。这也是今天我们重新整理这套《中华传统文化经典荟萃》丛书的意义所在。

"大学之道，在明明德，在亲民，在止于至善。"所谓"大学"，实质为大学问，人世间最重要的学问。"中也者，天下之大本也；和也者，天下之达道也。致中和，天地位焉，万物育焉。"是以吸《大学》《中庸》之醍醐。初读《大学》部分，有振聋发聩之感。再读《大学》，有"朝闻道，夕死可矣"（《论语·里仁第四》）的无憾与清爽。《大学》之所以受到2000多年以来的学者、统治者、士人的推崇，就在于它极为简明扼要地回答并解决了人生三个重要问题：天地生人的意义，如何去实现天地赋予个体的使命，个人与天下的关系。大学是怎么回答这三个问题的呢？首先，开宗明义地指出天地生人的意义在于"明明德，在亲民，在止于至善。"接着，指出实现的方法是"格物、致知、诚意、正心、修身、齐家、治国、平天下。"最后，个人与天下的关系则是"一家仁，则一国兴仁；一家让，则一国兴让；一人贪戾，一国作乱。一言偾事，一人定国"（《礼记·大学》）。可见，《大学》为千古立志作君子者树立了道德、为人处事的标杆，影响了中国千百年来的读书人。

《诗经·国风·卫风》有云："有匪君子，如切如磋，如琢如磨。"就是告诫读书人，要做有才有德的君子，就必须加强修养，使自己变得更加的精致，要时时反省，分秒不可懈怠，努力学习，谨守品行。之所谓"玉不琢，不成器"也。"君子必慎乎其独"，一个人要完善自我，尊重自我，对得起天地良心，则应当注重修为，人前人后一个样。因为独处时，最能反应一个人的德行操守。正所谓"好而知其恶，恶而知其美者，天下鲜矣。"（《礼记·大学》）若要是非黑白一眼洞穿，这既需要广博的知识、深厚的阅历，更需要有一颗正直无私的心。也只有心正才能摒弃个人好恶、世俗偏见，正确的去判断。"人之有技，若己有之；人之彦圣，其心好之，不啻若自其口出，实能容之。"（《尚书·秦誓》）强调的是一个人要宽厚仁慈，胸怀如大海，纳万物而波澜不惊；如宇宙，日月星辰运行其间，而静默不语，人有才，应容之、惜之、爱之、举之、助之。是以社会有此伯乐，则中华幸甚。如此，则"生财有大道，生之者众，食之者寡，为之者疾，用之者舒，则财恒足也。"（《礼记·大学》）这就是所谓实现社会大同的标准，就是"君子动而世为天下道，行而世为天下法，言而世为天下则"。（《礼记·中庸》）

读《中庸》部分，顿悟"中"是圆，"庸"是方，"中庸"就是把"中"的道理用一种最恰当、合理的方式表现出来。"何方圜之能周兮？夫孰异道而相安？"（语出屈原《离骚》）事实上，方枘圆凿并不是不能相容，中庸之道恰是一种方与圆的完美结合与运用。关于"中庸"，程颐说："不偏不倚叫做中，不变不更叫做庸；中是天下的正道，庸是天下的定理。"中庸是儒家的最高道德标准。中庸以"诚"和"中"为基本概念，叙述形而上学的"天人合一"的哲学观点。是故,中庸之道,为的是修己治人,内圣外王。至于"修身、齐家、治国、平天下","和"是中庸的宗旨,"诚"是中庸的基础。而"中和"与"至诚"协调,便是君子欲得的美好境界。如若明白了中庸之道,那么,年少轻狂,愤世嫉俗者就可以用平常心对待一切,心平气和地解决问题;明白了中庸之道,就不会一味悲观,也不会盲目乐观,从容地面对生活,对不如意事可以一笑置之,亦可以不计较平常得失荣辱。我们或许做不成大事业,只能从实实在在的平凡中讨生活。可是,只要我们把这些具体而实在的小事做好,于实在中获得小小的乐趣,又何尝不是《中庸》给现在的我们带来的一些启迪与思考呢?"天下国家可均也,爵禄可辞也,白刃可蹈也,中庸不可能也。"(语出《中庸》)尽管一个人的修为要达到中庸的程度有如此难度,但我们作为炎黄子孙,作为中华优秀传统文化的继承者,也不能放弃对中庸最高境界的孜孜追求。

把理解历史当作把握人生的一把钥匙。读史就是要求我们自觉地思考自己过去致力于生产生活的实践活动,明了事物发展兴衰的客观规律,吸纳前人的经验教训,增长自己的知识和智慧,从而更好地认识自己,把握人生的现在和将来。作为中华儿女,我们应该不断学习、了解和掌握宝贵的中华文化精髓,并因之深深植根于自己心灵深处,而感到喜悦和自豪。

从"古之学者为己,今之学者为人"(《论语·宪问》)"君子食无求饱,居无求安,敏于事而慎于言,就有道而正焉,可谓好学也已"(《论语·学而》),到"学而不思则罔,思而不学则殆"(《论语·为政》),再到"学不可以已……吾尝终日而思矣,不如须臾之所学也。"(《荀子·劝学》)我们总是因之深深感到,中华优秀而经典的传统文化历经千百年,总是让人百读不厌,如沐甘露。我们只有把这些中华文明的文化宝藏当作自己的良师益友,才能获得知识的教益,体味其中的意趣,感悟做人的道理,提升人生的境界。

我们真诚地相信,这套丛书的出版,若能使读者在其帮助下,有所收获,有所提高,有所修为,将是我们最大的欣慰。如此,我们更加地相信,在我们和读者共同的孜孜追求和发愤努力下,中华民族的优秀传统文化会进一步发扬光大,这将是我们这个时代一个多么令人喜悦的幸事!

编 者

前 言

《汤头歌诀》以七言歌诀形式推广方剂，是学习方剂最具影响的通俗入门读物，《汤头歌诀》将方剂与诗歌融为一体，以朗朗上口的形式将方剂组成、功用、主治等重要内容高度凝练，临床即可信手拈来，方便实用，历来为广大中医爱好者所推崇和喜爱。

《汤头歌诀》由于原书为古文所写，对现代初学中医的人来说，还有不易理解之处。所以我们在编写过程中，力争对歌诀中生僻、晦涩、难懂的字词进行更专业的注译，最大限度地站在现代读者的角度，切实解决阅读中所遇到的困难，使读者能更好地理解、掌握歌诀的精髓。

我们在本书编写过程中，为给读者阅读、理解、掌握、运用方剂提供有效的帮助，编者查阅了大量参考资料，以最完美地阐释汤头歌诀的精髓。但由于专业水平所限，难免有些疏漏之处，敬请广大读者多提宝贵意见，以便修正。

目　录

第一章　补益之剂 …………………………………… (1)

四君子汤 …………………………………………… (3)

百合固金汤 ………………………………………… (5)

补肺阿胶散 ………………………………………… (6)

小建中汤 …………………………………………… (8)

益气聪明汤 ………………………………………… (10)

升阳益胃汤 ………………………………………… (11)

黄芪鳖甲散 ………………………………………… (12)

秦艽鳖甲散 ………………………………………… (14)

秦艽扶羸汤 ………………………………………… (15)

紫菀汤 ……………………………………………… (17)

第二章　发表之剂 ………………………………… (19)

麻黄汤 ……………………………………………… (21)

九味羌活汤 ………………………………………… (22)

十神汤 ……………………………………………… (23)

神术散 ……………………………………………… (24)

麻黄附子细辛汤 …………………………………… (26)

人参败毒散 ………………………………………… (28)

再造散 ……………………………………………… (29)

麻黄人参芍药汤 ………………………………………… (31)

神白散 ……………………………………………………… (32)

桂枝汤 ……………………………………………………… (33)

大青龙汤 …………………………………………………… (35)

小青龙汤 …………………………………………………… (36)

葛根汤 ……………………………………………………… (37)

升麻葛根汤 ………………………………………………… (39)

第三章 攻里之剂 ………………………………………… (41)

大承气汤 …………………………………………………… (43)

枳实导滞丸 ………………………………………………… (44)

温脾汤 ……………………………………………………… (46)

蜜煎导法 …………………………………………………… (47)

小承气汤 …………………………………………………… (48)

调胃承气汤 ………………………………………………… (50)

木香槟榔丸 ………………………………………………… (51)

第四章 涌吐之剂 ………………………………………… (53)

瓜蒂散 ……………………………………………………… (55)

稀涎散 ……………………………………………………… (57)

第五章 和解之剂 ………………………………………… (59)

小柴胡汤 …………………………………………………… (61)

藿香正气散 ………………………………………………… (62)

六和汤 ……………………………………………………… (64)

清脾饮 ……………………………………………………… (65)

痛泻要方 …………………………………………………… (67)

四逆散 ……………………………………………………… (68)

黄连汤 ……………………………………………………… (70)

黄芩汤 ……………………………………………………… (71)

逍遥散 ……………………………………………………（72）

第六章 表里之剂 ……………………………………（75）

大柴胡汤 …………………………………………………（77）

参苏饮 ……………………………………………………（78）

茵陈丸 ……………………………………………………（80）

大羌活汤 …………………………………………………（81）

三黄石膏汤 ………………………………………………（83）

防风通圣散 ………………………………………………（84）

五积散 ……………………………………………………（86）

葛根黄芩黄连汤 …………………………………………（87）

第七章 消补之剂 ……………………………………（89）

平胃散 ……………………………………………………（91）

枳实消痞丸 ………………………………………………（93）

鳖甲饮子 …………………………………………………（94）

葛花解酲汤 ………………………………………………（96）

保和丸 ……………………………………………………（97）

健脾丸 ……………………………………………………（99）

参苓白术散 ………………………………………………（101）

第八章 理气之剂 ……………………………………（103）

补中益气汤 ………………………………………………（105）

苏子降气汤 ………………………………………………（107）

四七汤 ……………………………………………………（108）

四磨汤 ……………………………………………………（110）

代赭旋覆汤 ………………………………………………（112）

正气天香散 ………………………………………………（113）

橘皮竹茹汤 ………………………………………………（114）

丁香柿蒂汤 ………………………………………………（116）

定喘汤 ………………………………………………… (117)

　　乌药顺气汤 ……………………………………………… (119)

　　越鞠丸 …………………………………………………… (120)

第九章　理血之剂 ……………………………………… (123)

　　四物汤 …………………………………………………… (125)

　　人参养荣汤 ……………………………………………… (127)

　　养心汤 …………………………………………………… (128)

　　桃仁承气汤 ……………………………………………… (129)

　　犀角地黄汤 ……………………………………………… (131)

　　咳血方 …………………………………………………… (132)

　　秦艽白术丸 ……………………………………………… (134)

　　槐花散 …………………………………………………… (136)

　　小蓟饮子 ………………………………………………… (137)

　　四生丸 …………………………………………………… (138)

　　复元活血汤 ……………………………………………… (140)

　　归脾汤 …………………………………………………… (141)

　　当归四逆汤 ……………………………………………… (143)

第十章　祛风之剂 ……………………………………… (145)

　　小续命汤 ………………………………………………… (147)

　　独活汤 …………………………………………………… (148)

　　顺风匀气散 ……………………………………………… (149)

　　上中下通用痛风方 ……………………………………… (151)

　　独活寄生方 ……………………………………………… (152)

　　消风散 …………………………………………………… (154)

　　川芎茶调散 ……………………………………………… (155)

　　清空膏 …………………………………………………… (157)

　　人参荆芥散 ……………………………………………… (159)

大秦艽汤	(160)
三生饮	(161)
地黄饮子	(163)

第十一章 祛寒之剂 (165)

理中汤	(167)
真武汤	(168)
导气汤	(170)
疝气汤	(171)
橘核丸	(173)
四逆汤	(174)
白通加猪胆汁汤	(176)
吴茱萸汤	(177)
益元汤	(179)
回阳救急汤	(180)
四神丸	(182)
厚朴温中汤	(183)

第十二章 祛暑之剂 (185)

清暑益气汤	(187)
生脉散	(188)
六一散	(189)
三物香薷饮	(191)
缩脾饮	(193)

第十三章 利湿之剂 (195)

五苓散	(197)
茵陈蒿汤	(199)
八正散	(200)
萆薢分清饮	(202)

当归拈痛汤 ………………………………………………… (203)

小半夏加茯苓汤 …………………………………………… (205)

肾着汤 ……………………………………………………… (206)

舟车丸 ……………………………………………………… (208)

疏凿饮子 …………………………………………………… (209)

实脾饮 ……………………………………………………… (211)

五皮饮 ……………………………………………………… (212)

羌活胜湿汤 ………………………………………………… (214)

大橘皮汤 …………………………………………………… (215)

第十四章　润燥之剂 …………………………………… (217)

炙甘草汤 …………………………………………………… (219)

白茯苓丸 …………………………………………………… (220)

猪肾荠苨汤 ………………………………………………… (222)

地黄饮子 …………………………………………………… (223)

酥蜜膏酒 …………………………………………………… (224)

清燥汤 ……………………………………………………… (226)

滋燥养荣汤 ………………………………………………… (227)

活血润燥生津饮 …………………………………………… (228)

润肠丸 ……………………………………………………… (230)

韭汁牛乳饮 ………………………………………………… (231)

通幽汤 ……………………………………………………… (232)

搜风顺气丸 ………………………………………………… (234)

消渴方 ……………………………………………………… (235)

第十五章　泻火之剂 …………………………………… (237)

黄连解毒汤 ………………………………………………… (239)

消斑青黛饮 ………………………………………………… (241)

辛夷散 ……………………………………………………… (242)

苍耳散	(243)
妙香散	(245)
附子泻心汤	(246)
半夏泻心汤	(247)
白虎汤	(249)
竹叶石膏汤	(250)
升阳散火汤	(252)
凉膈散	(253)
清心莲子饮	(254)
甘露饮	(256)
清胃散	(257)
泻黄散	(258)
钱乙泻黄散	(260)
泻白散	(261)
泻青丸	(262)
龙胆泻肝汤	(264)
当归龙荟丸	(265)
左金丸	(267)
导赤散	(268)
清骨散	(270)
普济消毒饮	(271)
清震汤	(273)
桔梗汤	(274)
清咽太平丸	(275)

第十六章 除痰之剂 (277)

| 二陈汤 | (279) |
| 半夏天麻白术汤 | (281) |

顺气消食化痰丸 …………………………………… (282)

截疟七宝饮 ………………………………………… (283)

涤痰汤 ……………………………………………… (284)

青州白丸子 ………………………………………… (286)

清气化痰丸 ………………………………………… (287)

常山饮 ……………………………………………… (288)

礞石滚痰丸 ………………………………………… (289)

金沸草散 …………………………………………… (291)

第十七章 收涩之剂 …………………………… (293)

金锁固精丸 ………………………………………… (295)

茯菟丹 ……………………………………………… (296)

治浊固本丸 ………………………………………… (298)

诃子散 ……………………………………………… (299)

柏子仁丸 …………………………………………… (301)

牡蛎散 ……………………………………………… (302)

桑螵蛸散 …………………………………………… (304)

真人养脏汤 ………………………………………… (305)

当归六黄汤 ………………………………………… (307)

第十八章 杀虫之剂 …………………………… (309)

乌梅丸 ……………………………………………… (311)

化虫丸 ……………………………………………… (312)

第十九章 痈疡之剂 …………………………… (315)

真人活命饮 ………………………………………… (317)

托里十补散 ………………………………………… (318)

托里温中汤 ………………………………………… (320)

托里定痛汤 ………………………………………… (321)

消肿溃坚汤 ………………………………………… (322)

金银花酒 …………………………………………………（323）

第二十章　经产之剂 …………………………………………（325）

妊娠六合汤 ………………………………………………（327）

当归生姜羊肉汤 …………………………………………（330）

胶艾汤 ……………………………………………………（332）

当归散 ……………………………………………………（333）

黑神散 ……………………………………………………（334）

清魂散 ……………………………………………………（336）

羚羊角散 …………………………………………………（337）

达生散 ……………………………………………………（339）

固经丸 ……………………………………………………（340）

柏子仁丸 …………………………………………………（342）

参术饮 ……………………………………………………（343）

牡丹皮散 …………………………………………………（345）

第二十一章　便用杂方 ………………………………………（347）

望梅丸 ……………………………………………………（349）

骨灰固齿牙散 ……………………………………………（350）

软脚散 ……………………………………………………（351）

稀痘神方 …………………………………………………（353）

第二十二章　幼方 ……………………………………………（355）

回春丹 ……………………………………………………（357）

肥儿丸 ……………………………………………………（358）

八珍糕 ……………………………………………………（360）

保赤丹 ……………………………………………………（361）

抱龙丸 ……………………………………………………（362）

第一章 补益之剂

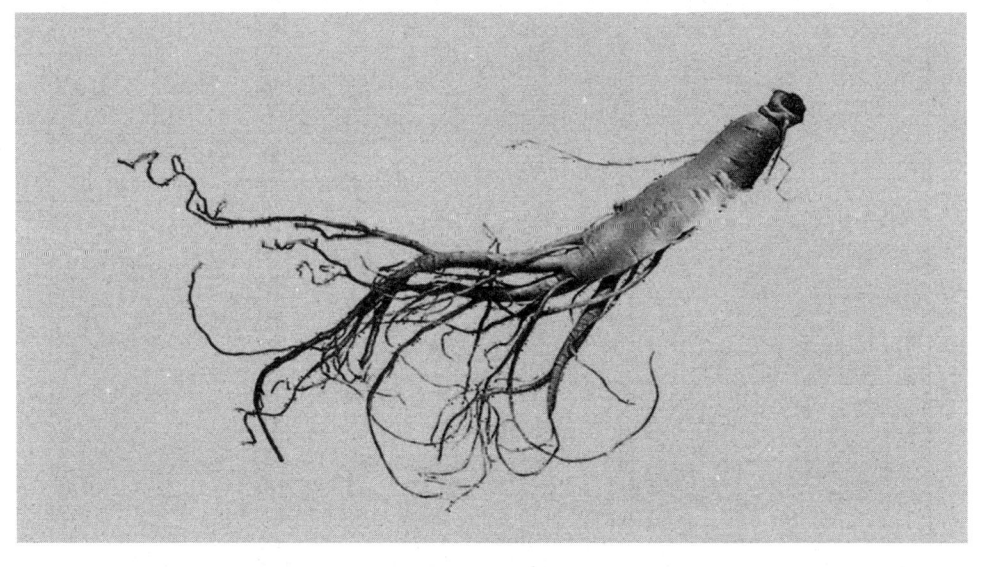

所谓补就是补充的意思，也可以说是增加。补益之剂指用滋补强壮的药物，以补充和增加人体的气血阴阳，治疗各种因气血阴阳不足而发生的病症的方剂。气血阴阳不足的病症又被称为虚证，根据气、血、阴、阳的实际情况，在治疗上应辨证施治。补气、补血、补阴、补阳虽然都是补，但在实际的治疗当中有很大的区别。补益之剂以「虚则补之」「损则益之」「劳则温之」等中医理论为立法依据，属于「八法」中的「补法」。

四君子汤

◎出自《太平惠民和剂局方》

【歌诀】
四君子①汤中和义　参术茯苓甘草比②
益以夏陈名六君　祛痰补气阳虚饵③
除却半夏名异功　或④加香砂胃寒使

【词解】
①君子：古代泛指才德出众的人。四君子，本方中的人参、白术、茯苓、炙甘草四味药性味平和，常作补气之品，故称四君子。
②比：等同，相同。
③饵：服食。
④或：若，如果。

【译文】
四君子汤作用平和，由人参、白术、茯苓、炙甘草四味药等量组成。若加半夏、陈皮，则名六君子汤，既可补气助阳，又有祛痰健脾之功。六君子汤去半夏名为异功散，若加木香、砂仁，对于脾胃气虚、寒湿气滞者尤为适宜。

【组方】
人参　白术　茯苓　炙甘草各等份

【用法】
水煎服。

【作用】
益气健脾。

【主治】

脾胃气虚证。症见面色萎白,语声低微,气短乏力,食少便溏,舌淡苔白,脉虚弱。

【方解】

本方是补气的基础方。脾为后天之本,气血生化之源。若饮食劳倦损伤脾胃,则纳运失司,气血乏源,湿浊内生,故治宜益气健脾之法。方中人参甘温,大补脾胃之气;白术苦温,健脾燥湿;茯苓甘淡,健脾渗湿,既可加强人参、白术益气补中之效,又与白术相辅相成,祛湿以助运化;炙甘草甘温益气,调和药性。全方四药配伍,补而不滞,利而不峻,作用和缓,犹如谦谦君子,故有"四君子汤"之名。

【应用】

本方是治疗脾胃气虚证的常用方,也是补气的基础方。临床以面色萎白,食少神倦,四肢乏力,舌淡苔白,脉虚弱为辨证要点。现代临床常用于治疗慢性胃炎、胃及十二指肠溃疡等属于脾胃气虚证者。此外,亦可用于乙型肝炎、冠心病、慢性肾炎氮质血症、妊娠胎动不安、小儿感染后脾虚综合征、小儿低热等证属脾胃气虚的多种疾患。

【附方】

1. 六君子汤(《医学正传》) 四君子汤加陈皮、半夏各一钱。水煎服。功用:益气健脾,燥湿化痰。主治:脾胃气虚兼痰湿证。症见不思饮食,恶心呕吐,胸脘痞闷,大便不实,或咳嗽痰多色白等。

2. 异功散(《小儿药证直诀》) 四君子汤加陈皮等分。共研细末,每次6克,生姜5片、大枣2枚煎汤调服;亦可作汤剂,用量按原方比例酌定。功用:健脾益气,理气和胃。主治:脾胃虚弱证。症见食欲不振,或胸脘痞闷,或呕吐泄泻。

3. 香砂六君子汤(《医方集解》) 四君子汤加木香、砂仁。水煎服。功用:健脾和胃,理气止痛。主治:脾胃气虚,寒湿气滞证。症见纳呆嗳气,脘腹胀满或疼痛,呕吐泄泻。

四君子汤为补气基础方,加入陈皮为异功散,以加强健脾理气之功,使诸药补而不滞;再加半夏为六君子汤,化痰止呕作用显著,既补又消,属消补之剂,用于脾虚生痰者最为适宜;六君子汤加木香、砂仁行气温中,名为香砂六君子汤,常用于脾胃气虚兼有寒湿气滞,以脘腹胀满疼痛为主者,重在理气止痛。

百合固金汤

◇出自《医方集解》

【歌诀】

百合固金二地黄　玄参贝母桔甘藏

麦冬芍药当归配　喘咳痰血肺家伤

【译文】

百合固金汤由百合、生地黄、熟地黄、元参、贝母、桔梗、甘草组成,再配以麦冬、芍药、当归,对于肺肾阴亏、咳嗽气喘、痰中带血之证,有养阴清热、润肺化痰之功。

【组方】

生地黄二钱　熟地黄三钱　麦冬钱半　百合　芍药　当归　贝母　生甘草各一钱　元参　桔梗各八分

【用法】

水煎服。

【作用】

滋阴润肺,止咳化痰。

【主治】

肺肾阴亏,虚火上炎证。症见咳嗽气喘,痰中带血,咽喉燥痛,眩晕耳鸣，骨蒸盗汗，舌红少苔，脉细数。

【方解】

肺肾阴亏，虚火上炎，灼伤肺络，气失宣降，则见咳嗽气喘、痰中带血、咽喉燥痛等症，治宜滋阴润肺，止咳化痰之法。火旺则金伤，故方中以玄参、生地黄、熟地黄助肾滋水；麦冬、百合保肺安神；芍药、当归平肝养血；桔梗、贝母清金化痰；甘草培本护中，以制约寒凉之品伤中之弊。诸药合用，滋阴润肺，止咳化痰，虚实兼顾，标本同治，实为润肺补肾、金水并调之代表方。

【应用】

本方为治疗肺肾阴亏，虚火上炎之咳嗽痰血证的常用方剂。临床以咳嗽、痰中带血、咽喉燥痛、舌红少苔、脉细数为辨证要点。现代临床常用于治疗肺结核、慢性支气管炎、支气管扩张、慢性咽喉炎、自发性气胸等属肺肾阴虚、虚火上炎证者。因方中药物多甘寒滋润，脾虚便溏者慎用。

补肺阿胶散

◎出自《小儿药证直诀》

【歌诀】

补肺阿胶马兜铃　　鼠粘甘草杏糯停
肺虚火盛人当服　　顺气生津嗽哽[①]宁

【词解】

①哽：堵塞。

【译文】

补肺阿胶散由阿胶、马兜铃、黍黏子（牛蒡子）、甘草、杏仁、糯米组成。肺虚热盛之人服用，能宣降肺气、生津止嗽、清肺化痰。

【组方】

阿胶一两半　黍黏子（牛蒡子）二钱五分　甘草二钱五分　马兜铃五钱　杏仁七个　糯米一两

【用法】

共研粗末，每次6克，水煎服。

【作用】

养阴补肺，清热止咳。

【主治】

阴虚肺热证。症见咳嗽气喘，咽喉干燥，咯痰不爽，或痰中带血，舌红少苔，脉细数。

【方解】

本方原为小儿肺虚有热之证而设。肺为娇脏，而小儿为稚阴稚阳之体，肺为娇中之娇，最易受邪。若风热袭肺，久羁不去，每致肺阴亏耗，阴虚蕴热，炼津为痰，或灼伤肺络，则见咯痰不爽，或痰中带血等症。治宜养阴补肺，清热止血之法。方中重用阿胶，滋阴润燥，养血止血，被李时珍誉为"补肺之圣药"；牛蒡子、马兜铃、杏仁解毒散邪，清肺化痰，降气平喘；糯米、甘草补脾益肺，培土生金。诸药合用，既可润肺补虚，又能清肺解毒，宁嗽止血，标本兼顾，虚实并治，补泻兼施，对于阴虚肺热之证，无论小儿或成人均可使用。

【应用】

本方为治疗阴虚肺热证之代表方。临床以咳喘咽干、咯痰不爽、舌红少苔，脉细数为辨证要点。现代临床常用于治疗慢性支气管炎、支气管扩张等属阴虚肺热证者。

小建中汤

◇ 出自《伤寒论》

【歌诀】

小建中汤芍药多　桂姜甘草大枣和

更加饴糖补中脏　虚劳腹冷服之瘥①

增入黄芪名亦尔②　表虚身痛效无过

又有建中十四味　阴斑劳损起③沉疴④

十全大补加附子　麦夏苁蓉仔细哦

【词解】

①瘥：病愈，痊愈。

②尔：这。

③起：使之痊愈。

④疴：病。沉疴：顽疾。

【译文】

小建中汤芍药分量比较多，还要配上桂枝、生姜、炙甘草、大枣，再加上饴糖可补脾益气，虚劳里急、腹冷腹痛之人服用即愈。此方若加上黄芪名字也叫小建中汤（黄芪建中汤），治疗虚劳身痛没有超过它的。还有十四味建中汤，能够治愈阴证发斑、劳损等顽疾。十全大补汤还要加上附子、麦冬、半夏、肉苁蓉仔细运用。

【组方】

芍药六两　桂枝三两　炙甘草二两　生姜三两　大枣十二枚　饴糖一升

【用法】

水煎服，饴糖烊化。

【作用】

温中补虚,和里缓急。

【主治】

虚劳里急证。症见腹中时痛,喜温喜按,舌淡苔白,脉细弦而缓;或虚劳而心中动悸,虚烦不宁,面色无华;或手足烦热,四肢酸楚,咽干口燥。

【方解】

本方所治诸虚,皆以中焦虚寒为其主证。脾胃为后天之本,气血生化之源,中焦虚寒,化源不足,则气血阴阳俱虚,治当温中补虚,调和阴阳。方中重用甘温之饴糖,补中益气,和里缓急;芍药酸寒养血敛阴;桂枝辛温通阳散寒;生姜温胃止呕;大枣补脾养血;炙甘草调和药性,与饴糖相伍,既助桂枝辛甘化阳,又协芍药酸甘化阴。如此配伍,则中气自立,营卫调和,阴阳并补,故名"建中"。

【附方】

1. 黄芪建中汤(《金匮要略》) 小建中汤加黄芪一两半。水煎服。功用:温中补气,和里缓急。主治:虚劳里急,诸不足。

2. 黄芪五物汤(《金匮要略》) 黄芪建中汤去饴糖,以黄芪易饴糖,加强益气健脾之功,和里缓急之力弱,与黄芪建中汤主治相近。

3. 十四味建中汤(《太平惠民和剂局方》) 由十全大补汤(人参、白术、茯苓、炙甘草、熟地黄、白芍、当归、川芎、炙黄芪、肉桂)加附子、麦冬、半夏、肉苁蓉组成。共研粗末,每次9克,以生姜三片、大枣一枚煎服。亦可作汤剂,用量按原方比例酌定。功用:补益气血,调和阴阳。主治:阴证发斑,淡红隐隐散见肌表。此寒伏于下,逼其无根之火熏肺而然,若服寒药立死。

4. 八味大建中汤(《景岳全书》) 十四味建中汤去茯苓、白术、麦冬、川芎、熟地黄、肉苁蓉。其功用、主治同上。

【应用】

本方为治疗中焦虚寒、里急腹痛的常用方剂。临床以脘腹时痛、喜温喜按、面色无华、舌淡苔白、脉细弦而缓为辨证要点。现代临床常用于治疗胃及十二指肠溃疡、再生障碍性贫血、功能性发热、慢性肝炎等属中焦虚寒、阴血不足证者。

益气聪明汤

◇出自《东垣试效方》

【歌诀】
益气聪明汤蔓荆　升葛参芪黄柏并
再加芍药炙甘草　耳聋目障服之清

【译文】
益气聪明汤由蔓荆子、升麻、葛根、人参、黄芪、黄柏一起组成，再加上白芍、炙甘草，耳鸣耳聋、目内生障之人服用即可耳聪目明。

【组方】
黄芪　人参各五钱　葛根　蔓荆子各三钱　白芍　黄柏各二钱　升麻一钱半　炙甘草一钱

【用法】
水煎服。

【作用】
补中益气，升举清阳。

【主治】
中气不足，清阳不升证。症见目生翳障，视物昏花，耳鸣耳聋等。

【方解】
人之中气不足，清阳不升，则耳目不聪明，治宜补中益气，升举清阳。

方中以人参、黄芪、甘草补其中气；蔓荆子、升麻、葛根升其清气；而以芍药平肝木，黄柏滋肾水。诸药合用，中气得补，清阳得升，补益肝肾，耳目聪明，故名为"益气聪明汤"。

【应用】

本方为治疗中气不足、清阳不升证之常用方。临床以目生翳障、视物昏花、耳鸣耳聋、舌淡苔白、脉虚弱为辨证要点。现代临床常用于治疗中耳炎、突发性耳聋、动脉粥样硬化、颈椎病等属中气不足、清阳不升证者。

升阳益胃汤

◇出自《脾胃论》

【歌诀】

升阳益胃参术芪　黄连半夏草陈皮
苓泻防风羌独活　柴胡白芍姜枣随

【译文】

升阳益胃汤由人参、白术、黄芪、黄连、半夏、炙甘草、陈皮、茯苓、泽泻、防风、羌活、独活、柴胡、白芍组成，加姜、枣，水煎服而成。

【组方】

黄芪二两　人参　半夏　炙甘草各一两　羌活　独活　防风　白芍各五钱
陈皮四钱　白术　茯苓　泽泻　柴胡各三钱　黄连二钱

【用法】

加姜、枣，水煎服。

【作用】

健脾益气，升阳祛湿。

【主治】

脾胃气虚，兼感湿邪证。症见怠惰嗜卧，饮食无味，身体酸重，肢节疼痛，口苦舌干，大便不调，小便频数，或见恶寒，舌淡苔白腻，脉缓无力。

【方解】

本方主治脾胃气虚，兼有痰湿之证。脾主运化，喜燥恶湿，若脾虚失运，则痰湿内生，而见怠惰嗜卧、身体酸重、肢节疼痛、舌淡、苔白腻、脉缓等症，治宜健脾除湿升阳之法。方中重用黄芪益气补中；配伍六君子汤（人参，茯苓，白术，炙甘草，半夏，陈皮）健脾祛痰除湿；柴胡、防风、羌活、独活祛湿升阳；泽泻、茯苓渗湿泄浊；白芍养血敛阴；黄连少许以退阴火。全方诸药配伍，体现了李东垣"首重脾胃，而益胃又以升阳为先，每用补中上升下渗之药"的治疗特点和用药思路，此方补中有散，发中有收，脾胃诸方多遵此法。

【应用】

本方是治疗脾胃气虚兼感湿邪证之常用方。临床以怠惰嗜卧，身体酸重，肢节疼痛，舌淡苔白腻，脉缓无力为辨证要点。现代临床常用于治疗慢性胃炎、慢性溃疡性结肠炎、慢性胆囊炎等属于脾胃气虚兼感湿邪之证者。

黄芪鳖甲散

◎出自《卫生宝鉴》

【歌诀】

黄芪鳖甲地骨皮　艽菀参苓柴半知
地黄芍药天冬桂　柑桔桑皮劳热①宜

【词解】

①劳热：指各种慢性消耗性疾病中出现的发热现象，如五劳七伤所产生的虚热。因中气不足，肺气虚弱，稍事劳累，即出现低热的症状。

【译文】

黄芪鳖甲散由黄芪、鳖甲、地骨皮、秦艽、紫菀、人参、茯苓、柴胡、半夏、知母、生地、白芍、天冬、肉桂、炙甘草、桔梗、桑白皮组成,治疗气阴两虚、虚劳内热极为适宜。

【组方】

黄芪　鳖甲　天冬各五钱　地骨皮　秦艽　茯苓　柴胡各三钱　紫菀　半夏　知母　生地　白芍　桑白皮　炙甘草各三钱半　人参　桔梗　肉桂各一钱半

【用法】

共研粗末,每次30克,以生姜煎服;亦可作汤剂,用量按原方比例酌定。

【作用】

益气养阴,清透虚热。

【主治】

气阴两虚之劳热证。症见五心烦热,日晡潮热,白汗或盗汗,食少神疲,倦怠乏力,咳嗽咽干,脉细数无力。

【方解】

本方治证为气阴两伤之虚劳内热证。骨蒸潮热、咽干盗汗均为肺肾阴虚之症;食少神疲、倦怠乏力、脉虚弱无力为元气亦亏之象,治宜益气养阴,清透虚热。方中鳖甲、天冬、知母、生地、白芍养阴补水生津;人参、黄芪、肉桂、茯苓、甘草益气固卫助阳;桑白皮、桔梗泻肺热;紫菀、半夏理痰嗽;秦艽、柴胡、地骨皮清透虚热、退热升阳。全方合用,共成表里兼顾、气阴双补、标本同治之剂。

【应用】

本方是治疗气阴两虚劳热证之代表方。临床以骨蒸潮热、咽干盗汗、食少乏力、脉细数无力为辨证要点。现代临床常用于治疗肺结核、肝纤维化等属于气阴两虚证者。

秦艽鳖甲散

◎出自《卫生宝鉴》

【歌诀】

秦艽鳖甲治风劳[1]　地骨柴胡及青蒿
当归知母乌梅合　止嗽除蒸敛汗高[2]

【词解】

①风劳：虚劳病复受风邪者。
②敛：收藏。

【译文】

秦艽鳖甲散用来治疗风劳病。此方由鳖甲、秦艽、地骨皮、柴胡和青蒿组成，再加上当归、知母和乌梅，清热止咳、除蒸、敛阴止汗疗效高妙。

【组方】

鳖甲　地骨皮　柴胡各一两　秦艽　当归　知母各半两

【用法】

共研粗末，每次15克，以青蒿五叶、乌梅一个煎服；亦可作汤剂，用量按原方比例酌定。

【作用】

滋阴养血，清热除蒸。

【主治】

阴虚内热之风劳证。症见肌肉消瘦，唇红颊赤，肢体困倦，咳嗽盗汗，脉细数。

【方解】

感受风邪，治不及时，则邪气入里化热，耗伤气血，日久则致风劳。治宜滋阴养血，清热除蒸，疏风散邪之法。方中鳖甲、地骨皮滋阴透热；当归、知母养血滋阴；柴胡、秦艽疏风散邪，解肌退热；用时加青蒿、乌梅，皆取敛汗退蒸之义。诸药配伍，滋阴养血，透热散邪，正邪兼顾，补散并用。若汗出过多者，可倍用黄芪，以加强益气固表敛汗之功。

【应用】

本方是治疗阴虚内热风劳证的常用方。临床以骨蒸劳热、咳嗽盗汗、脉细数为辨证要点。现代临床常用于治疗肺结核、小儿反复呼吸道感染等属于阴虚内热证者。

秦艽扶羸汤

◎出自《杨氏家藏方》

【歌诀】

秦艽扶羸[①]鳖甲柴　地骨当归紫菀偕[②]
半夏人参兼炙草　肺劳[③]蒸嗽服之谐[④]

【词解】

①羸：瘦弱。
②偕：一同。
③肺劳：五劳之一。由于肺气损伤所致，主要症状有咳嗽、胸满、背痛、怕冷、面容瘦削无华、皮毛枯槁等。
④谐：和谐。指妥当、合适。

【译文】

秦艽扶羸汤由秦艽、炙鳖甲、柴胡、地骨皮、当归、紫菀一同组成，加上半夏、人参、炙甘草，肺伤内热、肺燥劳嗽之人服用极为合适。

【组方】

柴胡二钱　秦艽　人参　当归　炙鳖甲　地骨皮各一钱半　紫菀　半夏　炙甘草各一钱

【用法】

加生姜三片，大枣一枚，水煎服。

【作用】

养阴清热，理肺止嗽。

【主治】

气阴两伤之肺劳证。症见咳嗽咯血，声音嘶哑，骨蒸潮热，体倦自汗，胸闷短气，舌红少苔，脉细数无力。

【方解】

素患肺疾，日久耗气伤阴，肺气宣降失司，是为肺劳，此气阴两伤、肺燥劳嗽之证，治宜养阴清热，理肺止嗽。方中柴胡、秦艽解肌热，退骨蒸；鳖甲、地骨皮补阴血，除虚热；人参、当归益气养血；紫菀、半夏除痰止嗽；生姜、大枣益气血，和营卫；炙甘草调和诸药。

此方去当归，加黄芪、天冬、茯苓等药，即为黄芪鳖甲散。二方均为表里同治之剂，两方中柴胡、秦艽、鳖甲、地骨皮等透肌解热之品，实为除蒸方中常用药物，可供临床借鉴。

【应用】

本方是治疗气阴两伤肺劳证的常用方。临床以咳嗽声嘶、骨蒸潮热、自汗体倦、舌红少苔、脉细数为辨证要点。现代临床常用于治疗肺结核、慢性支气管炎、支气管哮喘等属于气阴两伤证者。

紫菀汤

◎出自《圣济总录》

【歌诀】

紫菀汤中知贝母　参茯五味阿胶偶

再加甘桔治肺伤　咳血吐痰劳热久

【译文】

紫菀汤由紫菀、知母、贝母、人参、茯苓、五味子、阿胶组成，再加上甘草、桔梗，可治疗肺气大伤、咳血吐痰、劳热日久。

【组方】

紫菀　阿胶　知母　贝母各二钱　桔梗　人参　茯苓　甘草各五分　五味子十二粒

【用法】

水煎服。

【作用】

养阴润肺，化痰止嗽。

【主治】

气阴两伤、虚火灼络之肺劳证。症见久嗽不止，咳痰咯血，少气懒言，以及肺痿、肺痈等。

【方解】

肺伤气损，阴虚有热，灼伤肺络，而见咳嗽，咳痰咯血，少气懒言等症，治以养阴润肺，化痰止嗽为主。方中用阿胶、五味子补肺敛阴，保肺止嗽；知母、贝母清火化痰；人参、茯苓、甘草扶土以生金；紫菀化痰止嗽；桔梗上浮而利膈。诸药配伍，共奏养阴润肺、化痰止嗽之功，标本兼顾，气阴双补。

"肺痿"，系指久病伤肺，气阴不足，肺叶萎弱，而以咳吐浊唾涎沫为主症的慢性虚弱疾患。若治不及时，或肺热较盛，进一步损耗肺阴，则可见咳吐脓血腥臭痰，伴胸膈隐痛之"肺痈"（即肺脓疡）之证。因上述病证与本方治证病机相似，依据"异病同治"原则，亦可选用本方治疗。

【应用】

本方是治疗气阴两伤，虚火灼络之肺劳证的常用方。临床以久咳不止、咳痰咯血、少气懒言、舌红少苔、脉细数无力等为辨证要点。现代临床常用于治疗肺结核、支气管扩张等属于气阴两伤、虚火灼络证者。

第二章 发表之剂

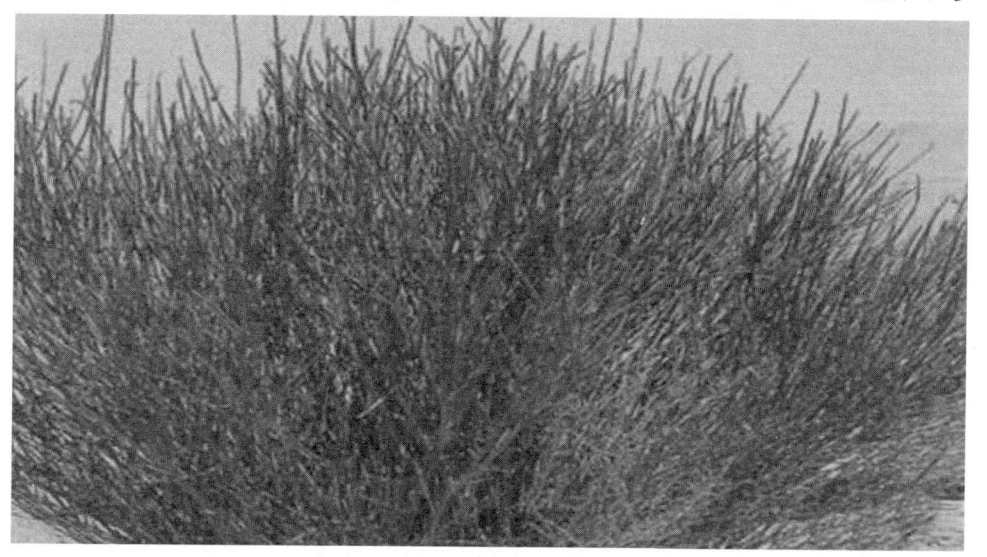

发表之剂当中的"表"是指肌肤的表面。表证，是指外感六淫之邪，侵犯人体体表，而出现的以恶寒发热并见，头身疼痛、舌苔薄、脉浮等为主的症候。根据病因的寒热不同，体质的虚实差异，表证还有表寒、表热、表实、表虚，及虚人外感的区别。发表，即汗法。发表之剂，即解表剂，是以解表药为主组成的方剂，用于治疗表证。根据"其在皮者，汗而发之""因其轻而扬之"（《素问·阴阳应象大论》）的原则，解表剂又分为辛温解表、辛凉解表和扶正解表三种，在分析方剂时应注意区别。

麻黄汤

◇出自《伤寒论》

【歌诀】
麻黄汤中用桂枝　杏仁甘草四般施
发热恶寒头项痛　伤寒服此汗淋漓

【译文】
麻黄汤由麻黄、桂枝、杏仁、甘草四味药物组成,恶寒发热、头痛身疼、无汗而喘之人服之最为适宜。

【组方】
麻黄三两　桂枝二两　杏仁七十个　甘草一两

【用法】
水煎服,温覆取微汗。

【作用】
发汗解表,宣肺平喘。

【主治】
外感风寒表实证。症见恶寒发热,头疼身痛,无汗而喘,舌苔薄白,脉浮紧。

【方解】
本方所致为外感风寒表实证,系因风寒外束,毛窍闭塞,卫阳被郁,邪正交争,肺失宣降所致。治当发汗解表,宣肺平喘。方用麻黄辛温发汗,开泄腠理,既解在表之风寒,又能宣通肺气而平喘;桂枝解肌发表,温通经脉,与麻黄相须配伍,则发汗解表散寒之力更强;杏仁苦降肺气,与麻黄相伍,一宣一降，恢复肺之宣肃功能，加强平喘止咳之功；炙甘草调和诸药，防麻、桂发汗太过，使汗出而不伤正气。

【应用】

本方为治疗外感风寒表实证之代表方。临床以恶寒发热、无汗而喘、舌苔薄白、脉浮紧为辨证要点。现代临床常用于治疗感冒、流行性感冒、急性支气管炎、支气管哮喘等属外感风寒表实证者。因本方为辛温发汗之峻剂，风寒表证而有汗者禁用；素体阴虚、血虚、内热较著者应慎用。

九味羌活汤

◎出自《此事难知》引张元素方

【歌诀】

九味羌活用防风　细辛苍芷与川芎
黄芩生地同甘草　三阳解表益姜葱
阴虚气弱人禁用　加减临时再变通

【译文】

九味羌活汤由羌活、防风、细辛、苍术、白芷、川芎、黄芩、生地黄和甘草组成，加上生姜和葱白即可治疗表邪在太阳、阳明、少阳之证。阴虚气弱之人禁用此方，使用此方须根据病情灵活变通。

【组方】

羌活　防风　苍术各一钱半　细辛五分　川芎　白芷　生地黄　黄芩　甘草各一钱

【用法】

水煎服。

【作用】

发汗祛湿，兼清里热。

【主治】

外感风寒湿邪，兼里热证。症见恶寒发热，无汗，头痛项强，肢体酸楚疼痛，口苦微渴，舌苔白或微黄，脉浮。

【方解】

本方所治乃因外感风寒湿邪，内有蕴热之证，治宜发汗祛湿，兼清里热。方中羌活辛温芳香，长于散太阳经之风寒湿邪，通经络，止痹痛；防风、苍术祛风除湿，散寒止痛；细辛、白芷、川芎散寒祛风，宣痹止痛，其中细辛善止少阴头痛，白芷善解阳明头痛，川芎长于止少阳、厥阴头痛，与羌活配伍，体现了"分经论治"之法；生地黄、黄芩清泻里热，生地黄且能养阴生津，防诸药温燥伤阴之弊；甘草调和诸药。全方配伍，共奏发汗祛湿，清泻里热之功。

【应用】

本方为治疗外感风寒湿邪、内兼里热证之常用方。临床以恶寒发热，头痛无汗，肢体酸痛，口苦微渴，脉浮为辨证要点。现代临床常用于治疗感冒、流行性感冒、风湿性关节炎、偏头痛、坐骨神经痛、急性荨麻疹等属于外感风寒湿邪、内有蕴热证者。

十神汤

◎出自《太平惠民和剂局方》

【歌诀】

十神汤里葛升麻　陈草芎苏白芷加

麻黄赤芍兼香附　时行感冒效堪夸

【译文】

十神汤由葛根、升麻，加上陈皮、炙甘草、川芎、紫苏叶、白芷，还有麻黄、赤芍药、香附组成，治疗瘟疫感冒，疗效值得夸赞。

【组方】

葛根　升麻　陈皮　炙甘草　川芎　紫苏叶　白芷　麻黄　赤芍药　香附各等份（一作"葛根十四两　其余各四两"）

【用法】加生姜、葱白，水煎服。

【作用】疏风散寒，理气和中。

【主治】

外感风寒，内有气滞证。症见恶寒发热，头痛无汗，胸脘痞闷，不思饮食，舌苔薄白，脉浮。

【方解】

本方所治乃外感风寒，肺胃气滞之证，治宜疏风散寒，理气和中。方中麻黄、苏叶、白芷解表散寒，疏风散邪；香附、陈皮又可助苏叶理气解郁，行气宽中之力；葛根、升麻解肌发表，配伍赤芍，既可清气滞郁而化热，又能防辛温之品伤津助热之弊；炙甘草调药和中；煎加生姜、葱白，加强通阳解表之力。

【应用】

本方为治疗外感风寒、内有气滞证之常用方。临床以恶寒发热，头痛无汗，胸脘痞闷，不思饮食，舌苔薄白，脉浮为辨证要点。现代临床常用于治疗感冒、胃肠型感冒等属于外感风寒、内有气滞证者。

神术散

◎出自《太平惠民和剂局方》

【歌诀】

神术散用甘草苍　细辛藁本芎芷羌

各走一经祛风湿　风寒泄泻总堪尝
太无①神术即平胃　加入菖蒲与藿香
海藏②神术苍防草　太阳无汗代麻黄
若以白术易苍术　太阳有汗此汤良

【词解】
①太无：即罗知悌。字子敬（一说字敬夫），号太无，世称太无先生。
②海藏：即王好古。名好古，字进之，号海藏。

【译文】
神术散由炙甘草、苍术、细辛、藁本、川芎、白芷、羌活组成，各入一经可散寒祛湿，外感风寒湿邪、大便泄泻均能使用此方。太无神术散（《医方考》）能祛湿解表、理气和中，加入了菖蒲和藿香。海藏神术散（《阴证略例》）由苍术、防风、炙甘草组成，治疗内伤冷饮、外感寒邪、恶寒无汗，可用来代替麻黄汤。若将上方中白术换苍术，名为"白术汤"，是治疗外感风邪、发热有汗证之良方。

【组方】
苍术二两　川芎　白芷　羌活　藁本　细辛　炙甘草各一两

【用法】
加生姜、葱白，水煎服。

【作用】
疏风散寒祛湿。

【主治】
外感风寒湿证。症见恶寒发热，头痛无汗，鼻塞声重，身体疼痛，咳嗽头昏，以及大便泄泻等。

【方解】
本方所治乃外感风寒湿邪，邪滞经脉之证，治宜疏风散寒祛湿之法。方中重用苍术，芳香燥烈，外可发汗解表，内可健脾燥湿，并入太阴以止泻；细辛入少阴经，川芎入厥阴、少阳经，羌活入太阳经，藁本、白芷入阳明经，诸药合用，可除诸经头身疼痛；炙甘草调和诸药；煎加生姜、葱白通阳解表，以助疏风散寒之力。

【应用】

本方为治疗外感风寒湿邪，邪滞经脉证之常用方。临床以恶寒发热，头痛无汗，身体疼痛为辨证要点。现代临床常用于治疗感冒、流行性感冒、风湿性关节炎、偏头痛等属于外感风寒湿邪证者。

【附方】

1. 太无神术散（《医方考》）　苍术、厚朴各一钱、陈皮二钱、炙甘草一钱半、石菖蒲、藿香各一钱半。水煎服。功用：解表化湿，理气和中。主治：山岚瘴疟或瘟疫时气。症见憎寒壮热，周身疼痛，胸脘痞闷，头目昏眩，或头面轻度浮肿等。

2. 海藏神术散（《阴证略例》）　苍术、防风各二两、炙甘草一两，加葱白、生姜，水煎服。功用：发汗解表，散寒除湿。主治：外感风寒湿证。症见恶寒发热，头痛无汗等。

3. 白术汤（《阴证略例》）　系海藏神术散去苍术，加白术而成，功用、主治同海藏神术散，但苍术发汗，白术止汗，故对于临床伤风有汗者更为适宜。

麻黄附子细辛汤

◇ 出自《伤寒论》

【歌诀】

麻黄附子细辛汤　发表温经两法彰[①]
若非表里相兼治　少阴反热曷[②]能康

【词解】

①彰：显著，明显。

②曷：何时。

【译文】

麻黄附子细辛汤由麻黄、附子、细辛组成，发表温经的两个效果相当显著。若不是表里兼治，少阴病反而发热何时能够康复呢？

【组方】

麻黄二两　附子一枚　细辛二两

【用法】

水煎服。

【作用】

助阳解表。

【主治】

素体阳虚，外感风寒证。症见初起无汗，恶寒较甚，发热或微热，脉不浮反沉。

【方解】

本方所治为阳虚外感证，治宜助阳解表。方中以麻黄发汗解表；附子温经助阳，鼓邪外出；细辛气盛味烈，既可助麻黄发汗解表，又助附子温经散寒。三药合用，补散兼施，为助阳解表之良方。

【应用】

本方为治疗阳虚外感证之代表方。临床以恶寒较甚，发热轻，无汗，舌苔白润，脉沉为辨证要点。现代临床常用于治疗感冒、慢性支气管炎、支气管哮喘、三叉神经痛等属于素体阳虚、外感风寒证者。

人参败毒散

◇出自《类证活人书》（一作出自《小儿药证直诀》）

【歌诀】

人参败毒茯苓草　枳桔柴前羌独芎
薄荷少许姜三片　时行感冒有奇功
去参名为败毒散　加入消风治亦同

【译文】

人参败毒散由人参、茯苓、甘草、枳壳、桔梗、柴胡、前胡、羌活、独活、川芎组成，加入少许薄荷、三片生姜煎煮，治疗四时感冒有奇特功效。减去人参名为"败毒散"，加入消风散名为"消风败毒散"，其主治基本相同。

【组方】

人参　羌活　独活　柴胡　前胡　川芎　枳壳　桔梗　茯苓各一两　甘草五钱

【用法】

共研细末，每服6克，入生姜、薄荷，水煎服。

【作用】

散寒祛湿，益气解表。

【主治】

气虚外感风寒湿邪之证。症见憎寒壮热，头项强痛，肢体酸痛，无汗，鼻塞声重，咳嗽有痰，胸膈痞满，舌淡苔白，脉浮而按之无力。

【方解】

本方所治乃因素体气虚，外感风寒湿邪，正虚无力驱邪外出之证，治宜散寒祛湿，益气解表。方中羌活、独活辛温发散，通治一身上下之风寒湿邪；川芎活血行气，通络止痛；前胡祛痰，茯苓渗湿，二药相伍以祛湿化痰止咳；柴胡、桔梗辛散宣肺，解肌散邪；枳壳降气利肺，与柴胡、桔梗配伍宣降气机，气顺痰消；更以小量人参益气扶正，一则扶助正气，鼓邪外出；二则与辛散之品配伍，散中有补，不致耗伤真元；甘草调和诸药，兼以益气和中；加生姜、薄荷，加强发散外邪之力。全方诸药相合，培其正气，败其邪毒，故名曰"败毒"。

【应用】

本方为治疗气虚外感风寒湿邪之代表方。临床以憎寒壮热，头身重痛，无汗，脉浮而按之无力为辨证要点。现代临床常用于治疗感冒、流行性感冒、支气管炎、过敏性皮炎、荨麻疹、湿疹、皮肤瘙痒症等属于气虚外感风寒湿邪者。

【附方】

1. 败毒散（《明医指掌》）　系人参败毒散去人参，适宜于体质不虚患者。

2. 消风败毒散（《医方集解》）　系人参败毒散合消风散，功用、主治同人参败毒散。

再造散

◇出自《伤寒六书》

【歌诀】

再造散用参芪甘　桂附羌防芎芍参

细辛加枣煨姜煎　阳虚无汗法当谙①

【词解】

①谙：熟悉。

【译文】

再造散用人参、黄芪、甘草,配上桂枝、熟附子、羌活、防风、川芎、芍药、细辛,加大枣、煨生姜煎煮,治疗阳虚无汗,此法当熟用。

【组方】

黄芪　人参　桂枝　熟附子　细辛　羌活　防风　川芎　芍药　煨生姜　甘草（原书未著剂量）（一作"黄芪二钱　甘草五分　大枣一枚　其余各一钱"）

【用法】 加大枣二枚,芍药6克,水煎温服。

【作用】

助阳益气,解表散寒。

【主治】

阳气虚弱,外感风寒证。症见恶寒发热,热轻寒重,无汗肢冷,倦怠嗜卧,面色苍白,语言低微,舌淡苔白,脉沉无力,或浮大无力。

【方解】

本方所治乃素体阳气虚弱,外感风寒之证,治宜助阳益气,解表散寒。方中用附子、桂枝、细辛温阳散寒,发汗解表;人参、黄芪大补元气,鼓邪外出,并防阳随汗脱;羌活、川芎、防风疏风散寒,解表祛邪;芍药益阴和营,既可与桂枝配伍调和营卫,又可制约辛温之品化燥伤阴;煨姜、大枣补脾益胃,调和气血,以滋汗源;炙甘草和中调药。诸药相合,扶正不留邪,发汗不伤正,相反相成,相辅相成,共奏助阳益气,解表散寒之功。

【应用】

本方为治疗阳虚外感风寒之代表方。临床以恶寒发热,热轻寒重,无汗肢冷,神疲气短,舌淡苔白,脉沉无力为辨证要点。现代临床常用于治疗感冒、风湿性关节炎等属于阳气虚弱、外感风寒证者。

麻黄人参芍药汤

◇出自《脾胃论》

【歌诀】
麻黄人参芍药汤　桂枝五味麦冬襄
归芪甘草汗兼补　虚人外感服之康

【译文】
麻黄人参芍药汤由麻黄、人参、白芍组成，桂枝、五味子、麦冬辅助药性，当归身、黄芪、炙甘草诸药相合外散表邪、益气养血，气血亏虚、外感风寒之人服用身体便恢复安康。

【组方】
人参　麦冬各三分　桂枝五分　黄芪　当归身　麻黄　炙甘草　白芍各一钱　五味子五粒

【用法】
水煎服。

【作用】
解表散寒，益气养血。

【主治】
气血亏虚，外感风寒证。症见恶寒发热，无汗，心烦，倦怠乏力，面色苍白，或见吐血者。

【方解】
本方所治为素体气血不足，又外感风寒之证，治宜解表散寒，益气养血。方中麻黄、桂枝解表散邪；人参、黄芪益气实卫，扶正固表；当归、白芍补血敛阴，以滋汗源；麦冬、五味子滋阴生津，收敛肺气；炙甘草和中调药。诸药相合，风寒得散，气血得补，邪正兼顾，共奏解表散寒，益气养血之功。

【应用】

本方为治疗气血亏虚，外感风寒证之常用方。临床以恶寒发热，无汗，心烦，倦怠乏力，面色苍白为辨证要点。现代临床常用于治疗感冒、流行性感冒、寒冷性荨麻疹等属于气血亏虚、外感风寒证者。

神白散

◎出自《卫生家宝方》

【歌诀】

神白散用白芷甘　姜葱淡豉与相参
一切风寒皆可服　妇人鸡犬忌窥探
肘后单煎葱白豉　用代麻黄功不惭

【译文】

神白散由白芷、甘草、生姜、葱白、淡豆豉组成，一切外感风寒皆可服用。《肘后备急方》有"葱豉汤"，由葱白、淡豆豉水煎而成，用来代替麻黄汤功效也不差。

【组方】

白芷一两　甘草五钱　淡豆豉五十粒　生姜三片　葱白三寸

【用法】

水煎服。

【作用】

解表散寒。

【主治】

外感风寒初起之轻证。症见恶寒发热,头痛无汗,舌苔薄白,脉浮。

【方解】

本方所治乃外感风寒,邪束肌表,经输不利之证,治宜解表散寒之法。方中用白芷、生姜辛温解表,散寒止痛;葱白、淡豆豉通阳解表,以振奋阳气,驱邪外出;甘草调和诸药。

【应用】

本方为治疗外感风寒轻证之代表方。临床以恶寒发热,头痛无汗,舌苔薄白,脉浮为辨证要点。现代临床常用于治疗感冒、流行性感冒等属于外感风寒轻证者。

【附方】

葱豉汤(《肘后备急方》) 葱白一握,淡豆豉一升,水煎服。功用:解表散寒。主治:外感风寒轻证。症见微恶风寒,或微热。头痛,无汗,鼻塞流涕,喷嚏,舌苔薄白,脉浮。

桂枝汤

◇出自《伤寒论》

【歌诀】

桂枝汤治太阳风　芍药甘草姜枣同
桂麻相合名各半　太阳如疟此为功

【译文】

桂枝汤主治外感风寒表虚证,此方由桂枝、芍药、炙甘草、生姜、大枣组成。桂枝汤与麻黄汤相合名为桂枝麻黄各半汤,对于外感风寒、热多寒少如疟状者用之适宜。

【组方】

桂枝三两、芍药三两、炙甘草二两、生姜三两、大枣十二枚

【用法】

水煎服。服药后进食少量热粥或开水,添盖衣被使微汗出,避风寒。

【作用】

解肌发表,调和营卫。

【主治】

外感风寒表虚证。症见发热头痛,汗出恶风,鼻鸣干呕,口不渴,舌苔薄白,脉浮缓或浮弱。

【方解】

本方所治为外感风寒,卫强营弱之证,证属风寒客表,营卫不和所致,治宜解肌发表,调和营卫。方中桂枝辛甘温煦,解肌发表,温助卫阳,以治卫强;白芍益阴敛营,以治营弱。桂、芍等量配伍,散中有收,汗中寓补,调和营卫。生姜辛温,助桂枝辛散在表之风寒,又能和胃止呕;大枣甘平,补脾生津,助芍药养血和营。姜、枣相合,补脾和中,调和营卫。炙甘草调和药性,合桂枝则辛甘化阳以助解表,合芍药则酸甘化阴以助和营。全方药仅五味,但重在调和营卫,为辛温发汗之和剂。药后须啜热稀粥,意在借水谷之气,充养胃气,既可扶正解肌,又助汗以祛邪。

【应用】

本方为治疗外感风寒表虚证之代表方。临床以发热头痛、汗出恶风、脉浮缓为辨证要点。现代临床常用于治疗感冒、流行性感冒、原因不明的低热、产后或病后低热、荨麻疹、单纯性白细胞减少症等属营卫不和证者。服药期间忌食生冷、油腻、酒酪等食物。

【附方】

桂枝麻黄各半汤(《伤寒论》):桂枝一两十六铢、芍药、生姜、炙甘草、

麻黄各一两、大枣四枚、杏仁二十四枚、水煎服。功用：发汗解表，调和营卫。主治：太阳病，如疟状，发热恶寒，热多寒少，其人不呕等。

桂枝麻黄各半汤即由桂枝汤与麻黄汤相合而后减少各药用量而成，既可发汗解表，又能调和营卫，诸药配伍，汗中有收，不致发汗太过；补中寓散，又无敛邪之弊，故对于外感风寒，热多寒少如疟状者用之适宜。

大青龙汤

◎出自《伤寒论》

【歌诀】
大青龙汤桂麻黄　杏草石膏姜枣藏
太阳无汗兼烦躁　风寒两解此为良

【译文】
大青龙汤由桂枝、麻黄、杏仁、炙甘草、石膏、生姜、大枣组成，主治外感风寒兼无汗烦躁者，此方最为有效。

【组方】
麻黄六两　桂枝　炙甘草各二两　杏仁四十粒　石膏如鸡子大　生姜三两　大枣十二枚

【用法】
水煎服。取微似汗，汗出多者，温粉扑之。

【作用】
发汗解表，清热除烦。

【主治】
外感风寒，郁而化热证。症见发热恶寒，无汗，烦躁，身疼痛，脉浮紧。

【方解】

本方所治乃外感风寒，卫阳闭郁，继而化热之证，治宜发汗解表，清热除烦。方中重用麻黄六两，为麻黄汤之一倍，可见发汗力增；桂枝解肌发表，通达营卫；杏仁降利肺气，助麻黄宣肺平喘；石膏辛甘大寒，透散外邪，清热除烦，且制约温药以防助热伤阴；生姜、大枣益气和中，调和药性，缓解麻黄峻汗之力。

【应用】

本方为治疗外感风寒，郁而化热证之代表方。临床以发热恶寒，无汗，烦躁，身疼痛，脉浮紧为辨证要点。现代临床常用于治疗感冒、流行性感冒、支气管哮喘、过敏性鼻炎等属外感风寒、郁而化热证者。因本方发汗力强，风寒表虚自汗者，切不可用。

小青龙汤

◇出自《伤寒论》

【歌诀】

小青龙汤治水气　喘咳呕哕①渴利慰
姜桂麻黄芍药甘　细辛半夏兼五味

【词解】

①呕哕：呕吐。

【译文】

小青龙汤主治外寒内饮，对喘咳、呕哕、头面四肢浮肿有极好疗效。此方由干姜、桂枝、麻黄、芍药、炙甘草、细辛、半夏加五味子组成。

【组方】

麻黄　芍药　细辛　干姜　炙甘草　桂枝各三两　半夏半升　五味子半升

【用法】
水煎温服。

【作用】
解表散寒，温肺化饮。

【主治】
外寒内饮证。症见恶寒发热，无汗，咳嗽气喘，痰白清稀，甚则不得平卧，或身体疼重，头面、四肢浮肿，舌苔白滑，脉浮。

【方解】
本方所治乃体内素有水饮，复感风寒，外寒引动内饮，肺失宣降之证，治宜解表散寒，温肺化饮。方中麻黄辛温解表，宣肺平喘；桂枝发表解肌，温阳化气；干姜、细辛温肺化饮；半夏燥湿化痰；五味子敛肺止咳，与辛散之品配伍，开中有合，不致耗伤肺气；白芍养阴敛营，与麻黄、桂枝配伍，散中有收，不致耗伤阴津；炙甘草和中调药。诸药相合，散中有收，开中有合，宣降得宜，表里同治，共奏解表散寒，温肺化饮之功。

【应用】
本方为治疗外寒内饮证之代表方。临床以恶寒发热，无汗，咳喘痰多色白而稀，舌苔白滑，脉浮为辨证要点。现代临床常用于治疗支气管肺炎、支气管哮喘、肺心病、阻塞性肺气肿、百日咳、变态反应性鼻炎等属外寒内饮证者。

葛根汤

◎出自《伤寒论》

【歌诀】
葛根汤内麻黄襄[①]　二味加入桂枝汤

轻可去实因无汗　有汗加葛无麻黄

【词解】
①襄：辅助。

【译文】
葛根汤即由桂枝汤加麻黄、葛根二药而成，轻清升散，以祛除外感风寒无汗之证，若有汗者则只加入葛根而去掉麻黄。

【组方】
葛根四两　麻黄三两　桂枝二两　生姜三两　炙甘草二两　芍药二两　大枣十二枚

【用法】
水煎温服。

【作用】
发汗解表，濡润筋脉。

【主治】
外感风寒，筋脉失养证。症见恶寒发热，头痛项强，无汗，苔薄白，脉浮紧。

【方解】
本方所治乃外感风寒，经气不利，筋脉失养之证，治宜发汗解表，濡润筋脉。方中葛根发汗解表，濡润筋脉；麻黄、桂枝辛温解表；芍药益阴敛营，既可与桂枝相伍调和营卫，又可协助葛根濡润筋脉，缓急止痛；炙甘草、生姜、大枣益胃和中，调和诸药。

【应用】
本方为治疗外感风寒，筋脉失养证之常用方。临床以恶寒发热，头痛项强，无汗，苔薄白，脉浮紧为辨证要点。现代临床常用于治疗僵直性脊椎炎、椎间盘突出、过敏性鼻炎等属外感风寒、筋脉失养证者。

【附方】

桂枝葛根汤（《伤寒论》）：系葛根汤去麻黄而成，功用、主治同葛根汤，适用于有汗出者。

升麻葛根汤

◇出自《小儿药证直诀》

【歌诀】

升麻葛根汤钱氏　再加芍药甘草是
阳明发热与头疼　无汗恶寒均堪倚[1]
亦治时疫[2]与阳斑[3]　痘疹已出慎勿使

【词解】

①倚：依赖。
②时疫：一时流行的传染病。
③阳斑：外感热病所见实热性发斑，又名阳证发斑。由邪热熏灼营血所致，症见斑出红赤如锦纹，发热烦渴，舌红苔黄。

【译文】

升麻葛根汤是钱乙创制，由升麻、葛根加芍药、甘草组成。治疗阳明发热与头疼，无汗恶寒都可依赖它。也用来治疗阳斑、发疹及时疫初起，若痘疹已透者当谨慎勿用此方。

【组方】

升麻三钱　干葛　芍药各二钱　炙甘草一钱（一作"四种药材各等分"）

【用法】

水煎服。

【作用】

解肌透疹。

【主治】

麻疹初起未发,或发而未透证。症见发热恶风,喷嚏咳嗽,目赤流泪,头痛口渴,舌红苔白,脉浮数;以及阳斑、发疹或时疫初起等。

【方解】

本方所治由肺胃蕴热,又感时行之气,郁于肌表,疹发不畅之证,治宜解肌透疹。方中升麻散阳明风邪,升胃中清阳,解毒透疹;葛根解肌透疹,清热生津;芍药和营泄热,炙甘草益气解毒,二药合用,酸甘化阴,使汗出疹透而不伤气阴。四药配伍,共奏解肌透疹之效。

【应用】

本方为治疗麻疹初起未发,或发而未透证之常用方。临床以疹出不畅,舌红脉数为辨证要点。现代临床常用于治疗麻疹、风疹等儿科出疹性疾病以及疱疹、水痘、感冒、病毒性肺炎等属肺胃蕴热证者。

第三章 攻里之剂

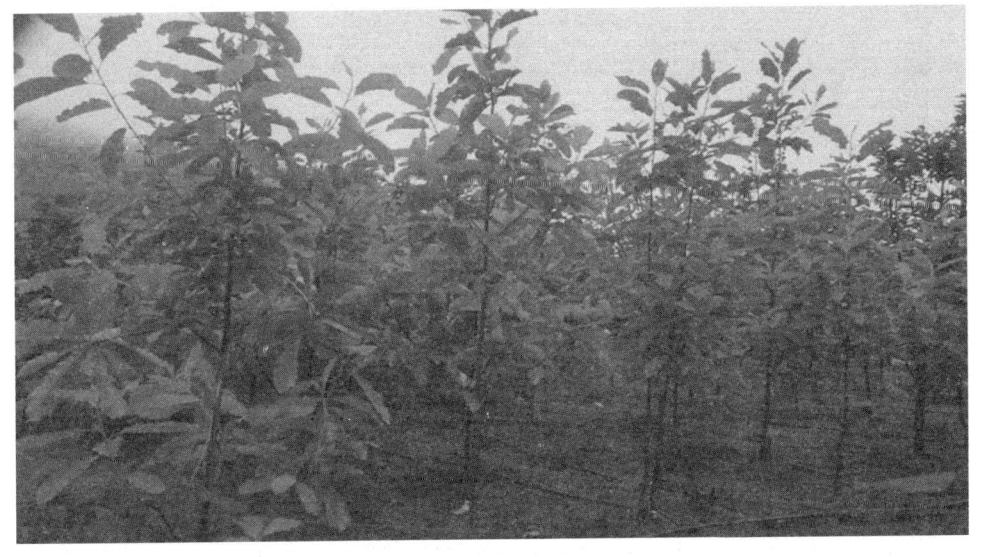

攻里在这里即是指下法，是指运用泻下或润下的药物，通导大便，泻下积滞，荡涤寒热，攻逐水饮的治疗方法。攻里之剂在疗效方面有寒有温、有峻有缓，一般是在没有表证症状时才会应用的。攻里之剂根据其作用的不同，可分为寒下、温下、润下、逐水、攻补兼施五类。攻里之剂在临床运用时，要辨证准确，一般是在表邪已解、里实已成的情况下使用。由于攻里之剂容易伤胃气，所以在使用时要得效即止。

大承气汤

◎出自《伤寒论》

【歌诀】
大承气汤用芒硝　枳实厚朴大黄饶
救阴泻热功偏擅　急下阳明有数条

【译文】
大承气汤由芒硝、枳实、厚朴、大黄组成，以救阴液、泻热邪功效擅长，"急下存阴"治疗阳明腑实证，《伤寒论》有数条讲此用法。

【组方】
大黄四两　厚朴八两　枳实五枚　芒硝三合

【用法】
水煎，大黄后入，芒硝溶服，得下，余勿服。

【作用】
峻下热结。

【主治】
阳明腑实证。症见大便不通，频转矢气，脘腹痞满，腹痛拒按，按之则硬，甚或潮热谵语，手足溅然汗出，舌苔黄燥起刺，或焦黑燥裂，脉沉实；或热结旁流，下利清水，其气臭秽，脘腹疼痛，按之坚硬有块，口舌干燥，脉滑实；或里热实证之热厥、痉病或发狂等。

【方解】
本方所治诸证，皆因实热积滞，阻结肠胃，腑气不通，热伤阴津所致。治宜峻下热结，急下存阴。方中大黄苦寒泄热，荡涤胃肠积滞；芒硝咸寒软坚，与大黄相须配伍，增强泻热通便之力；厚朴苦温下气，消胀除满；枳壳苦辛破结，下气消痞，二药相合，既增行气之功，又助硝、黄荡涤之力。全方药仅四味，但泻热与行气并进，共成峻下热结之功。

【应用】

本方为治疗阳明腑实证之代表方。临床以大便不通、脘腹满痛拒按、舌苔黄燥或焦黑、脉沉实有力为辨证要点。现代临床常用于治疗急性单纯型肠梗阻、粘连性肠梗阻、急性胆囊炎、急性胰腺炎、急性单纯性阑尾炎见便秘苔黄、脉实者，以及急性热病过程中出现高热、神昏谵语、惊厥、发狂等属阳明腑实证者。因本方为峻下之剂，易伤胃气，故应中病即止，孕妇禁服。

枳实导滞丸

◇出自《内外伤辨惑论》

【歌诀】

枳实导滞首大黄　芩连曲术茯苓勷①
泽泻蒸饼糊丸服　湿热积滞力能攘
若还后重兼气滞　木香导滞加槟榔

【词解】

①勷：通"襄"，辅助。

【译文】

枳实导滞丸首味药是大黄，加上黄芩、黄连、神曲、白术、茯苓辅佐药性，加上泽泻，蒸饼糊丸服用，能排除湿热积滞。若治疗兼有后重气滞的湿热积滞证，则使用木香导滞丸加槟榔。

【组方】

大黄一两　枳实　神曲各五钱　茯苓　黄芩　黄连　白术各三钱　泽泻二钱

【用法】

共研细末,用蒸饼泡成糊,和药为丸,每次6~9克,温开水送下;亦可作汤剂,用量按原方比例酌定。

【作用】

消食导滞,清热祛湿。

【主治】

湿热食积证。症见脘腹胀痛,下痢泄泻,或大便秘结,小便短赤,舌苔黄腻,脉沉滑有力。

【方解】

本方所治之证,乃食积内停、生湿蕴热所致,治宜消食导滞,清热祛湿之法。方中大黄荡涤积滞,泻热通便;枳实行气导滞,消胀除满;黄芩、黄连清热燥湿;茯苓、泽泻淡渗利湿;神曲消食化滞;白术补土固中,既可防大黄、枳实攻积伤正,又制约芩、连之苦寒败胃。全方诸药配伍,消下并用,攻补兼施,使积去食消,湿化热清,诸证自解。

【应用】

本方为治疗食积湿热内阻肠胃证之代表方。临床以脘腹胀痛、大便失常、舌苔黄腻、脉沉有力为辨证要点。现代临床常用于治疗胃肠功能紊乱、慢性痢疾等属湿热食积证者。体虚及孕妇禁用。

【附方】

木香导滞丸[《医学正传》(一作《松崖医经》)]:即枳实导滞丸加木香、槟榔而成,功用、主治同枳实导滞丸,对兼有后重气滞者更为适宜。

温脾汤

◎出自《备急千金要方》

【歌诀】
温脾参附与干姜　甘草当归硝大黄
寒热并行治寒积　脐腹绞洁痛非常

【译文】
温脾汤由人参、附子、甘草、芒硝、大黄、当归、干姜组成，主治寒热并行，寒积腹痛，对便秘腹痛、脐下绞痛有非常之疗效。

【组方】
大黄五两　当归　干姜各三两　附子　人参　芒硝　甘草各二两

【用法】
水煎服。

【作用】
攻下冷积，温补脾阳。

【主治】
阳虚冷积证。症见大便秘结，脐腹冷痛，喜温喜按，或久痢赤白，手足不温，苔白不渴，脉沉弦。

【方解】
本方治证系脾阳不足，寒从内生，加之饮食生冷，以致冷积阻滞，脾阳受损，运化失常所致。治宜攻下冷积，温补脾阳。方用大黄、芒硝荡涤积滞；附子、干姜温阳散寒；人参、甘草、当归益气养血，顾护正气，并可防硝、黄寒凉伤中之弊。全方诸药相合，共奏攻下冷积，温补脾阳之功。

【应用】

本方为治疗脾阳不足，冷积内停证之代表方。临床以便秘腹痛、手足不温、苔白、脉沉弦为辨证要点。现代临床常用于治疗慢性结肠炎、慢性菌痢、幽门梗阻、慢性肾炎后期尿毒症而见消瘦，面色萎黄，精神萎靡，腰酸，泛恶等证属阳虚冷积内停者。

蜜煎导法

◇出自《伤寒论》

【歌诀】

蜜煎导法通大便　或将猪胆灌肛中
不欲苦寒伤胃腑　阳明无热勿轻攻

【译文】

蜜煎导法可润肠通便，若将猪胆汁和醋后灌入肛门中，可润燥通便。不像用苦寒药容易损伤胃气，胃腑无热而便秘者勿轻易使用攻法。

【组方】

食蜜七合

【用法】

将蜂蜜放在铜器内，用微火煎，时时搅和，不能发焦，等煎至可用手捻作锭时取下，稍候，乘热做成手指粗，两头尖，长二寸左右的栓状物，用时塞入肛门。

【作用】

润肠通便。

【主治】

肠燥津枯便秘证。症见大便艰难，舌燥少津，脉细涩。

【方解】

本方所治为津液不足,肠道失润,大便秘结之证。此时津液不足,不宜用承气类妄攻,只宜润肠通使之法。方用一味蜂蜜,滋阴增液,肠道得润,则便秘可愈。对于内无热邪之虚性便秘,可用此法,免伤胃气。

【应用】

本方为治疗肠燥津枯便秘之简便用方。临床以大便艰难、舌燥少津、脉细涩为辨证要点。现代临床常用于治疗习惯性便秘、痔疮便秘以及老年人或产后、术后大便秘结证属肠燥津枯者。因本方药仅一味,药力较弱,故对于以上便秘轻证者更为适宜。

【附方】

猪胆汁导法(《伤寒论》) 将大猪胆一枚,和醋少许,另用一细竹管修削干净,并将一端磨滑,插入肛门,然后将已混合好的胆汁灌入肛中,可润燥通便。

小承气汤

◇出自《伤寒论》

【歌诀】

小承气汤朴实黄 谵狂[①]痞鞕[②]上焦强
益以羌活名三化 中风闭实可消详

【词解】

①谵狂:因内热过盛或痰火内扰等原因,以致胡言乱语、情绪失常,或有骚动不宁的症状。

②鞕:同"硬"。

【译文】

小承气汤由厚朴、枳实、大黄组成,可治疗谵语潮热、脘腹痞满之证。

本方加上羌活名为"三化汤"(《活法机要》),治疗中风、二便不通当详细辨别使用。

【组方】

大黄四两　厚朴二两　枳实三枚

【用法】

水煎服。

【作用】

轻下热结。

【主治】

阳明腑实证。症见大便秘结,谵语潮热,脘腹痞满,舌苔老黄,脉滑而疾者;或痢疾初起,腹痛里急后重者。

【方解】

本方为大承气汤去芒硝减枳实、厚朴用量而成,且大黄与枳、朴同煎,故其泻下之力较弱,为轻下热结剂,适用于痞、满、实而燥不明显的阳明腑实证,其痞、满之症也较大承气汤为轻。

【应用】

本方为轻下热结之代表方。临床以大便秘结、脘腹痞满、脉滑实为辨证要点。现代临床常用于治疗急性胃肠炎、消化不良、腹部手术后胃肠功能紊乱等属阳明腑实轻证者。

【附方】

三化汤(《活法机要》)　本方加羌活组成,水煎服。功用:通便散风。主治:类中风外有表证、内有二便不通者。中风体实者可偶用,体虚者多不可轻投。

调胃承气汤

◇出自《伤寒论》

【歌诀】
调胃承气硝黄草　甘缓微和将胃保
不用朴实伤上焦　中焦燥实服之好

【译文】
调胃承气汤由芒硝、大黄、炙甘草组成,甘草性味缓和,既可调和药性,又可保护胃气。不用厚朴、枳实,避免损伤上焦,只见燥实而无痞满之人服用此方疗效最好。

【组方】
大黄四两　芒硝半升　炙甘草二两

【用法】
水煎,芒硝溶服。

【作用】
缓下热结。

【主治】
阳明腑实证。症见大便秘结,恶热口渴,腹痛拒按,舌苔正黄,脉滑数;或胃肠积热引起的发斑、口齿咽痛及疮疡等。

【方解】
本方所治为只见燥实,而无痞满之阳明腑实证。方用大黄、芒硝荡涤积滞,泻下热结;炙甘草,甘以缓之,既可微和胃气,又能制约硝、黄攻下之峻力。全方三药配伍,泻下不伤正,使攻下作用较为和缓,故为缓下热结之剂。

大承气汤、小承气汤、调胃承气汤俗称"三承气汤",三方均用大黄荡涤热结,主治阳明腑实证。而大承气汤主治阳明腑实之重证,痞、满、燥、实俱备,方中硝、黄、枳、朴同用,意在峻下热结,急下存阴;小承气汤主治阳明腑实仅有痞、满、实三症者,故以大承气汤去芒硝减枳、朴用量,泻下之力减弱,而成轻下之方;调胃承气汤主治有燥实而无痞满之阳明腑实证,方中硝、黄并用,又以甘草甘缓和中,制约峻下,而成缓下之剂。

【应用】

本方为缓下热结之代表方。临床以大便秘结、口渴苔黄、脉滑数为辨证要点。现代临床常用于治疗老年性便秘、痔疮、急性农药中毒、胆道疾病、糖尿病、不明原因发热等属阳明腑实证者。

木香槟榔丸

◇出自《儒门事亲》

【歌诀】

木香槟榔青陈皮　枳壳柏连棱术随
大黄黑丑兼香附　芒硝水丸量服之
一切实积能推荡　泻痢食疟[①]用成宜

【词解】

①食疟:因饮食不节,损伤胃气致疟疾而见善饥不能食,食后支满腹痛者。又称胃疟。

【译文】

木香槟榔丸由木香、槟榔、青皮、陈皮、莪术、枳壳、黄柏、黄连,加上大黄、牵牛和香附子组成。用芒硝做成水丸,量虚实服,能治愈一切实积,泻痢、食疟者服用皆很适宜。

【组方】

木香　槟榔　青皮　陈皮　广茂（莪术）　枳壳　黄连各一两　黄柏　大黄各三两　香附子　牵牛各四两

【用法】

共研细末，水泛为丸，每服6~9克，食后生姜汤下。

【作用】

行气导滞，攻积泻热。

【主治】

湿热积滞证。症见脘腹痞满胀痛，大便秘结，或痢疾里急后重，舌苔黄腻，脉沉实。

【方解】

本方所治为实积内停，蕴湿生热，湿热壅聚肠胃，腑气不通之证。治宜行气导滞，攻积泄热之法。方中木香、槟榔、香附、青皮、陈皮利气宽肠，消胀除满；牵牛子、大黄攻下积滞，泻热通便，使湿热之邪从下而走，亦有"通因通用"之义；黄连、黄柏清热燥湿，厚肠止痢；莪术疏肝解郁，破血中之气滞。全方诸药配伍，共奏行气导滞，攻积泄热之效，使积滞得下，腑气得通，湿热无留著之地。

【应用】

本方为治疗积滞内停，蕴湿生热证的常用方。临床以脘腹痞满胀痛、舌苔黄腻、脉沉实为辨证要点。现代临床常用于治疗细菌性痢疾、急性胃炎、消化性溃疡、功能性便秘等属湿热积滞证者。因本方破气攻积之力较强，宜于积滞较重而形气俱实之证，年老体弱者慎用。

第四章 涌吐之剂

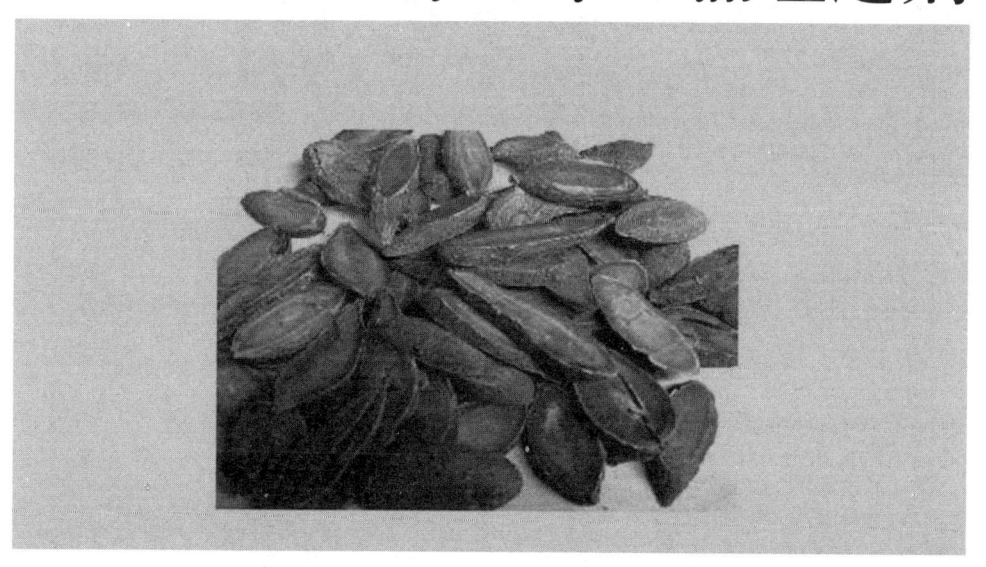

涌吐之剂，就是所谓的涌吐剂，是指以涌吐药物为主组成的方剂。此类方剂主要用于治疗痰厥、食积、误食毒物等证。涌吐剂主要使停蓄在咽喉、胸膈、胃脘的痰涎、宿食、毒物，根据《素问·阴阳应象大论》当中"其高者，因而越之"的原则，从口中吐出，属于病情急迫而又急需吐出之证。涌吐剂作用比较迅猛，容易伤胃气，所以在临床治疗过程中应中病即止，年老体弱、孕妇产后应当慎用此类方剂。

瓜蒂散

◇出自《伤寒论》

【歌诀】

瓜蒂散中赤小豆　或入藜芦郁金凑
此吐实热与风痰　虚者参芦一味匀
若吐虚烦栀豉汤　剧痰乌附尖方透
古人尚有烧盐方　一切积滞功能奏

【译文】

瓜蒂散由瓜蒂、赤小豆组成，用豆豉煎汤服用。若去掉赤小豆加入藜芦、防风或者去掉赤小豆加入郁金、用韭汁调服名为三圣散。方中瓜蒂主治吐实热，藜芦主治吐风痰，若老年人或体质虚弱者，应去掉瓜蒂用人参芦头代替。若治疗伤寒后虚烦，当用栀子、香豉组成的栀子豉汤；若使病人大吐吐透，当再用乌头、地浆水组成的乌附尖方。古人还有烧盐方，治疗一切积滞皆能奏效。

【组方】

瓜蒂一分　赤小豆一分

【用法】

共研细末，每次 1～3 克，以淡豆豉 9 克煎汤送服。不吐者，用洁净翎毛探喉取吐。

【作用】

涌吐痰涎宿食。

【主治】

痰涎宿食，壅滞胸脘证。症见胸中痞硬，气上冲咽喉不得息，寸脉微浮。

【方解】

本方主治痰涎壅滞胸中，或宿食停积上脘之证。病位在上，治宜因势利导，采用涌吐痰食之法。方用瓜蒂味苦，善涌吐痰涎宿食；但瓜蒂有毒，催吐力峻猛，易伤胃气，故又配伍赤小豆、淡豆豉。赤小豆味酸，祛湿除烦，且有酸苦涌泄之义，可加强瓜蒂涌吐之功；淡豆豉轻清宣泄，尤善宣解胸中邪气，以除懊侬，二药合用，借谷气以安中护胃，使吐不伤正。全方配伍，共奏涌吐痰涎宿食之效。

【应用】

本方为涌吐剂之代表方。临床以胸脘痞硬、懊侬、不欲吐为快或有误食毒物病史为辨证要点。现代临床常用于治疗暴饮暴食所致之急性胃炎、口服或误食毒物中毒早期以及痰涎壅盛的喘咳、痰食化热的急惊风等属于痰涎宿食，壅滞胸脘证者。因瓜蒂苦寒有毒，易于伤气败胃，非形气俱实者慎用。若年老体弱、产后血虚，以及眩晕心悸，偏于气血不足者均当慎用。

【附方】

1. 三圣散（《儒门事亲》） 防风、瓜蒂各三两、藜芦或一两，或半两，或一分，共研粗末，水煎，徐徐服之，以吐为度，不必尽剂。功用：涌吐风痰。主治：中风闭证。症见失音闷乱，口眼歪斜，或不省人事，牙关紧闭，脉浮滑实者。

2. 栀子豉汤（《伤寒论》） 栀子、香豉各三钱，水煎服。功用：清热除烦。主治：身热懊侬，虚烦不眠，胸脘痞满，按之软而不硬，嘈杂似饥，但不欲食，舌红，苔微黄者。

3. 乌附尖方 乌头和地浆水（在土地上掘一坑，将水倒入，搅拌后澄清，取上层清水即得，有解毒作用）煎服。功用：涌吐痰涎。主治：寒痰食积，壅塞上焦者。

4. 烧盐方（《备急千金要方》） 食盐。将盐用开水调成饱和盐汤，每服2000毫升，服后探吐，以吐尽宿食为度。功用：涌吐宿食。主治：宿食停滞，或干霍乱，欲吐不得吐，欲泻不得泻，心烦满者。

稀涎散

◎出自《济生方》

【歌诀】

稀涎皂角白矾班　或益藜芦微吐间
风中痰升人眩仆　当先服此通其关
通关散用细辛皂　吹鼻得嚏保生还

【译文】

稀涎散由皂角、白矾组成，若加入藜芦可使病人微吐。中风、痰涎壅盛或倒仆不省者，当先服用此方。通关散由皂角、细辛组成，研成细末，吹入鼻中有通关开窍之功。

【组方】

猪牙皂角四挺　白矾一两

【用法】

共研细末，每服 1.5～4.5 克，温水调下。

【作用】

开关涌吐。

【主治】

中风闭证。症见痰涎壅盛，喉中痰声辘辘，气闭不通，心神昏闷，四肢不收，或倒仆不省，或口角似歪，脉滑实有力者。

【方解】

本方所治为中风痰厥之证。方用皂角，辛酸通窍，专制风木；白矾，酸苦涌泄，能软痰疾。二药合用，具有开关涌吐之功，初中风时宜用之。

【应用】

本方为治疗中风痰厥证之代表方。临床以痰涎壅盛、喉中痰声辘辘、气闭不通、脉滑实有力为辨证要点。临床常用于治疗中风、咽喉炎、误食毒物等属于痰涎壅盛证者。本方涌吐之力较弱，只是微令涎出，具有稀涎之效，更长于通窍开关，中风闭证及喉痹多用。

【附方】

通关散（《丹溪心法附余》） 用皂角、细辛共研细末，吹入鼻中。功用：通关开窍。主治：突然昏倒，气闭不通的实证。

第五章 和解之剂

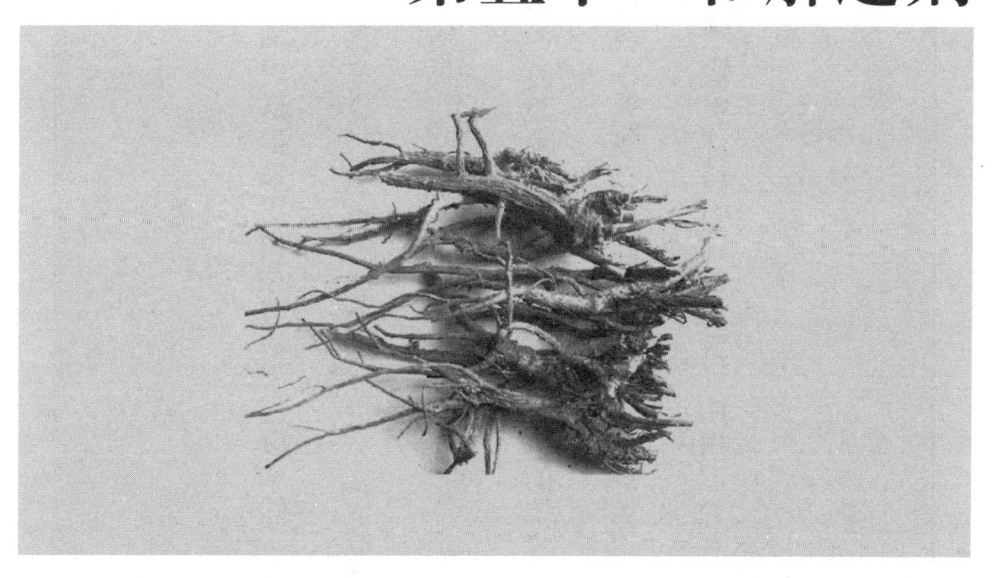

本章所讲的和解之剂，就是指和解剂，是指采用调和方法，用以治疗少阳证、肝脾不和、寒热错杂等病症的方剂。和解剂其名源于张仲景治疗少阳半表半里证时，不可发汗，不可泻下，不可涌吐，而只可用和解一法表里同治。后世认为，肝脾不和与寒热错杂证，在用药治疗时必须多方面照顾，所以也归入和解剂的治疗范畴。中医有『疟属少阳』之说，故治疟方也纳入本剂。和解剂虽然用药比较平和，但终为祛邪而设，辨证认病有一定标准，在临床治疗过程中切不可盲目使用本类方剂。

小柴胡汤

◎出自《伤寒论》

【歌诀】
小柴胡汤和解供　半夏人参甘草从
更用黄芩加姜枣　少阳百病此为宗①

【词解】
①宗：根本，本源。

【译文】
小柴胡汤用来和解少阳。此方由柴胡、半夏、人参、甘草，加上黄芩、生姜、大枣组成，是主治少阳百病的代表方剂。

【组方】
柴胡半斤　黄芩　人参　甘草　生姜各三两　半夏半升　大枣十二枚

【用法】
水煎服。

【作用】
和解少阳。

【主治】
1. 伤寒少阳证。症见往来寒热，胸胁苦满，默默不欲饮食，心烦喜呕，口苦，咽干，目眩，舌苔薄白，脉弦者。
2. 妇人伤寒，热入血室，以及疟疾、黄疸与内伤杂病而见少阳证者。

【方解】
本方主治之少阳证，乃由伤寒之邪犯于少阳，胆经不利，胆中相火郁而化热，胆热犯胃、扰心所致。至于妇人伤寒，热入血室，是因适值月经来潮，血海空虚，邪热乘虚而入，热与血结，致月经不当断而断，寒热发作有时，乃邪在少阳之证。至于疟疾见往来寒热，黄疸病位主涉肝胆，见胸胁胀满，食欲不振，心烦呕恶，均属少阳病证。其病虽异，而病机则一。邪在表者，当从汗解；邪入里者，当用吐下。今邪在少阳，居于半表半里之间，则非汗、吐、下法所宜，唯有和解一法最为妥当。方中重用柴胡，苦辛微寒，入肝胆经，其性轻清而升散，能透达少阳半表之邪，又能疏畅经气之郁滞；黄芩苦寒，长于解肌热，清泄少阳半里之热。柴芩相配，使邪热外透内清，共解少阳之邪。半夏和胃降逆止呕；生姜助半夏和胃，兼制半夏之毒；人参、大枣益气健脾，扶正以助祛邪，并防邪内陷；大枣得生姜有调和营卫之功；炙甘草甘温补中，助参、枣以扶正，兼调和诸药。全方诸药相伍，疏透与清泄并用，寓扶正于祛邪之中，胆胃兼调，故被称为"少阳枢机之剂，和解表里之总方"。

【应用】

本方为治疗伤寒少阳证之基础方，又是和解少阳之代表方。临床以往来寒热、胸胁苦满、默默不欲饮食、心烦喜呕、口苦咽干、苔白脉弦为辨证要点。临床上一般只要见到其中一二主症，便可运用本方，不必诸症悉具。临床常用于治疗感冒、流行性感冒、疟疾、慢性肝炎、肝硬化、急慢性胆囊炎、胆结石、急性胰腺炎、胸膜炎、中耳炎、产褥热、急性乳腺炎、睾丸炎、胆汁反流性胃炎、胃溃疡、神经衰弱等见有少阳证者。方中柴胡升散，黄芩、半夏性燥，易伤阴血，故阴虚血少者忌用。

藿香正气散

◎出自《太平惠民和剂局方》

【歌诀】

藿香正气大腹苏　柑桔陈苓术朴俱
夏曲白芷加姜枣　感伤岚瘴[①]并能驱

【词解】

①岚瘴：山林间的瘴气。

【译文】

藿香正气散由藿香、大腹皮、紫苏、炙甘草、苦桔梗、陈皮、茯苓、白术、厚朴组成，加上夏曲、白芷、生姜、大枣加水煎煮或作丸剂服用，能治疗外感风寒、内伤湿滞、霍乱及山岚瘴疟所致之疫病。

【组方】

大腹皮　白芷　紫苏　茯苓各一两　半夏曲　白术　陈皮　厚朴　苦桔梗各二两　藿香三两　炙甘草二两半

【用法】

共研细末，每次6克，以生姜、大枣煎汤送服；亦可作丸剂，每服6～9克，日2次。

【作用】

解表化湿，理气和中。

【主治】

外感风寒，内伤湿滞证。症见霍乱吐泻，发热恶寒，头痛，胸膈满闷，脘腹疼痛，舌苔白腻，以及山岚瘴疟等。

【方解】

本方治证系因夏月外感风寒，内伤湿滞，脾胃不和，升降失常所致。治宜解表化湿，理气和中之法。方中重用藿香辛温解表，芳香化湿，辟秽止呕；紫苏、白芷、桔梗散寒利膈，以散表邪；厚朴、大腹皮消胀除满；陈皮、半夏燥湿化痰，以疏里滞；白术、茯苓、甘草益脾祛湿，以扶正气。诸药合用，具有表里双解，升清降浊，理气和中，辟恶祛邪之功，可使风寒外散，湿浊内化，气机通畅，脾胃调和。

【应用】

本方为治疗外感风寒，内伤湿滞证的常用方。临床以呕吐泄泻、寒热头痛、胸闷腹痛、舌苔白腻为辨证要点。临床常用于治疗胃肠型感冒、急性胃肠炎等属外感风寒、内伤湿滞证者。本方如作汤剂，不宜久煎，以免药性耗散，影响疗效。

六和汤

◇出自《太平惠民和剂局方》

【歌诀】

六和藿朴杏砂呈　半夏木瓜赤茯苓
术参扁豆同甘草　姜枣煎之六气平
或益香薷或苏叶　伤寒伤暑用须明

【译文】

六和汤由藿香叶、厚朴、杏仁、缩砂仁、半夏、木瓜、赤茯苓、人参、白扁豆和炙甘草组成，加生姜、大枣水煎服，能祛暑化湿、健脾和胃。是加上香薷还是加上苏叶，必须辨明是治疗伤寒还是伤暑。

【组方】

缩砂仁　半夏　杏仁　人参　炙甘草各一两　赤茯苓　藿香叶　白扁豆　木瓜各二两　香薷　厚朴各四两

【用法】

加生姜三片，大枣一枚，水煎服。

【作用】

祛暑化湿，健脾和胃。

【主治】

夏日外感风寒，湿伤脾胃证。症见霍乱吐泻，倦怠嗜卧，胸膈痞闷，头目昏痛，身体困倦，恶寒发热，口微渴，舌苔白滑者。

【方解】

本方所治乃夏日外感风寒，内伤于湿，脾胃失于升清降浊之证。治宜祛暑化湿，健脾和胃之法。方中香薷辛温发汗，芳香化湿；藿香外散表邪，化湿和中；半夏、厚朴、砂仁燥湿和胃，行气止呕；赤茯苓、木瓜、白扁豆健脾祛湿；杏仁宣肺利气，通调水道；人参、生姜、大枣、炙甘草益气和中，健脾和胃。全方诸药配伍，表里双解，既能祛暑散邪，又具化湿健脾和胃之功。若伤寒明显，尚可加苏叶以加强辛温解表作用。

【应用】

本方为治疗夏日外感风寒，湿伤脾胃证的常用方。临床以霍乱吐泻、恶寒发热、舌苔白滑为辨证要点。临床常用于治疗胃肠型感冒、急性胃肠炎等属外感风寒、湿伤脾胃证者。

清脾饮

◎出自《济生方》

【歌诀】

清脾饮用青朴柴　苓夏甘芩白术偕
更加草果姜煎服　热多阳疟此方佳

【译文】

清脾饮由青皮、厚朴、柴胡、黄芩、半夏、茯苓、甘草、白术一起组成，再加上草果、生姜水煎服，治疗热重寒轻、疟疾痰湿内遏证，此方最妙。

【组方】

青皮　厚朴　柴胡　黄芩　姜半夏　茯苓　炒白术　草果　炙甘草 各等份

【用法】

加生姜三片,于发作前 2 小时水煎服。

【作用】

清热祛湿,化痰截疟。

【主治】

温疟证。症见热重寒轻,口苦心烦,胸膈满闷,小便黄赤,舌苔黄腻(一作"白腻"),脉弦滑数。

【方解】

本方所治为痰湿内遏,阻滞气机,热重寒轻之温疟证。治宜清热祛湿,化痰截疟之法。方中用柴胡、黄芩和解少阳,除往来寒热;草果除痰截疟;半夏、厚朴、青皮燥湿化痰,理气宽胸;茯苓、白术、甘草、生姜健脾祛湿,以杜生痰之源。诸药配伍,共奏和解少阳,清热祛湿,化痰截疟之功。若疟不止,可加酒炒常山、乌梅,意在加强祛痰截疟之功,又防辛燥太过伤及阴液;若大渴加麦冬、知母,既可协助全方清热泻火作用,又养阴生津,补充耗伤之阴津,以使祛邪而无伤正之虞。

【应用】

本方为治疗温疟证之代表方。临床以热重寒轻,口苦心烦,胸膈满闷,小便黄赤,舌苔黄腻,脉弦滑数为辨证要点。临床常用于治疗流感、急性扁桃体炎、急性胃肠炎等属痰湿内热证者。

痛泻要方

◇出自《景岳全书》引刘草窗方

【歌诀】
痛泻要方陈皮芍　防风白术煎丸酌[①]
补土泻木理肝脾　若作食伤医便错

【词解】
①酌：斟酌。

【译文】
痛泻要方由陈皮、白芍、防风、白术四味药组成，水煎或做丸斟酌服用，有补脾泻肝之功效。若做伤食医方便不妥当。

【组方】
白术三两　白芍二两　陈皮一两半　防风二两

【用法】
共研粗末，水煎或丸服。

【作用】
补脾泻肝，缓痛止泻。

【主治】
脾虚肝旺之痛泻证。症见肠鸣腹痛，大便泄泻，泻必腹痛，舌苔薄白，脉两关不调，左弦而右缓。

【方解】
肝主疏泄，脾主运化，肝脾协调，则气机调畅，运化自如；若脾气虚弱，肝旺太过，脾受肝制，运化不及，升降失常，则可致腹痛腹泻。吴鹤皋说："泻责之脾，痛责之肝；肝责之实，脾责之虚，脾虚肝实，故令痛泻。"（《医方考》）治宜补脾泻肝，缓痛止泻之法。方中重用白术甘苦而温，补脾燥湿以扶土虚；白芍酸寒，养血柔肝，缓急止痛，与白术合用，可于土中泻木；陈皮理气燥湿，醒脾和胃，以加强脾胃运化之功；防风专入肝脾，舒脾升阳，祛湿止泻；兼合白芍泻木益土。全方四药配伍，肝脾同调，扶脾祛湿止泻，柔肝理气止痛，脾健肝柔则痛泻自愈。

【应用】

本方为治疗脾虚肝旺痛泻证之常用方。临床以肠鸣腹痛、大便泄泻、泻必腹痛、脉两关弦缓为辨证要点。临床常用于治疗急性肠炎、慢性结肠炎、肠道易激综合征等属脾虚肝旺证者。

四逆散

◇出自《伤寒论》

【歌诀】

四逆散里用柴胡　芍药枳实甘草须
此是阳邪成厥逆①　敛阴泄热平剂扶

【词解】

①厥逆：指四肢逆冷，手冷可过肘，足冷可过膝，系由阳气虚衰、阴寒内盛所致。

【译文】

四逆散由柴胡、芍药、枳实、炙甘草组成。主治阳郁厥逆证，此平和之剂有敛阴泄热之功。

【组方】

炙甘草　柴胡　芍药　枳实各十分

【用法】
水煎服。

【作用】
透邪解郁，疏肝理脾。

【主治】
1. 阳郁厥逆证。症见手足不温，或身微热，或咳，或悸，或小便不利，脉弦。
2. 肝脾不和证。症见胸胁胀痛，脘腹疼痛，或泄利下重，脉弦等。

【方解】
本方原为伤寒"阳郁四逆"证而设。外邪入里，郁遏气机，肝失疏泄，脾气被困，清阳不达四末，而见手足不温。后世发展本方主治肝脾不和证，虽病因不同，也不以"四逆"为主症，但其病机与原方证类同，即肝脾不调，气机不畅；肝失疏泄，脾滞不运。治宜调和肝脾，宣畅气机以达郁阳，舒肝畅脾以复升降。方中柴胡入肝胆经，其性轻清升散，既疏肝解郁，又透邪升阳，使肝气条达，郁热外达；肝脏体阴而用阳，阳郁为热易伤阴，故以芍药敛阴泄热，补血养肝，使肝体得养。柴芍相配，散敛互用，柔肝体和肝用，气血兼调。枳实，苦辛性凉，行气散结而畅脾滞，合柴胡，肝脾并调，升降互用，以增疏畅气机之力；甘草健脾和中，合白芍可缓急止痛，兼调和诸药。全方四味相合，肝脾同治，气血并调，共成疏肝理脾之剂，具有解郁透热，缓急止痛之功。

【应用】
本方原治阳郁厥逆证，后世多用作疏肝理脾之基础方。临床以手足不温，或胁肋脘腹胀痛，苔白脉弦为辨证要点。临床常用于治疗慢性肝炎、胆囊炎、胆石症、胆道蛔虫症、肋间神经痛、胃溃疡、胃炎、胃肠神经官能症、附件炎、输卵管阻塞、乳腺炎等属肝脾或胆胃不和证者。

黄连汤

◇ 出自《伤寒论》

【歌诀】
黄连汤内用干姜　半夏人参甘草藏
更用桂枝兼大枣　寒热平调呕痛忘

【译文】
黄连汤由黄连、干姜、半夏、人参、甘草加上桂枝、大枣组成，能平调寒热、和胃降逆，解除呕吐、腹痛等症。

【组方】
黄连　干姜　炙甘草　桂枝各三两　人参二两　半夏半升　大枣十二枚

【用法】
水煎服。

【作用】
平调寒热，和胃降逆。

【主治】
胸中有热，胃中有寒证。症见胸中烦闷，欲呕吐，腹中痛，或肠鸣泄泻，舌苔白滑，脉弦。

【方解】
本方所治系胸中有热，胃中有寒，寒热错杂，胃失和降之证。治宜平调寒热，和胃降逆。方中黄连苦寒，泻胸中之热；干姜、桂枝辛温，暖胃中之寒。三药合用，辛开苦降，寒热平调。半夏和胃降逆；人参、大枣益气和中，又可防黄连苦寒败胃之弊。

【应用】

本方为治疗寒热错杂证之常用方。临床以胸闷欲呕、腹痛、苔白滑、脉弦为辨证要点。临床常用于治疗急慢性胃炎、胃及十二指肠溃疡、慢性溃疡性结肠炎等属寒热错杂证者。

黄芩汤

◎出自《伤寒论》

【歌诀】

黄芩汤用甘芍并　二阳合利枣加烹
此方遂为治痢祖　后人加味或更名
再加生姜与半夏　前症兼呕此能平
单用芍药与甘草　散逆止痛能和营

【译文】

黄芩汤由黄芩、甘草、芍药组成，加上大枣用来治疗太阳少阳合病下利证，此方就成为"治痢祖方"。后人加减药味就更换了不同的名称。本方加生姜、半夏（名黄芩加生姜半夏汤），主治黄芩汤证兼见呕吐痰水。若单用芍药和甘草（名芍药甘草汤），能散逆止痛和营血。

【组方】

黄芩三两　芍药　甘草各二两　大枣十二枚

【用法】

水煎服。

【作用】

和解清肠止痢。

【主治】

太阳、少阳合病下利证。症见泄泻,或下痢脓血,身热不恶寒,心下痞,腹痛,口苦,舌红苔腻,脉弦数。

【方解】

本方所治系太阳、少阳合病,阳邪入里,湿热阻滞之证。治宜和解清肠之法。方中黄芩苦寒,清热燥湿,厚肠止痢;白芍养血敛阴,缓急止痛;甘草、大枣益气和胃,调和诸药。四药合用,邪正兼顾,有"治痢祖方"之称。

【应用】

本方为治疗太阳、少阳合病下利证的代表方。临床以泻痢、身热口苦、胸痞腹痛、舌红苔腻、脉弦数为辨证要点。临床常用于治疗细菌性痢疾、阿米巴痢疾、急性胃肠炎、小儿腹泻、胃肠型感冒等属湿热阻滞证者。

【附方】

1. 黄芩加生姜半夏汤(《伤寒论》) 本方加半夏三钱、生姜三片,水煎服。功用:清热止利,降逆止呕。主治:黄芩汤证兼见呕吐痰水者。

2. 芍药甘草汤(《伤寒论》) 芍药三两、甘草二两。功用:缓急止痛。主治:胃气不和腹中痛,或误汗后脚挛急等。

逍遥散

◎出自《太平惠民和剂局方》

【歌诀】

逍遥散用当归芍　柴苓术草加姜薄
散郁除蒸功最奇　调经八味丹栀著

【译文】

逍遥散由当归、白芍、柴胡、茯苓、白术、炙甘草加一块烧生姜、少许薄荷组成，散郁除蒸功效奇特。本方加上牡丹皮、栀子名为"八味逍遥散"，主治肝郁血虚有热所致的月经不调及经期吐衄。

【组方】

当归　芍药　白术　茯苓　柴胡各一两　炙甘草半两

【用法】

共研细末，每服6~9克，加煨姜、薄荷少许共煎汤温服，日3次；亦可作汤剂，用量按原方比例酌定；亦有丸剂，每服6~9克，日服2次。

【作用】

疏肝解郁，养血健脾。

【主治】

肝郁血虚脾弱证。症见两胁作痛，头痛目眩，口燥咽干，神疲食少，或月经不调，乳房胀痛，脉弦而虚。

【方解】

本方治证多由情志不畅，木失条达，肝气郁结所致。肝郁血虚，肝体失养；脾弱不运，生化乏源；木不疏土，土不荣木。治宜疏肝解郁，养血健脾。方中柴胡疏肝解郁，以使肝气条达；白芍滋阴柔肝；当归养血活血，二味相合，养肝体以助肝用，兼制柴胡疏泄太过；白术、茯苓、甘草健脾益气，使运化有权，营血生化有源；烧生姜温胃和中；薄荷少许，助柴胡疏肝而散郁热。诸药配伍，疏养结合，肝脾同调，气血兼顾，可使肝郁得疏，肝血得养，脾得健运而诸症自除。

【应用】

本方为调和肝脾的代表方，又是妇科调经之常用方。临床以两胁作痛、神疲食少、月经不调、脉弦而虚为辨证要点。临床常用于治疗慢性肝炎、早期肝硬化、胃及十二指肠溃疡、慢性胃炎、胃肠神经官能症、更年期综合征、经前期紧张综合征、乳腺小叶增生、盆腔炎、不孕症、子宫肌瘤等属肝郁血虚脾弱证者。

【附方】

八味逍遥散（《内科摘要》）　即逍遥散加丹皮、栀子组成，又名"加味逍遥散"或"丹栀逍遥散"。功用：养血健脾，疏肝清热。主治：肝郁血虚生热证。症见潮热晡热，烦躁易怒，或自汗盗汗，或头痛目眩，或颧赤口干，或月经不调，少腹作痛，或小腹坠胀，或小便涩痛，舌红苔薄黄，脉弦虚数。

第六章　表里之剂

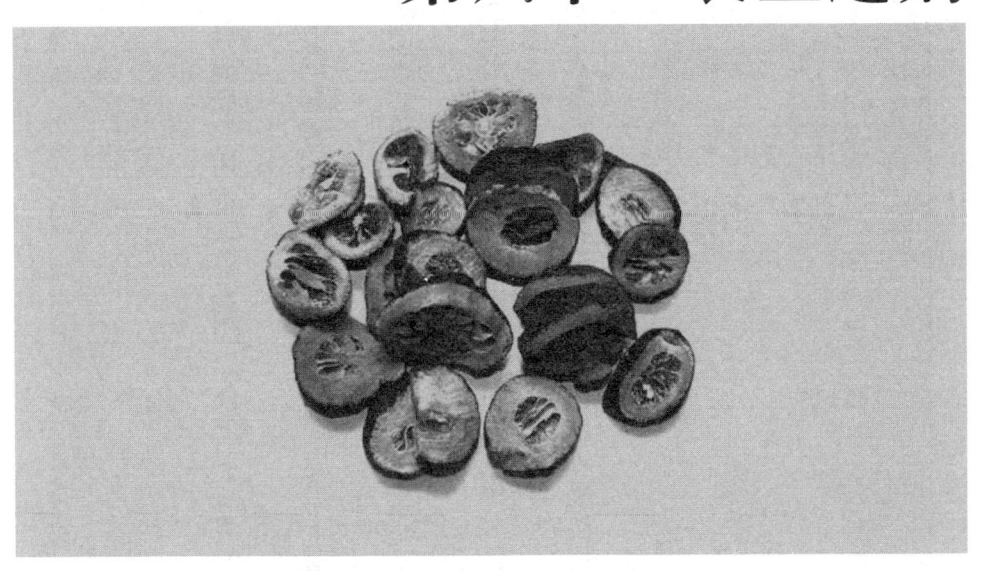

本章所讲的表里之剂，就是指表里双解剂。凡是以解表药配合泻下、清里、温里的药物为主组成，用以治表里同病的方剂都被称为表里之剂。在临床当中对于表证未除，而里证又急者，若仅用解表，则里邪难除；而如果仅治其里，表邪又不得解，里证难愈，或变生他证。因此，就有必要使用表里双解剂，兼顾表里，使内外同消。表兼里证有表实里虚、表虚里实、表寒里热、表热里寒，以及表里俱热、表里俱寒、表里俱虚、表里俱实等之分，在临床当中千变万化，治疗时应当仔细辨证，认真选方用药。

大柴胡汤

◎出自《金匮要略》

【歌诀】

大柴胡汤用大黄　枳实芩夏白芍将
煎加姜枣表兼里　妙法内攻并外攘①
柴胡芒硝义亦尔　仍有桂枝大黄汤

【词解】

①攘：驱逐，消除。

【译文】

大柴胡汤由大黄、柴胡、枳实、黄芩、半夏、芍药组成，加上生姜、大枣煎服，能表里双解，是内泻热结、外解少阳的好方法。柴胡加芒硝汤（《伤寒论》）的作用也是如此，桂枝加大黄汤（《伤寒论》）的作用也与此相同。

【组方】

柴胡半斤　黄芩　芍药各三两　半夏半升　枳实四枚　大黄二两　生姜五两　大枣十二枚

【用法】

水煎2次，去滓再煎，分2次温服。

【作用】

和解少阳，内泻热结。

【主治】

少阳、阳明合病。症见往来寒热，胸胁苦满，呕不止，郁郁微烦，心下满痛或心下痞硬，大便不解或协热下利，舌苔黄，脉弦有力。

【方解】

本方所治少阳与阳明合病，乃因少阳之邪内传阳明，化热化实而成。少阳与阳明合病为表里同病，此非太阳之表，是相对于阳明之里而言。伤寒少阳证治当和解，禁用下法，但兼阳明腑实，则又当下。故治宜和解少阳，内泻热结之法。本方以和解少阳的小柴胡汤与泻下阳明的小承气汤合方加减而成。柴胡、黄芩和解少阳；大黄、枳实内泻热结；芍药缓急止痛；半夏、生姜降逆止呕；生姜、大枣和中益气，调和营卫。诸药配伍，共奏外解少阳，内泻热结，表里双解之功。

【应用】

本方为治疗少阳阳明合病之常用方。临床以往来寒热、胸胁苦满、心下满痛、呕吐、便秘、苔黄脉弦数为辨证要点。临床常用于治疗胆系急性感染、胆石症、胆道蛔虫症、急性胰腺炎、胃及十二指肠溃疡等属少阳阳明合病者。

【附方】

1. 柴胡加芒硝汤（《伤寒论》） 由小柴胡汤的三分之一加芒硝三钱组成。水煎服。功用：和解少阳，内泻热结。主治：小柴胡汤证，而有腹中坚，大便燥结之症。或治大柴胡汤证误用泻下，肠津已伤，而里实未解者。

2. 桂枝加大黄汤（《伤寒论》） 桂枝汤加芍药三钱，大黄二钱组成。水煎服。功用：外解太阳，内泻热结。主治：太阳病误下后，邪陷太阴，表证未解，腹满疼痛，大便燥结者。

参苏饮

◇出自《易简方》

【歌诀】

参苏饮内用陈皮　枳壳前胡半夏宜
干葛木香柑桔茯　内伤外感此方推

参前若去芎柴入　饮号芎苏治不差
香苏饮仅陈皮草　感伤内外亦堪施

【译文】

参苏饮由人参、苏叶、陈皮、枳壳、前胡、半夏、葛根、木香、甘草、桔梗、茯苓组成，治疗内伤外感推荐此方。本方若去掉人参、前胡，加入川芎、柴胡，用姜枣同煎，方剂的名字即芎苏饮（《澹寮集验秘方》），其治疗效果亦不错。香苏饮（《太平惠民和剂局方》）除香附、紫苏叶外只加陈皮、炙甘草两味药，治疗内伤外感亦值得运用。

【组方】

人参　苏叶　葛根　前胡　半夏　茯苓各七钱半　陈皮　甘草　桔梗　枳壳　木香各五钱

【用法】

加生姜三片，大枣三枚，水煎服（一作"姜7片　枣1个"）。

【作用】

益气解表，理气化痰。

【主治】

虚人外感风寒，内有痰饮证。症见恶寒发热，无汗，头痛，鼻塞，咳嗽痰白，胸膈满闷，倦怠无力，气短懒言，舌苔白，脉弱。

【方解】

本方证为脾肺气虚，外感风寒所致。治宜益气解表，理气化痰。方中苏叶、葛根发散风寒，解肌透邪；前胡、半夏、桔梗止咳化痰，宣降肺气；陈皮、枳壳、木香理气醒脾畅中；人参、甘草益气和中，扶正祛邪；茯苓健脾，渗湿消痰。诸药合用，共奏益气解表，理气化痰之功。

【应用】

本方为治疗气虚外感风寒证之代表方。临床以恶寒发热、无汗头痛、咳嗽痰白、胸膈满闷、倦怠无力、苔白脉弱为辨证要点。临床常用于治疗感冒、上呼吸道感染等属气虚外感风寒证者。

【附方】

1. 芎苏饮（《澹寮集验秘方》）　本方去人参、前胡，加川芎、柴胡，用姜枣同煎。水煎服。功用：理气解表，散风止痛。主治：感受风寒，外有发热头痛恶寒，内有咳嗽吐痰等。

2. 香苏饮（《太平惠民和剂局方》）　香附、紫苏叶各四两、炙甘草一两、陈皮二两，水煎服。功用：理气解表。主治：四时瘟疫伤寒。

茵陈丸

◇ 出自《备急千金要方》

【歌诀】

茵陈丸用大黄硝　鳖甲常山巴豆邀
杏仁栀豉蜜丸服　汗吐下兼三法超
时气毒疠①及疟痢②　一九两服量病调

【词解】

①毒疠：导致疫病的毒气。
②疟痢：指疟疾和痢疾两种疾病。

【译文】

茵陈丸由茵陈、大黄、芒硝、鳖甲、常山、巴豆、杏仁、栀子、豆豉组成，用白蜜做药丸服用，有汗吐下兼备的高超疗效，治疗时行毒疠、疟疾、痢疾等证，每次一丸，每天2次，可以依据病情调整剂量。

【组方】

茵陈、芒硝、鳖甲、栀子各二两、大黄五钱、常山、杏仁各三两、巴豆一两、豆豉五合

【用法】

共研细末,炼蜜为丸,每次6~9克,每日2次;亦可作汤剂,用量按原方比例酌定。

【作用】

发表散邪,攻下涌吐,泻热荡实。

【主治】

里实兼表证。症见时行毒疠、疟疾、黄疸、痢疾等见身热心烦,口渴咽燥,胸脘满闷,大便秘结,或黏腻不爽,赤白相间,肛门灼热,小便赤涩,或一身面目俱黄,黄色鲜明,舌红苔黄腻,脉滑数。

【方解】

本方所治乃湿热蕴聚,实热内结,外兼表邪之证。治宜发表散邪,攻下涌吐,泻热荡实,三焦分消。方中栀子、豆豉相伍,取栀子豉汤之意,清热除烦,合常山以涌吐痰热;合杏仁以解肌发汗散邪;大黄、芒硝相配,意为承气之类,荡涤实热,泻下通便,去除里实,合茵陈加强清热利湿退黄之力;加巴豆大热,以去除脏腑积寒;又配鳖甲,咸寒滋阴,以退血分之热。全方诸药合用,汗吐下二法兼备,药力峻猛,实是祛邪之佳方。

【应用】

本方为治疗里实兼表证之常用方。临床以身热心烦、大便秘结,或泄痢不爽、小便赤涩、舌红苔黄腻、脉滑数为辨证要点。临床常用于治疗流感、黄疸、细菌性痢疾等属湿热蕴聚,外兼表邪证者。

大羌活汤

◇出自《此事难知》

【歌诀】

大羌活汤即九味　己独知连白术暨[①]

散热培阴表里和　伤寒两感差堪慰

【词解】

①暨：及、和。

【译文】

大羌活汤即九味羌活汤，又加防己、独活、知母、黄连、白术和苍术而成。具有清热滋阴、表里同治之功效，既有伤寒表证又有里证者均可使用。

【组方】

防己　独活　羌活　黄连　苍术　炙甘草　白术　防风　细辛　黄芩各三钱　知母　川芎　生地各一两

【用法】

水煎服。

【作用】

发汗解表，清热养阴。

【主治】

外感风寒湿邪，兼有里热证。症见恶寒发热，头痛项强，肢体沉重疼痛，口干烦满而渴，舌质红苔黄而干，脉细数。

【方解】

本方所治乃外感风寒湿邪，入里化热伤阴之证。治宜发汗解表，清热养阴之法。方中羌活、独活、苍术、防风、细辛、川芎以发汗散寒，祛湿解表；黄芩、黄连、防己、知母、生地黄以清热燥湿，养阴生津；白术、甘草健脾益气，固中和药。诸药配伍，表里同治，邪正兼顾，共奏发汗解表，清热养阴之功。

【应用】

本方为治疗外感风寒湿邪，入里化热伤阴证之常用方。临床以恶寒发热、肢体沉重疼痛、口干烦满、舌红苔黄而干、脉细数为辨证要点。临床常用于治疗感冒、流感、风湿性关节炎等属外感风寒湿邪，兼有里热证者。

三黄石膏汤

◇ 出自《伤寒六书》

【歌诀】
三黄石膏芩柏连　栀子麻黄豆豉全
姜枣细茶煎热服　表里三焦热盛宣

【译文】
三黄石膏汤由黄连、黄柏、黄芩、石膏、栀子、麻黄、香豉组成，加生姜、大枣、细茶叶一撮，水煎热服，能发汗解表、宣散三焦里热实火。

【组方】
石膏一两　黄连　黄柏　黄芩各二两　香豉一升　栀子十枚　麻黄三两

【用法】
加生姜三片、大枣二枚、细茶一撮，水煎服。

【作用】
清热解毒，发汗解表。

【主治】
伤寒里热已炽，表证未解证。症见壮热无汗，身体沉重拘急，鼻干口渴，烦躁不眠，神昏谵语，脉滑数或发斑。

【方解】
本方为伤寒表证未解，里热炽盛而设，治宜清里与解表兼顾。方中石膏辛甘大寒，清热生津除烦；麻黄、豆豉发汗解表，使在表之邪从外而解；黄芩、黄连、黄柏、栀子苦寒，清热泻火解毒，使三焦之火从里而泄；生姜、大枣、细茶调和营卫，益气和中。诸药相合，实为治疗表里俱热、三焦火盛之良剂。

【应用】

本方为治疗里热炽盛、表证未解证之常用方。临床以壮热无汗、鼻干口渴、烦躁、脉数为辨证要点。临床常用于治疗重型感冒、流行性感冒、斑疹伤寒等属里热炽盛、表证未解证者。

防风通圣散

◎出自《宣明论方》

【歌诀】

防风通圣大黄硝　荆芥麻黄栀芍翘
甘草芎归膏滑石　薄荷芩术力偏饶①
表里交攻阳热盛　外科疮毒总能消

【词解】

①饶：厚，重。

【译文】

防风通圣散由防风、大黄、芒硝、荆芥、麻黄、黑山栀、白芍、连翘、甘草、川芎、当归、石膏、滑石组成，薄荷、黄芩、白术偏于疏风解表，对外有风邪、内有蕴热、表里俱实之证及疮疡肿毒者的治疗皆有疗效。

【组方】

防风　川芎　当归　白芍　大黄　薄荷　麻黄　连翘　芒硝各半两　石膏　黄芩　桔梗各一两　滑石三两　甘草二两　荆芥　白术　栀子各一分

【用法】

共研粗末，每次9克，加生姜3片，水煎服；或作丸剂，每次6克，日服2次。

【作用】

疏风解表，泻热通里。

【主治】

风热壅盛，表里俱实证。症见憎寒壮热，头目昏眩，目赤睛痛，口苦咽干，咽喉不利，胸膈痞闷，咳呕喘满，涕唾稠黏，大便秘结，小便赤涩，舌苔黄腻，脉数有力。并治疮疡肿毒，肠风痔漏，丹斑瘾疹等。

【方解】

本方所治为外感风邪，内有蕴热，表里俱实之证。治宜疏风解表，泻热通里之法。方中荆芥、防风、麻黄、薄荷发汗散邪，疏风解表，使在表之邪从汗而解；黄芩、石膏、桔梗、连翘清宣上焦，解毒利咽；栀子、滑石清热利湿，引热自小便而出；大黄、芒硝泻热通腑，使热邪由大便而出，以上四药配伍，使里热从前后二便分消。火热之邪，最易耗气伤津，故又配伍当归、白芍、川芎养血和血；白术、甘草健脾和中；又煎加生姜，加强益气补中之力，并监制寒凉之品伤及脾胃。全方诸药配伍，集汗、下、清、利于一方，又配伍养血益气扶正之品，使汗不伤表，下不伤里，内外分消，共奏疏风解表，泻热通里之功。

【应用】

本方为治疗表里俱实之证的常用方。临床以憎寒壮热、口苦咽干、二便秘涩、苔黄脉数为辨证要点。临床常用于治疗感冒、高血压、偏头痛、肥胖症、习惯性便秘、急性结膜炎、老年性瘙痒等属风热壅盛，表里俱实证者。因本方汗、下之力较为峻猛，年老体弱或孕妇均应慎用。

五积散

◎出自《太平惠民和剂局方》

【歌诀】

五积散治五般积　麻黄苍芷芍归芎
枳桔桂姜甘茯朴　陈皮半夏加姜葱
除桂枳陈余略炒　熟料尤增温散功
温中解表祛寒湿　散痞调经用各充

【译文】

五积散治五积证，此方由麻黄、苍术、白芷、当归、芍药、川芎、枳壳、桔梗、肉桂、干姜、炙甘草、茯苓、厚朴、陈皮、半夏加上生姜、葱白组成。方中除了肉桂、枳壳、陈皮外其余略炒为黄色即为熟料五积散，更具温散之特性。此方温里祛寒、祛湿解表、消除痞满、调经止痛功效显著。

【组方】

白芷　川芎　炙甘草　茯苓　当归　肉桂　芍药半夏各三两　陈皮　枳壳　麻黄各六两　苍术二十四两　干姜四两　桔梗十二两　厚朴四两

【用法】

共研粗末，每服9克，加生姜煎汤热服。

【作用】

解表温里，顺气化痰，活血消积。

【主治】

外感风寒，内伤生冷证。症见身热无汗，头痛身疼，项背拘急，胸满恶食，呕吐腹痛，以及妇女气血不和，心腹疼痛，月经不调等。

【方解】

本方为治寒、湿、气、血、痰五积而设，故而得名。寒为五积之始，五积形成亦以寒为中心，故治宜发表温里为主，兼以顺气化痰，活血消积。方中麻黄、白芷辛温发汗，以解散表寒；干姜、肉桂辛热温里散寒。四药配伍，可除内外之寒。又配伍苍术、厚朴燥湿运脾；半夏、陈皮、茯苓、甘草即取二陈汤之义，燥湿化痰，理气和中；当归、芍药、川芎养血和血，以化血积；桔梗、枳壳一升一降，宣通气机，消痞除满，以行气积，且气机通畅，更有助于祛湿、化痰、活血。全方诸药配伍，表里同治，内外分消，则寒邪得散，气血宣通，湿祛痰消，诸症自除。

【应用】

本方为治疗外感风寒、内伤生冷之五积的常用方。临床以身热无汗，胸腹胀满或疼痛，苔白腻，脉沉迟为辨证要点。临床常用于治疗坐骨神经痛、腰痛、胃痛以及妇女痛经等属五积证者。

【附方】

熟料五积散［《医学入门》（一作"《伤寒元书》"）］：若将五积散方中去肉桂、枳壳、陈皮，余药炒成黄色，研为粗末，名"熟料五积散"，更具温散之性。

葛根黄芩黄连汤

◎出自《伤寒论》

【歌诀】

葛根黄芩黄连汤　甘草四般治二阳
解表清里兼和胃　喘汗自利①保平康

【词解】

①利：同"痢"，痢疾。

【译文】

葛根黄芩黄连汤由葛根、黄芩、黄连、炙甘草四种药物组成，主治太阳阳明证（表证未解，热邪入里），解表清里，和中调胃，能使喘而汗出、泻痢之人恢复安康。

【组方】

葛根半斤　炙甘草二两　黄芩三两　黄连三两

【用法】

水煎服。

【作用】

解表清里。

【主治】

表证未解，热邪入里证。症见身热，下利臭秽，肛门灼热，胸脘烦热，口干作渴，或喘而汗出，舌红苔黄，脉数或促。

【方解】

本方原治邪在太阳，误用攻下，以致表邪内陷阳明而致"协热下利"。此时表邪未解，里热已炽，表里俱热，故治宜解表清里之法。方中重用葛根，外解肌表之邪，内清阳明之热，又可升发脾胃清阳而止泻；黄芩、黄连苦寒，清热燥湿，厚肠止利；炙甘草甘缓和中，调和诸药。四药相合，外疏内清，表里同治，使表解里和，身热下利自愈。

【应用】

本方为解表清里之代表方。临床以身热下利、苔黄脉数为辨证要点。临床常用于治疗急性肠炎、细菌性痢疾、肠伤寒、胃肠型感冒等属阳明里热，兼有表证者。

第七章 消补之剂

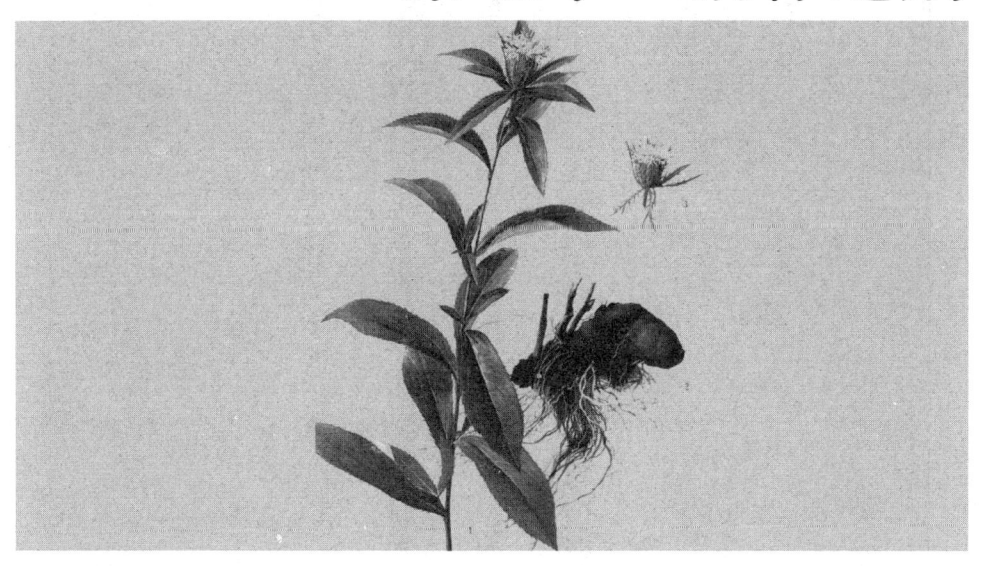

本章所讲的消补之剂，就是指消导剂。是指以消导药为主要组成部分，治疗饮食停滞、癥积痞块的方剂。由于有些食积痞块是因为饮食不节，损伤脾胃而成；有些是因为脾胃素虚，失其健运所致；也有可能是因为积滞日久，耗伤正气，所以消补之剂有消重于补，或补重于消，或消补并重，或以消为补，或以补为消的区别，在临床治疗过程中应根据具体症候选用。

平胃散

◇出自《太平惠民和剂局方》

【歌诀】

平胃散是苍术朴　陈皮甘草四般药
除湿散满驱瘴岚[①]　调胃诸方从此扩
或合二陈或五苓　硝黄麦曲均堪[②]著
若合小柴名柴平　煎加姜枣能除疟
又不换金正气散　即是此方加夏藿

【词解】

①瘴岚：同岚瘴，指山林间的瘴气。
②堪：可以。

【译文】

平胃散由苍术、厚朴、陈皮、炙甘草四味药物组成。具有除湿散满、驱除瘴气之邪的功效。调胃的各种方剂皆从此扩展而来。或合二陈汤为"平陈汤"（《病因脉治》），或合五苓散为"胃苓汤"（《丹溪心法》），本方可加入麦芽、神曲即为"加味平胃散"（《丹溪心法》）。本方若合小柴胡汤名字为"柴平汤"（《景岳全书》），加姜枣煎服能除湿疟。还有不换金正气散，即是本方加藿香、半夏而组成。

【组方】

苍术五斤　姜制厚朴　陈皮各三斤二两　炙甘草三十两

【用法】

共研细末，每服6克，生姜、大枣煎汤送下。

【作用】

燥湿运脾，行气和胃。

【主治】

湿滞脾胃证。症见脘腹胀满，不思饮食，口淡无味，恶心呕吐，嗳气吞酸，肢体沉重，怠懒嗜卧，常多自利，舌苔白腻而厚，脉缓。

【方解】

本方所治乃因湿困脾胃，气机阻滞，运化失司，胃失和降之证，治宜燥湿运脾，行气和胃。方中重用苍术，燥湿运脾；厚朴、陈皮理气健脾，宽中除满；生姜、大枣调和脾胃以助运化；炙甘草益气和中，调和药性。全方诸药配伍，共奏燥湿运脾，行气和胃之功，使湿浊得化，气机调畅，脾胃健运，诸症自除。

【应用】

本方为治疗湿滞脾胃证的基础方。临床以脘腹胀满、舌苔白腻而厚、脉缓为辨证要点。临床常用于治疗急慢性胃肠炎、胃及十二指肠溃疡、胃肠神经官能症、小儿厌食症、婴幼儿腹泻等属湿滞脾胃证者。

【附方】

1. 平陈汤（《病因脉治》）　即平胃散合二陈汤，水煎服。功用：燥湿健脾，理气化痰。主治：痰湿中阻，脾胃不和证。症见胸膈痞闷，不思饮食，恶心呕吐，咳嗽等。

2. 胃苓汤（《丹溪心法》）　即平胃散合五苓散，水煎服。功用：祛湿和胃，行气利水。主治：夏秋之间，脾胃伤湿，停饮夹食，浮肿泄泻的实证。

3. 加味平胃散（《丹溪心法》）　即平胃散加麦芽、神曲，水煎服。功用：燥湿散满，消食和胃。主治：湿滞脾胃，宿食不消证。症见脘腹胀满，不思饮食，嗳腐吞酸。若大便秘结，可再加大黄、芒硝。

4. 柴平汤（《景岳全书》）　即平胃散合小柴胡汤，水煎服。功用：和解少阳，祛湿和胃。主治：湿疟证。症见一身尽痛，手足沉重，寒多热少，脉濡等。

5. 不换金正气散（《太平惠民和剂局方》）　即平胃散加藿香、半夏各等份，共研粗末，每服6～9克，生姜三片，大枣二枚煎汤送服。功用：行气化湿，和胃止呕。主治：四时伤寒瘴疫时气。症见腰背拘急，咳嗽痰涎，霍乱吐泻等。

枳实消痞丸

◇出自《兰室秘藏》

【歌诀】
枳实消痞四君全　麦芽夏曲朴姜连
蒸饼糊丸消积满　清热破结补虚痊

【译文】
枳实消痞丸用四君子（人参、白术、茯苓、炙甘草）汤，还有枳实、麦芽、半夏曲、厚朴、干姜、黄连组成，蒸饼糊丸服用，有消痞除满、清热破结、补虚之功。

【组方】
枳实　黄连各五钱　半夏曲　人参各三钱　白术　茯苓　炙甘草　麦芽各二钱　干姜一钱　厚朴四钱

【用法】
共研细末，水泛小丸或糊丸，每服6~9克，饭后温开水送下；亦可作汤剂，用量按原方比例酌定。

【作用】
消痞除满，健脾和胃。

【主治】
脾虚气滞，寒热错杂证。症见心下痞满，不欲饮食，倦怠乏力，大便不调，苔腻微黄，脉弦。

【方解】

本方治证为脾虚不运，寒热结滞，气壅湿聚，升降失司所致，证属虚实兼夹，寒热错杂，但实多虚少，热重寒轻，治宜消痞除满，健脾和胃之法，平调寒热，消补兼施。方中枳实、厚朴行气消痞，宽中除满；半夏、黄连、干姜，辛开苦降，调和寒热；人参、白术、茯苓、炙甘草益气健脾；麦芽消食和胃。诸药相合，消补兼施，以消为主；清温并用，清多于温；补而不滞，消不伤正，共奏消痞除满，健脾和胃之功。

【应用】

本方为治疗脾虚气滞，寒热错杂证的常用方。临床以脘腹痞满、食少倦怠、大便不调、苔腻微黄为辨证要点。临床常用于治疗慢性胃炎、胃及十二指肠溃疡、消化不良、胃肠神经官能症等属脾虚气滞，寒热错杂证者。

鳖甲饮子

◇出自《重订严氏济生方》

【歌诀】

鳖甲饮子治疟母[①]　甘草芪术芍芎偶
草果槟榔厚朴增　乌梅姜枣同煎服

【词解】

①疟母：疟疾日久不愈，顽痰挟瘀结于胁下所形成的痞块。又称疟积、母疟、劳疟。

【译文】

鳖甲饮子主治疟母，本方由醋炙鳖甲、甘草、炙黄芪、土炒白术、酒炒白芍、川芎，加上煨草果、槟榔、厚朴组成，用乌梅、生姜、大枣一起煎煮服用。

【组方】

醋炙鳖甲　土炒白术　川芎　酒炒白芍　槟榔　煨草果　厚朴　陈皮　甘草各一钱　炙黄芪一钱半　生姜三片　大枣一枚　乌梅少许

【用法】

水煎服。

【作用】

软坚散结，行气活血，祛湿消癥。

【主治】

疟母。症见疟疾日久不愈，胁下结块，胁腹胀痛，以及癥积结于胁下，腹中疼痛，肌肉消瘦，饮食减少，疲乏无力等。

【方解】

本方治证乃因疟邪久羁不去，正气日衰，气血运行不畅，寒热痰湿与气血搏结，聚而成形，留于胁下所致，治当软坚散结，行气活血，祛湿消癥。方中鳖甲咸寒，软坚散结，滋阴清热；黄芪、白术、甘草益气健脾，扶助正气；川芎、白芍养血和阴；草果燥湿散寒，除痰截疟；厚朴、陈皮、槟榔燥湿除满，行气破积；煎加姜、枣补脾和中，以助气血生化之源；乌梅少许，与芍药、甘草相合，酸甘化阴，并能引药入肝，以除瘀结。诸药相配，气畅血行，湿去痰消，祛邪不伤正，扶正以助祛邪，共奏软坚散结，行气活血，祛湿消癥之功。

【应用】

本方为治疗疟母之常用方。临床以胁下癥块、触之硬痛、肌肉消瘦、食少神疲为辨证要点。临床常用于治疗血吸虫病肝肿大、慢性肝炎、肝硬化、腹腔肿瘤等属气滞血瘀痰结证者。

葛花解酲汤

◎出自《兰室秘藏》

【歌诀】
葛花解酲①香砂仁　二苓参术蔻青陈
神曲干姜兼泽泻　温中利湿酒伤珍

【词解】
①酲：酒醉后而神志不清。解酲，解除酒醉。

【译文】
葛花解酲汤由葛花、木香、砂仁、白茯苓、猪苓、人参、白术、白豆蔻仁、青皮、陈皮、神曲、干姜，加上泽泻组成，有分消酒湿，温中健脾之功效。

【组方】
葛花　砂仁　白豆蔻仁各五钱　木香　白茯苓　猪苓　人参　陈皮各一钱五分　青皮三钱　白术　神曲　干姜　泽泻各二钱

【用法】
共研细末，每服9克，温开水调下。

【作用】
分消酒湿，理气健脾。

【主治】
酒积伤脾证。症见饮酒太过，呕吐痰逆，胸膈痞闷，食少体倦，小便不利，舌苔腻，脉滑。

【方解】

本方治证由嗜酒中虚，湿困脾胃所致，治宜分消酒湿，理气健脾。方中葛花甘寒芳香，长于解酒醒脾，疏散酒湿；砂仁、白蔻仁、神曲，理气醒脾，消食和胃；青皮、木香、干姜行气温中；猪苓、茯苓、泽泻淡渗利湿，使湿热从小便而去；人参、白术益气和中。诸药配伍，消补兼施，邪正兼顾，共奏分消酒湿，理气健脾之功。

【应用】

本方为治疗酒积伤脾证之代表方。临床以呕吐痰逆、胸膈痞闷、食少体倦、舌苔腻、脉滑为辨证要点。临床常用于治疗饮酒过量或嗜酒成性等属酒积伤脾证者。

保和丸

◇ 出自《丹溪心法》

【歌诀】

保和神曲与山楂　苓夏陈翘莱子加
曲糊为丸麦汤下　亦可方中用麦芽
大安丸内加白术　消中兼补效堪夸

【译文】

保和丸由神曲、山楂，加上茯苓、半夏、陈皮、连翘、炒莱菔子组成。用神曲煮糊和成丸子用炒麦芽煎汤服下，也可以在方中加入麦芽。大安丸（《丹溪心法》）即本方加上白术，消中兼补疗效值得夸赞。

【组方】

山楂六两　神曲二两　半夏　茯苓各三两　陈皮　连翘　炒莱菔子各一两

【用法】

共研细末，水泛为丸，每服6～9克，温开水送下；亦可作汤剂，用量按原方比例酌定。

【作用】

消食和胃。

【主治】

食积证。症见脘腹痞满胀痛，嗳腐吞酸，恶食呕吐，或大便泄泻，舌苔厚腻，脉滑。

【方解】

本方治证乃因饮食失节，暴饮暴食，而致食积内停，气机阻滞，胃失和降，治宜消食化滞，理气和胃。方中重用山楂，能消一切饮食积滞，尤善消肉食油腻之积；神曲消食健脾，善化酒食陈腐之积；莱菔子下气消食，长于消麦面痰气之积；三药配伍，相辅相成，可消一切饮食积滞。因食阻气机，脾失健运，胃失和降，又伍以半夏、陈皮行气化滞，和胃止呕；茯苓健脾助运，渗湿止泻；连翘清热而散结，以防食积郁久化热。全方诸药相合，共奏消食化滞，理气和胃之功。

【应用】

本方为治疗一切食积之常用方。临床以脘腹胀满、嗳腐厌食、舌苔厚腻、脉滑为辨证要点。临床常用于治疗消化不良、急慢性胃肠炎等属食积证者。本方消导之力较为缓和，适宜于食积之轻证，脾虚食滞者不宜单独应用。

【附方】

大安丸（《丹溪心法》） 即保和丸加白术二两，用法同保和丸。功用：消食健脾。主治：饮食不消，气虚邪微，以及小儿食积兼脾虚者。

大安丸较保和丸多白术一味，消中兼补，适用于食积兼有脾虚者，对于小儿食积用之尤宜。而保和丸但消不补，宜于食积内停，正气未伤者。

健脾丸

◎出自《医方集解》

【歌诀】

健脾参术与陈皮　枳实山楂麦蘖①随
曲糊作丸米饮②下　消补兼行胃弱宜
枳术丸亦消兼补　荷叶烧饭上升奇

【词解】

①麦蘖：草木砍伐后长出的新芽。麦蘖，即麦芽。
②米饮：即米汤。

【译文】

健脾丸由人参、炒白术、陈皮、炒枳实、山楂、炒麦芽组成，用神曲煮糊做成丸药用米汤服下，既消除食积又健脾开胃，适合脾胃虚弱之人服用。枳术丸也具有消补兼施之功效，用荷叶烧饭做成药丸，是取其养脾胃而升发清气之功。

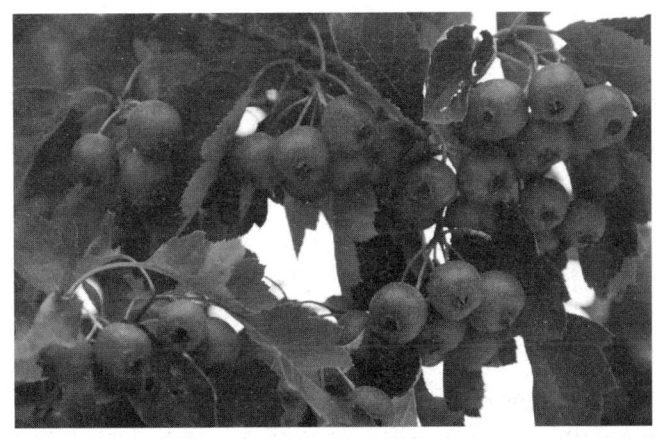

山楂

【组方】

人参　土炒白术　陈皮　炒麦芽各二两　山楂一两半　炒枳实三两

【用法】

共研细末，神曲煮糊为丸，每次9克，米汤或温开水送下；亦可作汤剂，用量按原方比例酌定。

【作用】

健脾消食。

【主治】

脾虚食积证。症见食少难消，脘腹痞闷，体倦少气，舌淡苔白，脉虚弱。

【方解】

本方治证为脾胃虚弱，健运失司，而致食积内停，气机不畅，治宜健脾消食，标本兼顾之法。方中陈皮、枳实理气化积；山楂、麦芽、神曲消食和胃；人参、白术益气健脾，以助运化。诸药相合，消补兼施，标本同治，脾健食消。

【应用】

本方为治疗脾虚食积证之常用方。临床以食少难消、脘腹痞闷、舌淡苔白、脉虚弱为辨证要点。临床常用于治疗慢性胃肠炎、消化不良、婴幼儿腹泻等属脾虚食积证者。

【附方】

枳术丸〔《内外伤辨惑论》（一作《脾胃论》）引张元素方〕：枳实一两白术二两，共研细末，糊丸，每服6~9克，荷叶煎汤或温开水送服；亦可作汤剂，用量按原方比例酌定。功用：健脾消痞。主治：脾虚气滞食积证。症见胸脘痞满，不思饮食，食亦不化，舌淡苔白，脉弱。

参苓白术散

◇出自《太平惠民和剂局方》

【歌诀】

参苓白术扁豆陈　山药甘莲砂薏仁

桔梗上浮兼保肺　枣汤调服益脾神

【译文】

参苓白术散由人参、茯苓、白术、白扁豆、陈皮、山药、炙甘草、莲子肉、砂仁、薏苡仁组成，加入桔梗可宣散利气，又载药上行达于上焦以补益肺气，用大枣煎汤送服，也是因它有补养脾气的功能。

【组方】

人参　茯苓　白术　陈皮　山药　炙甘草各二斤　白扁豆一斤半　莲子肉　砂仁　薏苡仁　桔梗各一斤

【用法】

共研细末，每次6克，大枣煎汤调服。

【作用】

益气健脾，渗湿止泻。

【主治】

脾虚夹湿证。症见食少便溏，或泻或吐，胸脘闷胀，四肢乏力，形体消瘦，面色萎黄，舌淡苔腻，脉虚缓。

【方解】

本方所治系脾胃虚弱，湿浊内停之证，治宜益气健脾，渗湿止泻，标本兼顾之法。方中以人参、白术、茯苓健脾祛湿；山药、莲子肉补脾益肺；扁豆、薏苡仁健脾渗湿，四药合用，可助健脾止泻之力。砂仁芳香醒脾，理气化湿；桔梗开宣肺气，通调水道，又可载药上行，为舟楫之用，培土生金；炙甘草、大枣补脾和中，调和药性。全方诸药相合，补气健脾与祛湿止泻并用，消补兼施，标本同治。

【应用】

本方为治疗脾虚夹湿证的常用方。临床以食少便溏、气短乏力、苔淡苔腻、脉虚缓为辨证要点。临床常用于治疗胃肠功能紊乱、慢性胃炎、慢性结肠炎、放化疗消化道不良反应、肺结核、慢性支气管炎、妇女带下等属脾虚夹湿证者。

第八章 理气之剂

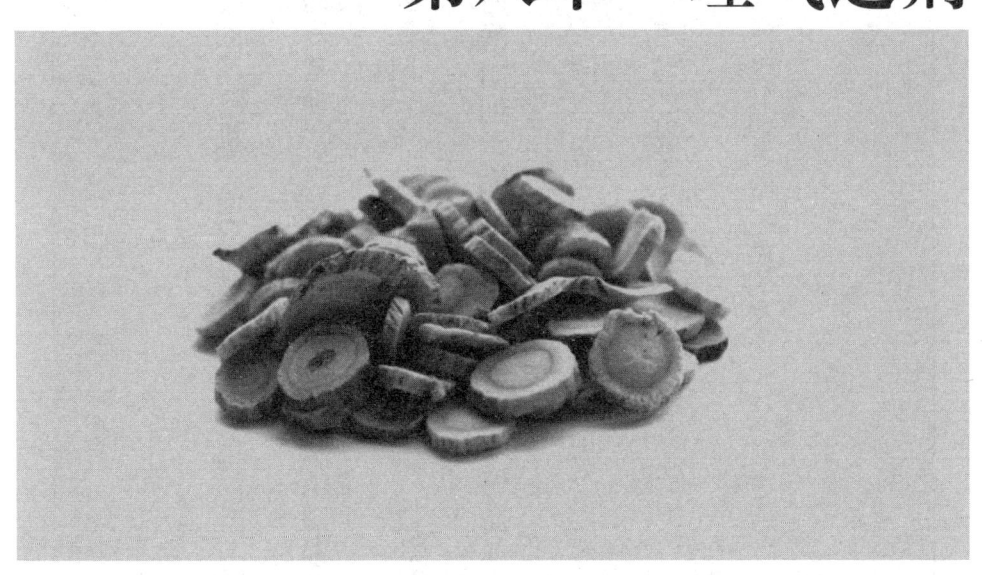

本章所讲的理气之剂，就是指能够调理气机，治疗各种气病的方剂。中医学当中认为，气乃一身之主，升降出入，周行全身，温养内外，以维持人体的正常生理活动。情志失常，或寒温不适，或饮食失调，或劳役过度等因素，都可能导致气机升降失常，从而产生各种气病。气病概括归纳常见的有气虚、气滞、气逆、气陷、气闭等证。其治疗分别运用补气、行气、降气、升陷、开闭等方法治之。气虚证的治法与方剂，在补益剂中已经介绍过，理气之剂多以理气药为主要组成部分，用于治疗气滞、气逆等证。因此，理气剂主要分行气和降气两大类。

补中益气汤

◇出自《内外伤辨惑论》（一作《脾胃论》）

【歌诀】
补中益气芪术陈　升柴参草当归身
虚劳内伤①功独擅　亦治阳虚外感因
木香苍术易归术　调中益气畅脾神

【词解】
①内伤：指由饮食不适、过度劳累、忧虑或悲伤等原因引起的病症。

【译文】
补中益气汤由黄芪、白术、橘皮、升麻、柴胡、人参、炙甘草、当归身组成。本方既对虚劳内伤有独特疗效，又可治疗阳气虚弱之人感受外邪之证。本方去掉白术、当归身，加入木香、苍术，就是调中益气汤（《脾胃论》），益气健脾功效神奇。

【组方】
黄芪病甚，劳倦热甚者一钱、炙甘草各五分、人参、白术各三分、橘皮、升麻、柴胡各二分或三分、当归身二分

【用法】
水煎服。

【作用】
补中益气，升阳举陷。

【主治】
1. 脾胃气虚证，症见饮食减少，体倦肢软，少气懒言，面色㿠白，大便

稀溏，脉大而虚软。

2. 气虚发热证，症见身热，自汗，渴喜温饮，气短乏力，舌淡，脉虚大无力。

3. 气虚下陷证，症见脱肛、子宫脱垂、久泻、久痢、崩漏等，气短乏力，舌淡，脉虚者。

【方解】

本方治证虽多，总由劳役过度，饥饱失常，喜怒忧恐，致脾胃虚弱，中气不足，清阳下陷，故遵《内经》"劳者温之""损者益之"之旨，以"辛甘温之剂，补其中而升其阳"。方中生黄芪甘温补中，升清益肺；人参、白术、炙甘草益气健脾，助黄芪共建补中益气之功；更以当归养血调营；橘皮理气醒脾，使诸补药补而不滞；少量升麻、柴胡升阳举陷。诸药合用，使脾胃健运，中气充足，气虚得补，气陷得举，清阳可升，诸证可除。因本方补气药与升提药同用，使脾气充旺而清阳复位，清阳复位则阳气不郁而身热得解，此即所谓"甘温能除大热"。

【应用】

本方为补气升阳、甘温除热的代表方。临床以体倦乏力，少气懒言，面色㿠白，脉虚弱无力为辨证要点。临床常用于治疗肌弛缓性疾病，如子宫脱垂、胃肝脾肾等内脏下垂、胃黏膜脱垂、脱肛、疝气、膀胱肌麻痹而致之癃闭、重症肌无力、肠蠕动弛缓引起的虚性便秘等；内伤发热、泄泻、慢性肝炎、原发性低血压、失眠、头痛、健忘、老年性痴呆、乳糜尿、崩漏、带下、滑胎、恶性肿瘤及放化疗后毒性反应明显者、麻痹性斜视、视神经及视网膜病、慢性鼻炎、复发性口疮等属中气不足，清阳下陷证者。

【附方】

调中益气汤（《脾胃论》）　即补中益气汤去白术、当归，加木香6克，苍术9克，水煎服。功用：益气健脾，调中祛湿。主治：脾胃气虚，湿阻气滞证。症见胸满短气，饮食减少，四肢倦怠，口不知味，以及食后呕吐等症。

苏子降气汤

◎出自《太平惠民和剂局方》

【歌诀】
苏子降气橘半归　前胡桂朴草姜依
下虚上盛痰嗽喘　亦有加参贵合机①

【词解】
①合机：符合病机。

【译文】
苏子降气汤由紫苏子、橘红、制半夏、川当归、前胡、肉桂、厚朴、炙甘草组成，加生姜一同煎服，可治疗上实下虚、痰涎壅盛之喘咳短气证。也有加入人参，用以大补元气，贵在符合病机。

【组方】
紫苏子　制半夏各二两半　川当归　橘红各一两半　前胡　厚朴各一两　肉桂一两半　炙甘草二两

【用法】
共研细末，每服6~9克，加生姜二片、大枣一枚、苏叶2克同煎，温开水送服。

【作用】
降气平喘，祛痰止咳。

【主治】
上实下虚之喘咳证。症见痰涎壅盛，喘咳短气，胸膈满闷，或腰疼脚软，肢体倦怠，或肢体浮肿，舌苔白滑或白腻等。

【方解】

本方所治喘咳，证属上实下虚，"上实"即痰涎壅肺，肺失宣降；"下虚"为肾阳不足，肾不纳气。证属虚实兼挟，但以上实为主，故治宜降气平喘，祛痰止咳，兼以温肾纳气之法。方中紫苏子辛温，降气平喘，祛痰止咳；半夏、厚朴、前胡，燥湿化痰，宽胸除满，下气祛痰；以上诸药是为上实而设。肉桂温补肾元，纳气平喘；当归"主咳逆上气"（《神农本草经》），又可养血润燥，监制温药伤津之弊；以上二药是为下虚而设。煎加少许生姜、苏叶，宣肺散寒；甘草、大枣和中调药。诸药相合，上下并治，标本兼调，俾逆气降、痰涎消，则喘咳自平。若气虚者，亦可加入人参、五味子，加强补气收敛之力。

【应用】

本方为治疗上实下虚证之代表方。临床以喘咳短气，痰多稀白，胸膈满闷，舌苔白滑或白腻为辨证要点。临床常用于治疗慢性支气管炎、肺气肿、支气管哮喘等属上实下虚证者。

四七汤

◇出自《三因极一病症方论》

【歌诀】

四七汤[①]理七情气[②]　半夏厚朴茯苓苏
姜枣煎之舒郁结　痰涎呕痛尽能舒[③]
又有局方名四七　参桂夏草妙更殊

【词解】

①四七汤：此方由四味药组成，用以治疗七情病，故称为四七汤。
②七情气：由喜、怒、忧、思、悲、恐、惊七情影响而致的气郁。
③舒：缓解，解除。

【译文】

四七汤主治七情气郁,其方由制半夏、姜制厚朴、茯苓、紫苏叶四味药组成,加生姜、大枣水煎服用,可散结开郁,完全解除痰涎呕痛。附方有局方四七汤(《太平惠民和剂局方》),由人参、肉桂、炙甘草、制半夏组成,治疗七情气郁疗效更好。

【组方】

制半夏五钱、姜制厚朴三钱、茯苓四钱、紫苏叶二钱

【用法】

共研粗末,加生姜三片,大枣二枚,水煎服。

【作用】

行气解郁,降逆化痰。

【主治】

痰气郁结证。症见咽中如有物阻,咳吐不出,吞咽不下,胸膈满闷,或咳或呕,或攻冲作痛,舌苔白腻,脉弦滑。

【方解】

本方所治乃七情郁结,痰气交阻之证,治宜行气解郁,降逆化痰之法。方中半夏、厚朴燥湿化痰,宽中除满,降逆和胃;茯苓健脾渗湿,以杜生痰之源;苏叶芳香行气,既可助开郁散结,又能质轻入肺,宣肺上行以达病所;煎加生姜,增强降逆和胃、辛散化痰之力;大枣益胃和中,养血柔肝。全方诸药相合,共奏行气解郁,降逆化痰之功。

【应用】

本方为治疗痰气郁结证的常用方。临床以咽中如有物阻、胸膈满闷、舌苔白腻,脉弦滑为辨证要点。临床常用于治疗瘿病、食道痉挛、慢性咽喉炎、慢性胃炎、慢性支气管炎等属痰气郁结证者。本方药性温燥,易于伤阴助热,

故阴虚津亏或火旺者不宜使用。

【附方】

局方四七汤（《太平惠民和剂局方》） 人参 肉桂 炙甘草各一两 制半夏五两，共研粗末，每服9克，加生姜三片同煎温服。功用：温中解郁，散结化痰。主治：七情气郁，痰涎结聚，虚冷上气。症见心腹绞痛，不思饮食，胸闷喘急等。

四磨汤

◇出自《济生方》

【歌诀】

四磨①亦治七情侵　人参乌药及槟沉
浓磨煎服调逆气　实者枳壳易人参
去参加入木香枳　五磨饮子白酒斟

【词解】

①四磨：此方采取四味药先磨浓汁再和水煎沸的方法，故名四磨汤。

【译文】

四磨汤也用来治疗七情所伤，其方由人参、乌药、槟榔、沉香组成。四味药磨成浓汁后和水煎服可行气疏肝、降逆宽胸益气。若为体实气足之人，可用枳壳易人参以加强行气降逆之功。若本方去人参，加入木香、枳实即为五磨饮子（《医便》），当用白酒磨汁服用。

【组方】

人参　乌药　槟榔　沉香各等份

【用法】

四药磨浓汁后，和水煎服。

【作用】

行气降逆，宽胸散结。

【主治】

肝气郁结证。症见胸膈烦闷，上气喘急，心下痞满，不思饮食等。

【方解】

本方所治乃七情所伤，肝气郁结，气逆不降之证，治宜行气降逆，宽胸散结。方中乌药行气疏肝以解郁；沉香顺气降逆以平喘；槟榔行气化滞以除满；三药配伍，顺气破结，可使烦闷解，逆气平，痞满亦除。然气为人身之宝，破气之品每易损耗正气，故又配伍人参益气扶正，使郁结之气散而正气不伤。但若体质壮实之人，可去人参而易枳壳，以加强行气降逆之功。

【应用】

本方是治疗肝气郁结，气逆不降证之代表方。临床以胸膈烦闷、上气喘急、心下痞满为辨证要点。临床常用于治疗老年人功能性便秘、术后胃肠功能恢复、新生儿消化功能障碍等属肝气郁结，气逆不降证者。

【附方】

五磨饮子（《医便》）　即四磨汤去人参，加木香、枳实各等份，用白酒磨汁服。功用：行气降逆。主治：大怒暴厥，或七情郁结证。症见心腹胀痛，或走注攻痛。

四磨汤与五磨饮子均能行气降逆，主治气滞、气逆证。但四磨汤兼以益气扶正，邪正兼顾；五磨饮子则全用行气破结之品，力猛势峻，故仅适宜于体壮气实而气结较甚之证。

代赭旋覆汤

◇出自《伤寒论》

【歌诀】
代赭旋覆用人参　半夏甘姜大枣临
重以镇逆成软痞　痞硬噫气①力能禁

【词解】
①噫气：同"嗳气"。饱食或积食后，胃里气体从嘴里出来并发出声音。

【译文】
旋覆代赭汤由旋覆花、代赭石、人参、半夏、炙甘草、生姜、大枣组成。其方擅长镇气降逆，散结消痞，使痞硬、噫气能完全消除。

【组方】
旋覆花三两　代赭石一两　人参二两　半夏半升　炙甘草三两　生姜五两
大枣十二枚

【用法】
水煎服。

【作用】
降气化痰，益气和胃。

【主治】
胃气虚弱，痰浊内阻证。症见心下痞硬，噫气不除，或反胃呕吐，吐涎沫，舌淡苔白滑，脉弦而虚。

【方解】
本方所治为胃气虚弱，痰浊中阻，胃气上逆之证，治宜降气化痰，益气和胃之法。方中重用旋覆花，降逆下气消痰；代赭石质重降逆，加强旋覆花降逆化痰之力。半夏、生姜燥湿化痰，降逆止呕；人参、大枣、炙甘草甘温益气，健脾养胃，以复中虚气弱之本。诸药相合，标本兼顾，共奏降气化痰，益气和胃之功。

【应用】

本方为治疗胃虚痰阻气逆证的常用方。临床以心下痞硬、噫气频作，或呕呃、苔白滑、脉弦虚为辨证要点。临床常用于治疗胃肠神经官能症、慢性胃炎、胃扩张、胃及十二肠指溃疡、幽门不完全性梗阻、神经性呃逆、膈肌痉挛，以及恶性肿瘤放化疗之后的消化道呕吐反应等属胃虚痰阻气逆证者。方中代赭石性寒沉降，有碍胃气，中焦虚寒者慎用。

正气天香散
◎出自《绀珠经》

【歌诀】

绀珠①正气天香散　香附干姜苏叶陈
乌药舒郁兼除痛　气行血活经自匀

【词解】

①绀珠：罗知悌《绀珠经》

【译文】

罗知悌《绀珠经》所载的正气天香散，由香附、干姜、紫苏叶、陈皮组成，加上乌药，有行气解郁、调经止痛之效，可使气行血行，月经恢复正常。

【组方】

香附八两　乌药二两　紫苏叶　干姜　陈皮各一两

【用法】

共研细末，每次15～18克，水煎服。

【作用】

行气解郁,温经散寒。

【主治】

痛经之气滞寒凝证。症见痛经,少腹坠胀疼痛,月经不调,量少,色暗淡,或有血块,胁肋刺痛,乳房胀痛,舌淡苔白,脉沉迟。

【方解】

本方所治乃肝郁气滞,寒凝经脉之证,治宜行气解郁,温经散寒,调经止痛。方中重用香附,为气中之血药,行气解郁,活血调经;紫苏亦入肝经,助香附理血分之气;乌药、陈皮入气分而行气止痛;干姜辛温,温阳散寒,通经活血。诸药相配,使气行郁解,血行络通,经自调而痛自止矣。

【应用】

本方为治疗气滞寒凝痛经证的常用方。临床以少腹坠胀疼痛、月经不调、量少色暗、舌淡苔白、脉沉迟为辨证要点。临床常用于治疗原发性痛经、子宫内膜异位症、盆腔炎等属气滞寒凝证者。

橘皮竹茹汤

◇出自《济生方》

【歌诀】

橘皮竹茹治呕呃　参甘半夏枇杷麦
赤茯再加姜枣煎　方由金匮此加辟[①]

【词解】

①辟:取法,效法。

【译文】

橘皮竹茹汤主治胃热呃逆。此方由橘皮、竹茹、人参、甘草、半夏、枇杷叶、麦冬、赤茯苓，加生姜、大枣煎服。此方是严用和在《金匮要略》"橘皮竹茹汤"（橘皮、竹茹、生姜、大枣、人参、甘草）的基础上加枇杷叶、麦冬、赤茯苓、半夏而成。

【组方】

橘皮　竹茹　半夏　枇杷叶　麦冬　赤茯苓各一两　人参　甘草各半两

【用法】

共研粗末，每服9～12克，加生姜五片、大枣三枚煎服。

【作用】

降逆止呃，清热和胃。

【主治】

胃虚有热证。症见呃逆或干呕，口渴，舌红嫩，脉虚数。

【方解】

本方所治乃胃虚有热，气阴不足，胃气上逆之证。治宜降逆止呃，清热和胃之法。方中竹茹、枇杷叶清热和胃，降气止呕；半夏、生姜、陈皮燥湿化痰，行气和胃；赤茯苓清利泻火；麦冬清热养阴；人参、大枣、甘草益气补虚，扶正和胃。

【应用】

本方为治疗胃虚有热证的常用方。临床以呃逆或干呕、舌红嫩、脉虚数为辨证要点。临床常用于治疗妊娠恶阻、幽门不完全性梗阻、腹部手术后的呕吐、呃逆不止等属于胃虚有热证者。

丁香柿蒂汤

◎ 出自《症因脉治》

【歌诀】

丁香柿蒂人参姜　呃逆①因寒中气戕②

济生③香蒂仅二味　或加竹橘用皆良

【词解】

①呃逆：气逆作声，俗称打嗝。
②戕：伤害。
③济生：严用和《济生方》。

【译文】

丁香柿蒂汤由丁香、柿蒂、人参、生姜组成，主治胃气虚寒导致的呃逆。《济生方》中的柿蒂汤只有丁香、柿蒂两味药组成，若加入竹茹、橘红即是丁香柿蒂竹茹汤，二方均可治胃寒气郁之呃逆，都有良好的疗效。

【组方】

丁香　柿蒂　人参　生姜（原书未著剂量）

【用法】

水煎服。

【作用】

温中益气，降逆止呃。

【主治】

胃寒呃逆证。症见呃逆不已，胸脘痞满，舌淡苔白，脉沉迟。

【方解】

本方所治系胃气虚寒，胃失和降之证，治宜温中益气，降逆止呃。方中丁香温胃散寒，降逆止呃；柿蒂苦平，善降逆气，专治呃逆；二药配伍，温中降逆，为治胃寒呃逆的常用药对。生姜辛温，为呕家圣药；人参益气补虚。四药相合，共奏温中益气，降逆止呃之功。

【应用】

本方是治疗胃寒呃逆证的常用方。临床以呃逆不已、舌淡苔白、脉沉迟为辨证要点。临床常用于治疗神经性呃逆、膈肌痉挛等属胃气虚寒证者。

【附方】

1. 柿蒂汤（《济生方》）　丁香、柿蒂各一两，共研粗末，每服12克，加生姜五片，水煎服。功用：温中降逆。主治：胃寒气郁，呃逆不止。

2. 丁香柿蒂竹茹汤（《医方考》）　丁香三粒、柿蒂、竹茹各三钱 陈皮一钱，水煎服。功用：温中降逆，化痰和胃。主治：胃寒气郁有痰之呃逆。

丁香柿蒂竹茹汤即柿蒂汤加竹茹、陈皮而成，以上二方均可治胃寒气郁之呃逆证，但丁香柿蒂竹茹汤兼有化痰之功，故对气郁有痰之呃逆更为适宜。

定喘汤

◇出自《摄生众妙方》

【歌诀】

定喘白果与麻黄　款冬半夏白皮桑
苏杏黄芩兼甘草　肺寒膈热喘哮尝

【译文】

定喘汤由白果、麻黄、款冬花、半夏、桑白皮、苏子、杏仁、黄芩和甘草组成，主治外感风寒，肺气失宣，痰热内蕴证。

【组方】

白果二十一枚　麻黄　款冬花　半夏　桑白皮各三钱　苏子二钱　杏仁　黄芩各一钱五分　甘草一钱

【用法】

水煎服。

【作用】

宣肺降气，清热化痰。

【主治】

风寒外束，痰热内蕴证。症见痰多气急，痰稠色黄，哮喘咳嗽，或微恶风寒，舌苔黄腻，脉滑数。

【方解】

本方所治乃素有痰热，复感风寒，肺气壅闭，痰热内蕴之证，治宜宣肺降气，清热化痰。方中麻黄辛温，宣肺平喘，解散表邪；白果甘涩，敛肺定喘，祛痰止咳，二药合用，一散一收，既能增强平喘之功，又可防麻黄辛散太过耗伤肺气。苏子、杏仁、款冬花、半夏降气平喘，祛痰止咳；桑白皮、黄芩清泻肺热，化痰平喘；甘草调和药性。诸药配伍，外散风寒，内清痰热，宣降肺气，使肺热清，外邪散，逆气降，痰浊化而咳喘得平。

【应用】

本方是治疗风寒外束，痰热内蕴证的常用方。临床以咳喘气急、痰多色黄、苔黄腻、脉滑数为辨证要点。临床常用于治疗支气管哮喘、慢性支气管炎等属风寒外束，痰热内蕴证者。

乌药顺气汤

◎ 出自《太平惠民和剂局方》（一作《济生方》）

【歌诀】
乌药顺气芎芷姜　橘红枳桔及麻黄
僵蚕炙草姜煎服　中①气厥逆此方详

【词解】
①中：中伤。

【译文】
乌药顺气汤由乌药、川芎、白芷、炮姜、橘红、炒枳壳、桔梗、麻黄、僵蚕、炙甘草组成，加生姜、大枣水煎服。治疗中气厥逆证，此方完备周详。

【组方】
乌药　橘红各二钱　麻黄去根节　川芎　白芷　炒枳壳　桔梗各一钱　炮姜　僵蚕　炙甘草各五分

【用法】
加生姜三片，大枣一枚，水煎服。

【作用】
顺气，化痰，祛风。

【主治】
中气证。症见突然昏厥，不知人事，牙关紧闭，四肢逆冷，脉沉伏等；或中风而见遍身顽麻，骨节疼痛，步履艰难，语言謇涩，口眼㖞斜，喉中气急有痰者。

【方解】

本方所治乃风邪卒中、痰壅气滞之厥逆口噤脉伏之中气证，治宜顺气、化痰、祛风之法。方中乌药、炮姜、陈皮、枳壳行气祛痰，以顺里气；麻黄、桔梗、白芷、川芎疏邪散表，以顺表气；僵蚕清化消风；甘草、生姜、大枣协和诸药。全方诸药配伍，气顺则风散，共奏顺气、化痰，祛风之功。

【应用】

本方为治疗风邪卒中、痰壅气滞证的常用方。临床以突然昏厥、不知人事、牙关紧闭、脉沉伏为辨证要点。临床常用于治疗风湿性关节炎、类风湿性关节炎、肩凝症等属风邪卒中、痰壅气滞证者。

越鞠丸

◎出自《丹溪心法》

【歌诀】

越鞠①丸治六般郁②　气血痰火湿食因
芎苍香附兼栀曲　气畅郁舒痛闷伸
又六郁汤苍芎附　甘苓橘半栀砂仁

【词解】

①鞠：同"郁"，郁结之气。越鞠，即发散郁结之气。
②六郁：指气郁、血郁、火郁、湿郁、痰郁、食郁。

【译文】

越鞠丸用来治疗六种郁证，即气郁、血郁、火郁、湿郁、痰郁、食郁。其方由川芎、苍术、香附，加上栀子、神曲组成，可使气机顺畅、六郁得解、痛闷消除。又有六郁汤（《医学正传》卷二引丹溪方）由苍术、川芎、醋炒香附、甘草、赤茯苓、橘红、制半夏、山栀、砂仁组成，功效与越鞠丸相同。

【组方】

川芎　苍术　香附　栀子　神曲各等份

【用法】

共研细末，做成水丸，每服6～9克，温开水送服；亦可作汤剂，用量按原方比例酌定。

【作用】

行气解郁。

【主治】

六郁证。症见胸膈痞闷，脘腹胀痛，嗳腐吞酸，恶心呕吐，饮食不消等。

【方解】

本方所治乃因气郁为主而引起的气、血、痰、火、湿、食之六郁之证。治宜行气解郁之法。方中香附行气解郁，以治气郁；川芎乃血中气药，既可活血祛瘀以治血郁，又可助香附以增行气解郁之功；栀子清热泻火，以治火郁；苍术燥湿运脾，以治湿郁；神曲消食和胃，以治食郁。诸药配伍，使气畅血行，湿祛热清，食化脾健，气、血、湿、火、食五郁自解。至于痰郁，或因气滞湿聚而生，或因饮食积滞而致，或因火邪炼液而成，今五郁得解，则痰郁亦随之而消，此亦治病求本之意。本方为治郁基础方，临证可灵活加减，如湿郁可加茯苓、白芷；火郁加青黛；痰郁加南星、半夏、瓜蒌、海浮石；血郁加桃仁、红花；气郁加木香、槟榔；食郁加麦芽、山楂；挟寒者亦可酌加吴茱萸以温经散寒。

【应用】

本方为治疗六郁证之基础方。临床以胸膈痞闷、脘腹胀痛、饮食不消等为辨证要点。临床常用于治疗胃肠神经官能症、胃及十二指肠溃疡、慢性胃炎、胆石症、胆囊炎、肝炎、肋间神经痛，以及妇女痛经、月经不调等属六郁证者。

【附方】

六郁汤（《医学正传》引丹溪方）：川芎醋炒、香附、赤茯苓、橘红、制半夏、山栀各一钱、苍术、砂仁、甘草各五分，加生姜三片，水煎服。功用：行气解郁，祛湿化痰。主治：六郁证而以痰郁为重者。

第九章 理血之剂

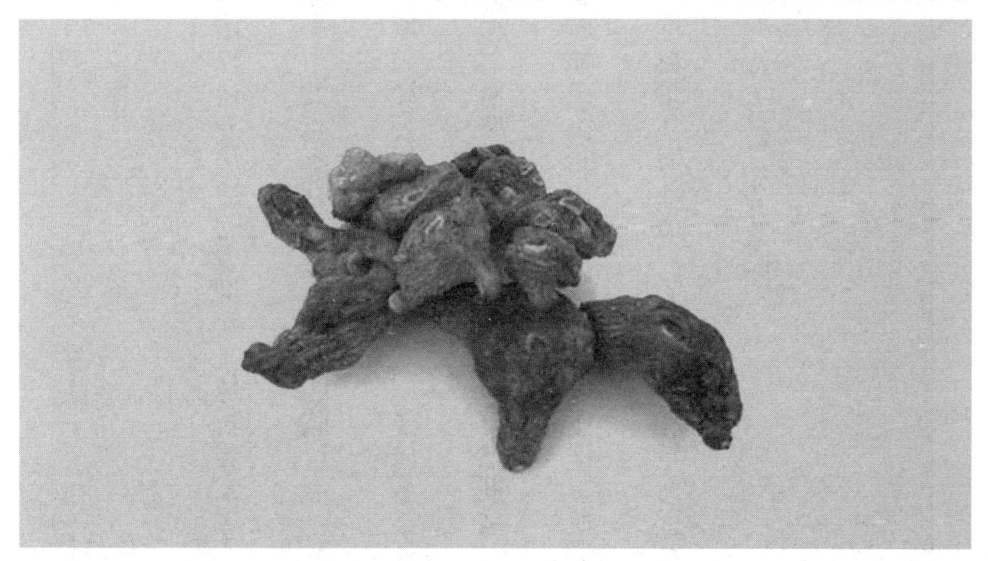

本章所讲的理血之剂，就是指调理治疗血分病症的方剂。血是营养人体的重要物质，在正常情况下，不息地循行于脉中，灌溉五脏六腑，濡养四肢百骸。一旦受某种内、外因的影响，造成血液耗伤，或离经妄行，或血行不畅，或瘀蓄某处，都会导致血分病症。常见的血分病症有血虚、血瘀和出血的症候。理血之剂是以理血药为主要组成部分，具有补血、活血去瘀和止血的作用，用以治疗血虚、血瘀和出血证的方剂。根据针对的病症的不同，理血剂又有补血、活血去瘀和止血之分。但很多方剂书均将补血剂归入补益剂中论述，学者可相互参照。

四物汤

◎出自《太平惠民和剂局方》

【歌诀】

四物地芍与归芎　血家百病此方通
八珍合入四君子　气血双疗功独崇
再加黄芪与肉桂　十全大补补方雄
十全除却芪地草　加粟①煎之名胃风

【词解】

①粟：小米。

【译文】

四物汤由熟地黄、白芍、当归、川芎四味药组成，血虚的各种病症此方可通用。八珍汤（《正体类要》）即本方合四君子汤（人参、白术、茯苓、甘草）而成，有补益气血的双重功效，值得推崇。八珍汤再加黄芪、肉桂，即为十全大补汤（《太平惠民和剂局方》），是气血双补之妙方。十全大补汤除去黄芪、熟地、炙甘草，加粟米（即小米）水煎名为胃风汤（《太平惠民和剂局方》）。

【组方】

熟地黄　当归　白芍　川芎各等份

【用法】

水煎服。

【作用】

补血调血。

【主治】

营血虚滞证。症见心悸失眠，头晕目眩，面色无华，唇爪色淡，妇人月经不调，量少或经闭不行，脐腹作痛，舌质淡，脉细弦或细涩。

【方解】

本方治证因营血亏虚，血行不畅，冲任虚损所致，治宜补血调血之法。方中用熟地，质润而腻，为滋阴补血之要药；当归补血活血，又善调经，既可助熟地补血之力，又可行经隧脉道之滞；白芍养血柔肝和营；川芎活血行滞，畅通气血。四物相合，补而不滞，滋而不腻，养血活血，共奏补血养肝、调血行滞之功。

【应用】

本方具有血虚能补、血燥能润、血滞能行的调血作用，为治疗血家百病的基础方，又是补血调经的常用方。临床以头晕心悸、面色无华、舌淡脉细为辨证要点。临床常用于治疗内科之贫血、紫癜、妇科之功能性子宫出血、先兆流产、妊娠异位、人工流产、手术后及上避孕环后出血、内伤性神经头痛、多发性神经炎等，还可用于皮肤科之荨麻疹、神经性皮炎等属营血虚滞证者。方中熟地滋腻、当归滑润，故湿盛中满，大便溏泻者忌用。

【附方】

1. 八珍汤（《正体类要》）　即四物汤合四君子汤，加生姜三片，大枣二枚，水煎服。功用：补益气血。主治：气血两虚证。症见面色苍白或萎黄，头晕眼花，四肢倦怠，气短懒言，心悸怔忡，食欲减退，舌质淡，苔薄白，脉虚细。

2. 十全大补汤（《太平惠民和剂局方》）　即八珍汤加黄芪、肉桂而成。人参　白术　茯苓　炙甘草　熟地黄　当归　白芍　川芎　黄芪　肉桂各等份，共研粗末，每服6克，加生姜三片，大枣二个同煎，温服。功用：温补气血。主治：气血不足证。症见饮食减少，久病体虚，脚膝无力，面色萎黄，精神倦怠，以及疮疡不敛，妇女崩漏等。

3. 胃风汤（《太平惠民和剂局方》）　即十全大补汤去黄芪、熟地黄、炙甘草，加粟米（即小米）百粒而成，水煎服。功用：益气补血，温胃祛风。主治：胃肠虚弱，风冷乘虚侵入，客于肠胃证。症见大便泄泻，完谷不化，或大便下血等。

人参养荣汤

◎出自《太平惠民和剂局方》

【歌诀】

人参养荣即十全[①]　除却川芎五味联
陈皮远志加姜枣　脾肺气血补方先

【词解】

①十全：即"十全大补汤"。

【译文】

人参养荣汤就是十全大补汤去掉川芎，加入五味子、陈皮、远志、生姜、大枣而成。治疗脾肺气虚、营血不足证首选此方。

【组方】

白芍药三两　当归一两　陈皮一两　黄芪一两　桂心一两　人参一两　白术一两　炙甘草一两　熟地黄七钱半　五味子七钱半　茯苓七钱半　远志半两

【用法】

加生姜三片，大枣二枚水煎温服。

【作用】

益气补血，养心安神。

【主治】

气血虚损证。症见呼吸少气，行动喘息，心悸怔忡，咽干唇燥等。

【方解】

本方所治乃脾肺气虚，营血不足之证，治宜益气补血，养心安神。本方组成即由十全大补汤去川芎，加五味子、陈皮、远志、生姜、大枣而成。方中人参、黄芪、白术、茯苓、炙甘草补脾气益肺气，使气血生化有源；白芍、当归、熟地滋阴补血；陈皮理气健脾，使补血不滞，补气不壅；桂心补阳活血，温化阳气，鼓舞气血生长；五味子敛阴止汗，补肺养心；远志宁心安神；煎加生姜、大枣补脾和中，调和药性。全方诸药配伍，气血双补，补而不滞，共奏益气补血，养心安神之功。

【应用】

本方是治疗气血虚损证的常用方。临床以呼吸少气、心悸怔忡、咽干唇燥为辨证要点。临床常用于治疗肾功能衰竭、肿瘤放化疗后期、术后创口久不愈合属于气血虚损证者。

养心汤

◎出自《仁斋直指方论》

【歌诀】

养心汤用草芪参　二茯芎归柏子寻
夏曲远志兼桂味　再加酸枣总宁心

【译文】

养心汤由炙甘草、炙黄芪、人参、白茯苓、茯神、川芎、当归、柏子仁、半夏曲，加远志、肉桂、五味子组成，再加入酸枣仁，诸药合用，有补血宁心之功。

【组方】

炙甘草四钱　炙黄芪　白茯苓　茯神　川芎　当归　半夏曲各半两　人参　柏子仁　远志　肉桂　五味子　酸枣仁各一分

【用法】

加生姜五片，大枣一枚水煎服。

【作用】

补血养心。

【主治】

心虚血少证。症见心神不宁，怔忡惊惕等。

【方解】

本方所治乃阴血亏虚，心神失养之证，治宜补血养心之法。方中当归补血养心；人参、黄芪、茯苓、炙甘草健脾益气，补气生血；酸枣仁、柏子仁、远志、茯神补益心脾，宁心安神；半夏去扰心之痰涎；川芎行气血之壅滞；五味子收心气之散越；肉桂温化阳气，并引药达心经。诸药合用，共奏补血养心之功。

【应用】

本方是治疗心虚血少证的常用方。临床以心神不宁，怔忡惊惕为辨证要点。临床常用于治疗神经衰弱、焦虑症、抑郁症、更年期综合征等属心虚血少证者。

桃仁承气汤

◇出自《伤寒论》

【歌诀】

桃仁承气五般奇　甘草硝黄并桂枝
热结膀胱少腹胀　如狂蓄血①最相宜

【词解】

①蓄血：病症名。指因瘀热互结，气机失常所致，以急性腹痛、出斑疹、

身热、神志如狂等为主要表现的病症。

【译文】

桃仁承气汤由五种有神奇疗效的药物组成，即桃仁、炙甘草、芒硝、大黄和桂枝。治疗热结膀胱少腹胀满、其人如狂等下焦蓄血证最为适宜。

【组方】

桃仁五十个　炙甘草二两　芒硝二两　大黄四两　桂枝二两

【用法】

水煎，芒硝溶服。

【作用】

破血下瘀。

【主治】

下焦蓄血证。症见少腹急结，小便自利，甚则烦躁谵语，其人如狂，至夜发热，亦治妇人血瘀经闭、痛经，脉沉实而涩者。

【方解】

《伤寒论》本方原治太阳表邪未解，随经入腑化热，与血搏结乃成下焦蓄血证。病位在下，且瘀热互结，治宜破血泻热下瘀之法。本方由调胃承气汤加桃仁、桂枝组成。方中桃仁破血祛瘀；大黄、芒硝荡涤积滞，泻下瘀热；桂枝通行血脉，既助桃仁活血祛瘀，又可防硝、黄寒凉凝滞血行；炙甘草益气和中，缓诸药峻烈之性，使祛瘀不伤正。五药相合，瘀热并治，共奏破血下瘀，通便泄热之功。

【应用】

本方是治疗下焦蓄血证的代表方。临床以少腹急结、小便自利、至夜发热、脉沉实或涩为辨证要点。临床常用于治疗急性盆腔炎、胎盘残留、附件炎、子宫肌瘤、肠梗阻等见瘀热互结下焦，以及脑外伤后头痛、急性牙龈炎、牙龈出血等属瘀热上冲者。本方破血下瘀，药力峻猛，孕妇忌用；若兼表证未解者，当先解表，而后再用本方。

犀角地黄汤

◇出自《备急千金要方》

【歌诀】
犀角地黄芍药丹　血升胃热火邪干
斑黄阳毒①皆堪治　或益柴芩总伐②肝

【词解】
①斑黄阳毒：即阳毒发斑。
②伐：伤害。

【译文】
犀角地黄汤由犀角、生地黄、芍药、牡丹皮组成，主治热入血分、迫血妄行之证，对于阳毒发斑也很有效。若用本方加柴胡、黄芩可用来清泻肝火。

【组方】
犀角一两　生地黄八两　芍药三两　牡丹皮二两

【用法】
水煎服，犀角镑片先煎。

【作用】
清热解毒，凉血散瘀。

【主治】
1. 热扰心营证，症见身热谵语，昏狂发斑，斑色紫黑，舌绛起刺，脉细数。

2. 热伤血络证，症见吐血、衄血、便血、尿血等，舌红绛，脉数。

3. 蓄血瘀热证，症见善忘如狂，漱水不欲咽，胸中烦痛，自觉腹满，大便色黑易解。

【方解】

本方治证乃因热毒深陷血分，迫血妄行，扰及心营，热与血结所致，治宜清热解毒，凉血散瘀。方中用咸寒之犀角，直入血分，清心凉血解毒，使热清血自宁；生地黄甘苦性寒，清热凉血而滋阴，既助犀角清血分之热，又兼能止血；赤芍、丹皮清热凉血，活血散瘀。四药合用，凉血与散瘀并用，使热清血宁而无耗血动血之虑，凉血止血又无冰伏留瘀之弊，共奏清热解毒，凉血散瘀之效。若因郁怒而致肝火亢盛，迫血妄行者，可用本方加柴胡、黄芩以清泻肝火。

【应用】

本方是治疗热入血分证的代表方。临床以各种失血、斑色紫黑、神昏谵语、身热烦躁、舌质红绛、脉数为辨证要点。临床常用于治疗急性重症肝炎、肝昏迷、弥漫性血管内凝血、尿毒症、过敏性紫癜、急性白血病、败血症等属血分热盛证者。

咳血方

◇出自《丹溪心法》

【歌诀】

咳血方中诃子收[1]　瓜蒌海石山栀投
青黛蜜丸口噙[2]化　咳嗽痰血服之瘳[3]

【词解】

①收：收敛。

②噙：含在口中。

③瘳：病愈。

【译文】

咳血方中的诃子具有敛肺止咳的作用,再加上瓜蒌仁、海石、炒山栀、青黛,用白蜜和生姜汁做成药丸,含在口中化服,咳嗽、痰稠带血之人服用疾病即愈。

【组方】

青黛　诃子　瓜蒌仁　海石　炒山栀(原书未著剂量)

【用法】

共研细末,用白蜜和生姜汁做丸,含在口中化服;亦可作汤剂,用量随症酌定。

【作用】

清肝宁肺,化痰止咳。

【主治】

肝火犯肺之咳血证。症见咳嗽痰稠带血,咳吐不爽,心烦易怒,胸胁作痛,咽干口苦,颊赤便秘,舌红苔黄。脉弦数。

【方解】

本方所治乃由肝火上炎,灼伤肺络所致,即所谓"木火刑金",其病位在肺,病本在肝,故治宜清肝宁肺,化痰止咳之法。方中青黛、栀子性味苦寒,长于清肝泻火凉血,意在治本清源;瓜蒌仁、海粉清肺降火,润肺化痰;诃子苦泄降火,敛肺止咳。以蜜同姜汁为丸,蜜可润肺,姜汁辛温可反佐,使诸泻火清化药无凉遏之虞。噙化者,清润咽喉,且令药力缓留上焦,以利清肺止咳止血。诸药合用,共奏清肝宁肺,化痰止咳之功。本方虽为止血之剂,但方中无一味专职止血之品;虽止肺部咳血,但却着重清泻肝火,充分体现了治本止血之法。

【应用】

本方是治疗肝火犯肺之咳血证的代表方。临床以咳痰带血,胸胁作痛,舌红苔黄，脉弦数为辨证要点。临床常用于治疗支气管扩张、肺结核等属肝火犯肺证者。本方寒凉降泄，肺肾阴虚及脾虚便溏者不宜使用。

秦艽白术丸

◎ 出自《兰室秘藏》

【歌诀】

东垣秦艽白术丸　归尾桃仁枳实攒①
地榆泽泻皂角子　糊丸血痔便艰难②
仍有苍术防风剂　润血疏风燥湿安

【词解】

①攒：聚集。
②血痔：肛门痔之一种。

【译文】

秦艽白术丸是李东垣创制，其方由秦艽、白术、当归尾、桃仁、枳实、地榆、泽泻、皂角子组成，诸药配合做成药丸服用可治疗血痔、大便艰难之证。又有秦艽苍术汤和秦艽防风汤，皆有疏风祛湿、活血止痛之功。

【组方】

秦艽　桃仁　皂角子烧存性，各一两　白术　当归尾　枳实　泽泻各五钱
地榆三钱

【用法】

共研细末，和桃仁泥研匀，面糊为丸，每次6~9克；亦可作汤剂，用量按原方比例酌定。

【作用】

疏风活血，行气通便。

【主治】

血痔便秘证。症见大便燥结，便下脓血，痛不可忍。

【方解】

本方治证乃因湿热风燥蕴积肠胃，气滞血瘀，壅聚成脓所致，治宜疏风活血，行气通便之法。方中秦艽疏风散邪，兼通利二便，合泽泻淡渗利湿，导风湿热邪前后分消；白术健脾燥湿，以资气血生化，气旺血行；桃仁、归尾活血祛瘀，润肠通便；枳实下气破结，合皂角子通畅腑气，散结消肿；地榆清热凉血止血。全方诸药配伍，共奏疏风活血，行气通便之功。

【应用】

本方是治疗血痔便秘证的常用方。临床以大便燥结、便下脓血为辨证要点。临床常用于治疗痔疮、肛裂、习惯性便秘等属湿热风燥蕴积肠胃，气滞血瘀证者。

【附方】

1. 秦艽苍术汤（《兰室秘藏》）　秦艽　桃仁　皂角子各一钱　苍术　防风各七分　黄柏五分　当归尾　泽泻各三分　槟榔一分　大黄少许，水煎服。功用：疏风祛湿，活血止痛。主治：痔疮、痔漏，大便秘结疼痛。

2. 秦艽防风汤（《兰室秘藏》）　秦艽　防风　当归身　白术各一钱五分　炙甘草　泽泻各六分　黄柏五分　大黄　橘皮各三分　柴胡　升麻各二分　桃仁三十个　红花少许，水煎服。功用：疏风清热，活血止痛。主治：痔漏，大便时疼痛。

秦艽白术丸、秦艽苍术汤、秦艽防风汤三方均有疏风活血，清热燥湿，通便止痛之功，皆可治疗痔疮便秘、便时疼痛之症。但秦艽苍术汤为秦艽白术丸去白术、枳实、地榆，加苍术、防风、黄柏、大黄、槟榔而成，故其清热燥湿之力较强，适用于湿热偏盛之证；秦艽防风汤为秦艽白术丸去皂角子、枳实、地榆，加防风、升麻、柴胡、陈皮、大黄、黄柏、红花、炙甘草而成，其疏风清热、行气活血作用更著。

槐花散

◇出自《普济本事方》

【歌诀】

槐花散用治肠风　侧柏黑荆枳壳充

为末等分米饮下　宽肠凉血逐风功

【译文】

槐花散用来治疗肠风，其方由槐花、侧柏叶、荆芥穗、枳壳组成。相同分量的上四味药研成细末用清米汤调服，有清肠止血、疏风下气之功。

【组方】

槐花　侧柏叶　荆芥穗　炒黑枳壳各等份

【用法】

共研细末，每服6克，清米汤调服。

【作用】

清肠止血，疏风下气。

【主治】

肠风、脏毒下血证。症见便前出血，或便后出血，或粪中带血，以及痔疮出血，血色鲜红或晦暗，舌红苔黄，脉数。

【方解】

本方原治肠风脏毒下血。肠风者，为风热壅遏大肠，便前出血，色鲜势急，属近血；脏毒者，为湿热蕴结大肠，便后下血，血暗污浊势缓，属远血。由于风热湿毒之邪壅结肠道，血络受损，血渗肠道乃至便血，故治宜清肠止血，疏风下气。方中槐花善清大肠湿热，凉血止血；侧柏叶苦涩而寒，既可收涩止血以治标，又能助槐花凉血清热而治本；荆芥穗疏风散邪，炒黑之后尤善止血；枳壳宽肠行气，顺达腑气，利于祛邪。四药合用，共建清肠止血，疏风下气之功。

【应用】

本方是治疗肠风脏毒下血证的代表方。临床以大便下血、血色鲜红或晦暗、舌红苔黄、脉数为辨证要点。临床常用于治疗痔疮、肛裂之大便带血以及消化道溃疡等属风湿热毒壅遏肠道，损伤血络证者。

小蓟饮子

◎出自《济生方》

【歌诀】

小蓟饮子藕蒲黄　木通滑石生地襄
归草栀子淡竹叶　血淋热结服之良

【译文】

小蓟饮子由小蓟、藕节、蒲黄、木通、滑石、生地黄、当归、炙甘草、栀子、淡竹叶组成，下焦热结所致的血淋病人，服用疗效甚佳。

【组方】

小蓟　藕节　蒲黄　木通　滑石　当归　炙甘草　栀子　淡竹叶各半两
生地黄四两

【用法】

水煎服。

【作用】

凉血止血，利水通淋。

【主治】

血淋、尿血之下焦瘀热证。症见尿中带血,小便频数,赤涩热痛,舌红,脉数。

【方解】

本方所治乃热结下焦,损伤血络,瘀热互结,阻滞气化,水道不畅之证,治宜凉血止血,利水通淋。方中小蓟凉血止血;藕节、蒲黄既能凉血止血,又能活血化瘀,使血止而不留瘀;滑石、木通、竹叶清热利尿通淋;栀子通泻三焦,导湿热下行;生地黄、当归清热凉血,养阴和血,与利水通淋药配伍,使利尿而不伤阴;炙甘草缓急止痛,和中调药。全方配伍,于凉血止血中寓以化瘀,泻热通淋中寓以养阴,共奏凉血止血,利水通淋之功。

【应用】

本方是治疗下焦瘀热之血淋、尿血证的代表方。临床以尿中带血,尿时短涩热痛、舌红脉数为辨证要点。临床常用于治疗急性泌尿系感染、急性肾炎、泌尿系结石等属下焦瘀热证者。

四生丸

◇出自《妇人大全良方》

【歌诀】

四生丸用三般叶　侧柏艾荷生地协
等分生捣如泥煎　血热妄行止衄惬[①]

【词解】

①惬:满意。

【译文】

四生丸由三种叶类药材组成,即生侧柏叶、生艾叶、生荷叶,配上生地黄，相同分量的四味药捣烂做丸药服用，治疗血热妄行、吐血、衄血疗效甚佳。

【组方】
生侧柏叶　生艾叶　生荷叶　生地黄各等份

【用法】
共研细末，水泛为丸，每服6～9克；亦可作汤剂，用量按原方比例酌定。

【作用】
凉血止血，清热养阴。

【主治】
血热出血，热邪伤阴证。症见吐血、衄血，血色鲜红，口干咽燥，舌红少苔，脉弦数。

【方解】
本方所治乃为血分有热，热伤血络，迫血外溢，热邪伤阴所致，治宜凉血止血，清热养阴之法。方中侧柏叶凉血止血；生地黄清热凉血，养阴生津；荷叶清热止血，兼以散瘀，使血止而不留瘀；艾叶止血而性温，既可助上述诸药止血之功，又可防凉遏凝瘀之弊。全方配伍，凉血止血，养阴生津，且止中有活，使止血而不留瘀，可使热去血宁，出血得止。方中诸药生用，凉血止血之效更佳，故名"四生丸"。

【应用】
本方是治疗血热出血，热邪伤阴证的常用方。临床以吐血、衄血、口干、舌红、脉弦数为辨证要点。临床常用于治疗肺结核、消化道溃疡等属血热出血，热邪伤阴证者。

复元活血汤

◇出自《医学发明》

【歌诀】
复元活血汤柴胡　花粉当归山甲俱
桃仁红花大黄草　损伤瘀血酒煎祛

【译文】
复元活血汤由柴胡、天花粉、当归、穿山甲、桃仁、红花、大黄、甘草组成，用水酒各半煎服，主治跌打损伤、瘀血留于胁下之证。

【组方】
柴胡半两　天花粉三钱　当归三钱　穿山甲炮，二钱　桃仁去皮尖，五十个　红花二钱　大黄酒浸，一两　甘草二钱

【用法】
共研粗末，每服30克，水酒各半煎，温热服。

【作用】
活血祛瘀，疏肝通络。

【主治】
跌打损伤，瘀血留于胁下证。症见胁肋疼痛，痛不可忍。

【方解】
本方治证乃因跌仆损伤，脉络受损，血离经脉，瘀留胁下所致，治宜活血祛瘀，疏肝通络之法。方中重用酒制大黄，荡涤留瘀败血，引瘀血下行；柴胡疏肝行气，使气行血活，且引诸药入肝经，与大黄相配，一升一降，调畅气机，加强攻散胁下瘀血之功；当归、桃仁、红花养血活血，消肿止痛，

当归养血之力可使祛瘀而不伤正；穿山甲破瘀通络，散结消肿；天花粉清热润燥，且能入血分有助消瘀；甘草缓急止痛，调和诸药；加酒煎服，更增强活血逐瘀之力。诸药配伍，重在攻瘀，佐以行气，使瘀去新生，痛自舒而元自复，共建复元活血之功。

【应用】

本方是治疗跌打损伤，瘀血留于胁下证的内服方。临床以胁肋瘀肿，疼痛较甚为辨证要点。临床常用于治疗胸胁软组织损伤、非化脓性肋软骨炎、肋间神经痛、乳腺增生、骨折等证属瘀血留积者。因方中大黄用量偏重，故药后当微利，以利为度，得利痛减，不必尽剂，免伤正气。孕妇忌用。

归脾汤

◎出自《济生方》

【歌诀】

归脾汤用术参芪　归草茯神远志随
酸枣木香龙眼肉　煎加姜枣益心脾
怔忡①健忘俱可却　肠风②崩漏③总能医

【词解】

①怔忡：是以阵发性，或持续发作为特点，病人自觉心中剧烈跳动的一种急性病证。

②肠风：因风热客于肠胃或湿热蕴积肠胃，久而损伤阴络，致大便时出血。

③崩漏：是指女性非周期性子宫出血，其发病急骤，暴下如注，大量出血者为"崩"；病势缓，出血量少，淋漓不绝者为"漏"。

【译文】

归脾汤由白术、人参、黄芪、当归、炙甘草、茯神、远志、酸枣仁、木香、龙眼肉组成，加生姜、大枣煎服，健脾养心。可除去心悸怔忡、健忘不眠，也能治愈肠风崩漏。

【组方】

白术一两　人参半两　黄芪一两　当归半两　炙甘草二钱半　茯神一两　远志半两　酸枣仁一两　木香半两　龙眼肉一两

【用法】

加生姜五片，大枣一枚水煎温服。

【作用】

益气补血，健脾养心：

【主治】

1. 心脾气血两虚证，症见心悸怔忡，健忘失眠，盗汗虚热，食少体倦，面色萎黄，舌淡苔白，脉细弱。

2. 脾不统血证，症见便血，崩漏，月经超前，量多色淡，或淋漓不止，或带下等。

【方解】

本方治证系由思虑过度，劳伤心脾，气血亏虚，心神失养，或脾不统血所致，治宜益气补血，健脾养心。方中人参、黄芪、白术补脾益气，补气以生血，补气以摄血；当归、龙眼肉补血养心；酸枣仁、茯神、远志宁心安神；木香理气醒脾，与当归活血配伍，使补而不滞；炙甘草、生姜、大枣益气和胃，以资生化。全方诸药配伍，心脾同治，气血兼顾，共奏益气补血，健脾养心之效。

【应用】

本方是治疗心脾气血两虚，以及脾不统血证的代表方。临床以心悸失眠、体倦食少、便血或崩漏、舌淡脉细弱为辨证要点。临床常用于治疗消化系统疾病，如消化道溃疡出血、慢性胃炎等；心血管系统疾病，如冠心病、心律失常等；神经精神系统疾病，如神经衰弱、顽固性失眠、眩晕等；血液系统疾病，如再生障碍性贫血、血小板减少性紫癜、功能性子宫出血等属心脾气血两虚或脾不统血证者。

当归四逆汤

◇出自《伤寒论》

【歌诀】

当归四逆①桂枝芍　细辛甘草木通著
再加大枣治阴厥②　脉细阳虚由血弱
内有久寒加姜茱　发表温中通脉络
不用附子及干姜　助阳过剂阴反灼

【词解】

①四逆：此指手足厥冷，只是手从指至腕，足从趾至踝不温。
②阴厥：即寒厥。因阳虚血弱，又受寒邪，寒凝经脉，四肢不温之证。

【译文】

当归四逆汤由当归、桂枝、芍药、细辛、炙甘草、通草组成，加入大枣益气补脾，治疗血虚寒厥、脉细欲绝之证。若患者内有久寒，就在当归四逆汤中加入生姜、吴茱萸，有温中散寒、养血通脉之效。不用附子及干姜，因为辛热太过反而易灼伤阴血。

【组方】

当归三两　桂枝三两　芍药三两　细辛三两　炙甘草二两　通草二两　大枣二十五枚

【用法】

水煎服。

【作用】

温经散寒，养血通脉。

【主治】

血虚寒厥证。症见手足厥冷，口淡不渴，或腰、股、腿、足、肩臂疼痛，舌淡苔白，脉细欲绝或沉细。

【方解】

本方所治乃素体血虚，阳气不足，复感寒邪，寒凝经脉之证，治宜温经散寒，养血通脉。本方是由桂枝汤去生姜，倍大枣，加当归、细辛、通草而成。方中当归辛甘温，既可补营血之虚，又能行血脉之滞；芍药益阴敛营，与当归相合，养血和血，以充血脉；桂枝、细辛、通草温经散寒，活血通脉利关节，助当归温通之力；重用大枣补血，炙甘草益气，既可健脾以资生化，又有辛甘化阳、酸甘化阴之能，补营血，通阳气，以助药力。全方诸药相合，使营血充，阳气振，寒邪散而经脉通，则手足自温，诸证得解。

【应用】

本方是治疗血虚寒厥证的代表方。临床以手足厥冷、舌淡苔白、脉细欲绝或沉细为辨证要点。临床常用于治疗血栓闭塞性脉管炎、雷诺症、肩周炎、坐骨神经痛、风湿性关节炎、手足冻疮等属血虚寒厥证者。

【附方】

当归四逆加吴茱萸生姜汤（《伤寒论》）　本方即当归四逆汤加吴茱萸二升、生姜半斤而成，水酒各半煎服。功用：养血通脉，温中散寒。主治：平素胃中有寒，阳虚血弱，经脉受寒证。症见手足厥寒，脉细欲绝等。

第十章 祛风之剂

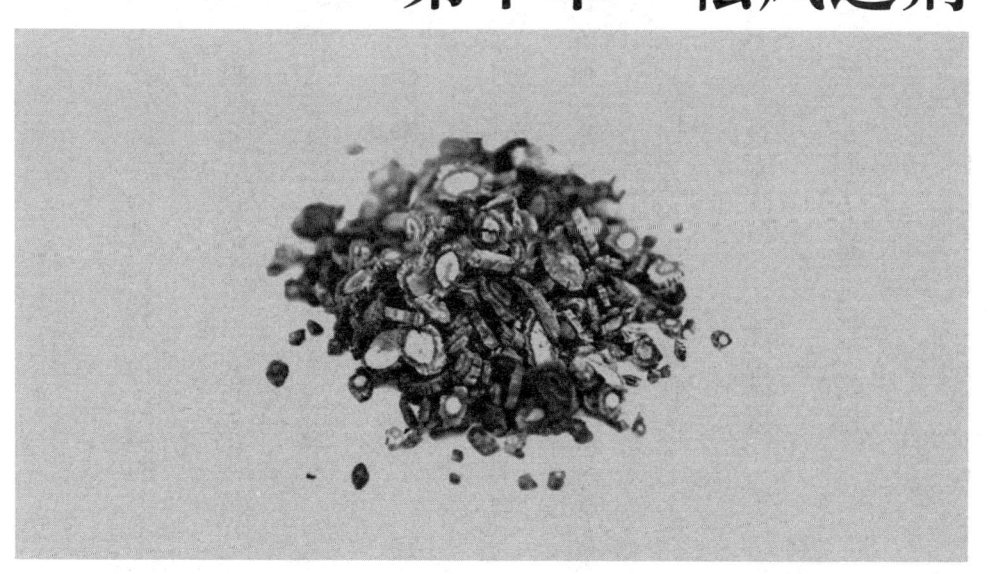

本章所讲的祛风之剂，就是指治疗由于外风或内风引起各种疾病的方剂。此类方剂根据致病原因的不同分为散风和息风两大类。外风是指风邪乘人体正气虚弱，营卫空疏的机会侵入，发生突然外风所致的症候。散风类的祛风之剂主要用于治疗昏倒、不省人事、筋脉拘急、口眼㖞斜、说话困难、语音不清等一般称为『真中风』的症候。肢体酸痛，麻木的『痹症』也属于这一范围。针对这类症候除了使用散风的治疗方法外，还应该结合温阳益气或养血通络的方法进行治疗。息风类的祛风之剂主要用于治疗内风所致的症候。内风是指因为起居失常，饮食失节，真阴亏损，以致虚风内动，引起的突然昏倒、半身不遂、口眼㖞斜、不能说话等『类中风』的症候。此外，如神昏痉厥，四肢抽搐的肝风，也属于此类症候的范围。

小续命汤

◎出自《备急千金要方》

【歌诀】
小续命汤桂附芎　麻黄参芍杏防风
黄芩防己姜甘草　六经①风中②此方通

【词解】
①六经：即太阳经、阳明经、少阳经、太阴经、少阴经、厥阴经的合称。
②中：伤害，侵袭。

【译文】
小续命汤由桂心（《保命集》作桂枝）、附子、川芎、麻黄、人参、芍药、杏仁、防风、黄芩、防己、甘草和生姜组成，凡六经被风邪所伤的病症皆可用本方加减治疗。

【组方】
桂心　川芎　麻黄　人参　芍药　杏仁　黄芩　甘草　防己各一两　附子一枚　防风一两半　生姜五两

【用法】
水煎，麻黄先煎去沫。

【作用】
温阳益气，祛风通络。

【主治】
六经中风证。症见不省人事，半身不遂，筋脉拘急，口眼㖞斜，语言謇涩，以及肢体麻痹，骨节烦痛等。

【方解】

本方所治乃机体正气不足，风邪乘虚入中之证，治宜温阳益气，祛风通络之法。方中麻黄、杏仁，取麻黄汤之义，解表散邪；桂心、芍药，取桂枝汤之义，调和营卫；人参、甘草益气和中；川芎、芍药养血和血；防风疏散风邪；防已祛风除湿；附子助阳散寒；黄芩清热燥湿。诸药相合，共奏温阳益气，祛风通络之功，对正气不足，六经中风，兼夹寒、夹热、夹湿为患者，均可用本方加减治疗。

【应用】

本方是治疗六经中风证的通用方。临床以筋脉拘急、口眼㖞斜、语言謇涩、肢体麻痹、骨节烦痛为辨证要点。临床常用于治疗风湿或类风湿关节炎、脑血管病后遗症等属于阳虚气弱、风邪入中证者。

独活汤

◇出自《医方集解》引丹溪方

【歌诀】

独活汤中羌独防　芎归辛桂参夏菖
茯神远志白薇草　瘈疭[1]昏愦力能匡[2]

【词解】

①瘈疭：指手脚痉挛，口歪眼斜的症状。亦称"抽风"。
②匡：纠正。

【译文】

独活汤由羌活、独活、防风、川芎、当归、细辛、桂心、人参、半夏、菖蒲、茯神、远志、白薇、炙甘草组成，主治瘈疭、神志昏愦之症。

【组方】

独活　羌活　防风　川芎　当归　细辛　桂心　人参　半夏　菖蒲　茯

神　远志　白薇各五钱　炙甘草二钱半

【用法】

加生姜、大枣，水煎服。

【作用】

疏风散邪，补肝宁心，化痰开窍。

【主治】

肝虚受风证。症见手足瘛疭，神志昏愦，或恶寒发热等。

【方解】

本方所治乃肝虚受邪，外风乘虚而入，移热于心之证，治宜疏风散邪，补肝宁心，化痰开窍。方中独活、羌活、防风疏散风邪；细辛、桂心温通经脉；当归、川芎补血和血，血活则风散；肝移热于心则昏愦，故又伍以人参益气补心；菖蒲、半夏除痰开心窍；茯神、远志宁心安神；白薇清退虚热；煎加姜枣、炙甘草补脾益胃，调和营卫。诸药相配，使风静火息，血活神宁，则瘛疭昏愦之症自愈。

【应用】

本方是治疗肝虚受风证的常用方。临床以手足瘛疭、神志昏愦，或恶寒发热为辨证要点。临床常用于治疗颈椎病、骨关节增生、帕金森病等属于肝虚受风证者。

顺风匀气散

◎出自《奇效良方》

【歌诀】

顺风匀气术乌沉　白芷天麻苏叶参
木瓜甘草青皮合　喎僻①偏枯②口舌喑③

【词解】
①㖞僻：口眼歪斜。
②偏枯：即半身不遂。
③喑：哑，不能说话。

【译文】
顺风匀气散由白术、乌药、沉香、白芷、苏叶、天麻、人参，加上木瓜、炙甘草、青皮组成，诸药配合顺风匀气，主治半身不遂、口眼歪斜、舌强不能言语之证。

【组方】
白术二钱　乌药一钱半　沉香　白芷　苏叶　木瓜　炙甘草　青皮各三分　天麻　人参各五分

【用法】
加生姜三片，水煎服。

【作用】
顺风匀气。

【主治】
中风证。症见半身不遂，口眼㖞斜，舌强不能言语等。

【方解】
本方所治为正气亏虚，风中经络，气血运行不畅，气机分布不匀之中风证，治宜顺风匀气。方中白芷、苏叶、天麻疏风理气；乌药、青皮、沉香调畅气机，通行滞气，以助血行；人参、白术、炙甘草益气补脾，扶助正气，以助驱邪外出；木瓜伸筋舒络，有土中泻木之义。全方诸药配伍，疏风气，行滞气，补正气，气匀则风顺，诸症自除。

【应用】

本方是治疗气虚兼气滞之中风证的常用方。临床以半身不遂、口眼㖞斜、舌强不能言语为辨证要点。临床常用于治疗面神经麻痹、脑血管疾病后遗症等属于气虚兼气滞证者。

上中下通用痛风方

◇出自《金匮钩玄》

【歌诀】

黄柏苍术天南星　桂枝防己及威灵
桃仁红花龙胆草　羌芷川芎神曲停
痛风湿热与痰血　上中下通用之听

【译文】

上中下通用痛风方由黄柏、苍术、天南星、桂枝、防己、威灵仙、羌活、桃仁、红花、龙胆草、白芷、川芎、炒神曲组成。诸药配合，对痛风湿热、痰血及上中下各种原因引起的痛风皆可治疗。

【组方】

酒炒黄柏　苍术　天南星各二两　桂枝　威灵仙　羌活各三钱　防己半钱
桃仁　白芷各五钱　龙胆草五分　川芎二两　炒神曲一两　红花一钱半

【用法】

共研细末，神曲煮糊为丸，如梧桐子大，每服一百丸，白开水送下；亦可作汤剂，用量按原方比例酌定。

【作用】

祛风除湿，行气活血，化痰消滞。

【主治】

痛风证。症见上中下周身骨节疼痛。

【方解】

本方所治乃外感风邪，兼夹寒、痰、湿热、瘀血，痹阻经脉所致之痛风证，治宜祛风除湿，行气活血，化痰消滞，三焦分消之法。方中黄柏清热，苍术燥湿，龙胆泻火，防己利水，四者治湿与热；桃仁、红花活血祛瘀，川芎行血中之气，南星散风燥痰，四者活血祛痰；羌活去百节风，白芷去头面风，桂枝、威灵仙去臂胫风，四者治风；加神曲，消食健脾，理中焦陈积之气滞。全方诸药合用，上能疏风散邪，下能泻热利湿，中能活血祛痰消滞，三焦分消，故对于上中下周身骨节疼痛之痛风证皆可用本方加减治疗。

【应用】

本方是治疗痛风证的常用方。临床以上中下周身骨节疼痛为辨证要点。临床常用于治疗痛风性关节炎、风湿或类风湿关节炎、肌筋脉炎等属于风痰湿热瘀血痹阻经脉证者。

独活寄生方

◇出自《备急千金要方》

【歌诀】

独活寄生艽防辛　芎归地芍桂苓均
杜仲牛膝人参草　冷风顽痹屈能伸
若去寄生加芪续　汤名三痹古方珍

【译文】

独活寄生汤由独活、桑寄生、秦艽、防风、细辛、川芎、当归、干地黄、芍药、肉桂心、茯苓、杜仲、牛膝、人参、甘草组成。对风湿乘虚而入，肢节屈伸不利的顽固痹证，服之能使肢节屈伸自如。本方若去掉桑寄生加入黄芪、续断而成，即是古代珍贵的三痹汤。

【组方】

独活三两　桑寄生　秦艽　防风　细辛　川芎　当归　干地黄　芍药　肉桂心　茯苓　杜仲　牛膝　人参　甘草各二两

【用法】

水煎服。

【作用】

祛风湿，止痹痛，益肝肾，补气血。

【主治】

痹证日久，肝肾亏虚，气血不足证。症见腰膝疼痛，肢节屈伸不利，或麻木不仁，畏寒喜温，心悸气短，舌淡苔白，脉细弱。

【方解】

本方所治为风寒湿痹日久不愈，伤及肝肾，耗伤气血之证，治宜祛风湿，止痹痛，益肝肾，补气血。方中独活辛散苦燥，善祛深伏骨节之风寒湿邪，并有止腰膝痹痛之长；桑寄生能祛风湿，补肝肾，壮筋骨；又配伍防风、秦艽、细辛、肉桂心，以助独活祛风散寒，除湿止痛；杜仲、牛膝，助桑寄生补益肝肾，强壮筋骨；地黄、当归、川芎、芍药补血和血；人参、茯苓、甘草益气健脾，以资生化。全方合用，气血双补，邪正兼顾，使风湿得除，气血得充，肝肾得补，诸症自愈。

【应用】

本方是治疗痹证日久，肝肾亏虚，气血不足证的常用方。临床以腰膝疼痛，畏寒喜温，舌淡苔白，脉细弱为辨证要点。临床常用于治疗慢性关节炎、类风湿性关节炎、坐骨神经痛、腰肌劳损、骨质增生等属风寒湿痹、肝肾亏损、气血不足证者。

【附方】

三痹汤（《妇人大全良方》）　即独活寄生汤去桑寄生，加黄芪、续断而成，加生姜、大枣水煎服。功用：益气养血，祛风胜湿。主治：气血不足，风寒湿痹，手足拘急等。

消风散

◎出自《太平惠民和剂局方》

【歌诀】

消风散内羌防荆　芎朴参苓陈草并
僵蚕蝉蜕藿香入　为末茶调或酒行
头痛目昏项背急　顽麻①瘾疹②服之清

【词解】

①顽麻：麻木。
②瘾疹：以异常瘙痒、皮肤出现成块、成片状风团为主症的疾病，因其时隐时起，遇风易发，故名"瘾疹"，又称为"风疹块"、"荨麻疹"。

【译文】

消风散由羌活、防风、荆芥、川芎、厚朴、人参、茯苓、陈皮、炙甘草加入僵蚕、蝉蜕、藿香组成，研为细末用茶水调服或者用酒调服。对于头痛目昏、项背拘急、皮肤顽麻、瘾疹瘙痒之证，服用也很见效。

【组方】

羌活　防风　川芎　人参　茯苓　僵蚕　蝉蜕　藿香各二两　荆芥　厚朴　陈皮　炙甘草各半两

【用法】

共研细末，每服6克，用茶水或酒调下。

【作用】

疏风清热，祛湿活血。

【主治】

风热上攻证。症见头痛目昏，项背拘急，鼻嚏声重，以及肢体烦痛，皮肤顽麻，瘾疹瘙痒等；又治妇人血风。

【方解】

本方所治乃风热之邪侵袭人体，浸淫血脉，上攻头面之证，治宜疏风清热，祛湿活血之法。方中荆芥、防风、羌活、蝉蜕、僵蚕疏风散邪，辛散清热，以透达风热之邪；藿香散邪辟秽，芳香化湿；川芎辛散疏风，行气活血，为头痛之要药；人参、茯苓、甘草益气健脾，以助气旺血行；厚朴、陈皮行气除满，使风邪无留壅之所；服时以茶叶调下，既可清疏风热，又能防诸药升散太过；或用酒调服，辛散血行，以助祛风散邪。

【应用】

本方是治疗风热上攻证的常用方。临床以头痛目昏、肢体烦痛、皮肤顽麻、瘾疹瘙痒为辨证要点。临床常用于治疗过敏性皮炎、稻田性皮炎、神经性皮炎、药物性皮炎、荨麻疹、湿疹、头癣等属风热上攻证者。

川芎茶调散

◇出自《太平惠民和剂局方》

【歌诀】

川芎茶调散荆防　辛芷薄荷甘草羌
目昏鼻塞风攻上　偏正头痛悉能康
方内若加僵蚕菊　菊花茶调用亦臧①

【词解】

①臧：善、好。

【译文】

川芎茶调散由川芎、荆芥、防风、细辛、白芷、薄荷、炙甘草、羌活组成，共研细末，清茶调服，能使外感风邪、头昏鼻塞、偏正头痛之人身体恢复安康。本方若加入菊花、僵蚕，名为菊花茶调散，治疗偏正头痛及眩晕偏于风热者疗效也很好。

【组方】

川芎　荆芥各四两　防风一两半　细辛一两　白芷　炙甘草　羌活各二两　薄荷八两

【用法】

共研细末，每服6克，饭后清茶调下。

【作用】

疏风止痛。

【主治】

头痛之外感风邪证。症见偏正头痛，或巅顶作痛，恶寒发热，目眩鼻塞，舌苔薄白，脉浮。

【方解】

本方所治系风邪外袭，循经上扰，清阳之气受阻之头痛证，治宜疏风止痛。方中川芎味辛性温，辛香走窜，上达头目，长于祛风止痛，为诸经头痛之要药，尤善治少阳、厥阴二经头痛（头两侧痛或巅顶痛）；羌活、白芷、细辛均可祛风止痛，其中羌活善治太阳经头痛（后头痛牵连项部痛），白芷善治阳明经头痛（前额及眉棱骨痛），细辛善治少阴经头痛，并可宣通鼻窍；荆芥、防风、薄荷辛散疏风，清利头目；炙甘草益气和中，调和诸药；服时以清茶调下，取其苦寒清上降下之性，既能上清头目，又能制约诸风药过于温燥与升散，以降助升。全方诸药合用，温燥有制，升中有降，共奏疏风止痛之效。

【应用】

本方是治疗外感风邪头痛证的常用方。临床以头痛、恶风发热、鼻塞声重、脉浮为辨证要点。临床常用于治疗偏头痛、血管神经性头痛、慢性鼻炎、鼻窦炎等属外感风邪证者。本方药物以辛温之品为多，故主要适用于风寒头痛，对于风热头痛亦可加减应用。作汤剂煎煮时，宜量轻微煎，以取其轻清之气上入头面而疏风之意。

【附方】

菊花茶调散（录自《医方集解》）　即川芎茶调散加菊花、僵蚕而成，共研细末，每服6克，饭后清茶调下；亦可作汤剂，用量按原方比例酌定。功用：疏风止痛，清利头目。主治：外感风热头痛证。症见偏正头痛，或巅顶痛，恶寒发热，头晕目眩，舌淡苔薄白微黄，脉浮者。

清空膏

◇出自《兰室秘藏》

【歌诀】

清空芎草柴芩连　羌防升之入顶巅①
为末茶调如膏服　正偏头痛一时蠲②

【词解】

①巅：头顶。
②蠲：消除。

【译文】

清空膏由川芎、炙甘草、柴胡、黄芩、黄连、羌活、防风组成，诸药与羌活、防风等升散药配合使用，即能上至巅顶祛风除湿。上药研为细末，用茶少许调成膏状服下，能使偏正头痛很快消除。

【组方】

川芎五钱　炙甘草一两半　柴胡七钱　黄连　羌活　防风各一两　黄芩三两

【用法】

共研细末，每服6克，用茶少许调成膏状，抹在口中，再用少许白开水送下；亦可作汤剂，用量按原方比例酌定。

【作用】

祛风除湿，清热止痛。

【主治】

风湿热邪上攻头窍证。症见偏正头痛，年深不愈，或脑苦痛不止等。

【方解】

本方所治乃风湿热邪上攻头脑，少阳相火偏盛之头痛证，治宜祛风除湿，清热止痛。方中黄芩、黄连苦寒燥湿，清泻相火；柴胡、川芎皆入少阳经，辛散疏风清热，行气活血止痛；羌活、防风辛散上升，祛风胜湿；以上四药，皆为上行之品，能祛湿热于高巅之上；甘草益气补中，调和药性。诸药相配，共奏祛风除湿，清热止痛之功。

【应用】

本方是治疗风湿热邪上攻头脑，少阳相火偏盛之头痛证的常用方。临床以偏正头痛、年深不愈为辨证要点。现代临床常用于治疗高血压、脑动脉硬化、神经衰弱等属于风湿热邪上攻头窍证者。

人参荆芥散

◎出自《妇人大全良方》

【歌诀】
人参荆芥散熟地　防风柴枳芎归比
酸枣鳖羚桂术甘　血风劳作风虚①治

【词解】
①风虚：体内虚弱，而外感风邪。

【译文】
人参荆芥散由人参、荆芥、熟地黄、防风、柴胡、枳壳、川芎、当归、炒酸枣仁、炙鳖甲、羚羊角、桂心、白术、甘草组成，主治妇女血风劳证。

【组方】
人参　荆芥　熟地黄　柴胡　枳壳　炒酸枣仁　炙鳖甲　羚羊角　白术各七分　防风　川芎　当归　桂心　甘草各五分

【用法】
加生姜三片，水煎服。

【作用】
疏风散邪，益气养血，滋阴退热。

【主治】
妇人血风劳证。症见遍身疼痛，头昏目涩，寒热盗汗，颊赤口干，月经不调，面黄肌瘦，腹痛等。

【方解】
本方所治乃由血脉空虚，复感风邪，损耗气血，久渐成劳之证，治宜疏风散邪,益气养血,滋阴退热。方中荆芥、防风、柴胡疏风散邪;人参、白术、甘草益气健脾,使气血生化有源;熟地、当归、鳖甲滋阴养血,清透虚热;桂心、川芎温通经脉、活血调经;枳壳行气破结,与柴胡配伍调畅气机,使补而不滞;酸枣仁养血柔肝,敛汗补虚;羚羊角疏风平木。全方诸药相合,肝脾同调,气血同治,标本兼顾,补中有散,透中有敛,祛邪不伤正,扶正不留邪,共奏疏风散邪,益气养血,滋阴退热之功。

【应用】

本方是治疗妇人血风劳证的常用方。临床以遍身疼痛、寒热盗汗、月经不调、面黄肌瘦为辨证要点。临床常用于治疗席汉综合征、慢性荨麻疹等属于外感风邪,气血不足证者。

大秦艽汤

◎出自《丹溪心法》

【歌诀】

大秦艽汤羌独防　芎芷辛芩二地黄

石膏归芍苓甘术　风邪散见可通尝

【译文】

大秦艽汤由秦艽、羌活、独活、防风、川芎、白芷、黄芩、细辛、生地黄、熟地黄、石膏、当归、白芍、茯苓、炙甘草、白术组成,风邪散见、不拘一经者皆可用本方治疗。

【组方】

秦艽　石膏各二两　羌活　独活　防风　川芎　白芷　黄芩　生地黄　熟地黄　当归　白芍　茯苓　炙甘草　白术各一两　细辛半两

【用法】

水煎服。

【作用】

祛风清热，养血活血。

【主治】

风邪初中经络证。症见口眼㖞斜，舌强不能言语，手足不能运动，风邪散见，不拘一经者。

【方解】

本方所治乃正气亏虚，风邪乘虚入中经络，气血痹阻，络脉不通之证，治宜祛风清热，养血活血。方中秦艽祛风清热，通经活络；配伍羌活、独活、防风、白芷、细辛，均为辛温行散之品，祛风散邪，搜风通络；当归、川芎、白芍、熟地养血活血，既可使祛风而不伤血，又有"治风先治血，血行风自灭"之意；白术、茯苓、甘草益气健脾，以化生气血；生地、石膏、黄芩清泄郁热，监制诸风药辛温行散太过。全方各药相合，祛邪与扶正并举，治风与治血共施，辛温行散而不伤血，养血荣筋又不碍邪，共奏祛风清热，养血活血之效。

【应用】

本方是治疗风邪初中经络轻证之常用方。临床以口眼㖞斜，舌强不能言语，手足不能运动，神志清醒，邪浅病轻，并兼有外风症者为辨证要点。临床常用于治疗面神经麻痹、脑血管痉挛、脑血栓形成等属风中经络证者。本方辛温发散之品较多，阴血亏虚者慎用。

三生饮

◇出自《太平惠民和剂局方》

【歌诀】

三生饮用乌附星　三生皆用木香听
加参对半扶元气　卒中①痰迷②服此灵

星香散亦治卒中　体肥不渴邪在经

【词解】

①卒中：中风。卒：同"猝"，突然。

②痰迷：指神志失常、癫痫、昏厥等心神被蒙之证。

【译文】

三生饮由生川乌、生附子、生南星组成，三味药皆生用，又加木香理气。若病人平素元气虚弱而突然中风痰迷的，要加人参以扶正祛邪，卒中痰迷者服此方颇有效验。星香散（《医方集解》）也用来治疗卒中证，主治中风痰盛、体肥不渴者。

【组方】

生川乌　生附子各五钱　生南星一两　木香二钱

【用法】

加生姜十五片，水煎服。

【作用】

祛风化痰，通阳散寒。

【主治】

阳虚风痰厥逆证。症见突然昏愦，不省人事，痰涎壅盛，四肢厥逆，语言謇涩等。

【方解】

本方所治乃因阳气衰微，风邪入中，寒痰上壅，胸中清阳闭塞不通之证，故治宜祛风化痰，通阳散寒。方中天南星辛苦性温，善祛风化痰；川乌、附子大辛大热，祛风散寒，温阳通络；木香理气醒脾，使气顺痰消；煎加生姜，加强辛温散寒、宣肺化痰之力，又可监制上药峻烈之性。诸药相配，共奏祛风化痰，通阳散寒之功。元气既虚者，可于本方内加人参，以大补元气，扶正祛邪,急救卒中。

【应用】

本方是治疗卒中痰厥证的常用方。临床以突然昏愦、不省人事、痰涎壅盛、四肢厥逆为辨证要点。临床常用于治疗急性脑出血、脑梗死属阳虚风痰厥逆证者。

【附方】

星香散(《医方集解》) 胆星八钱、木香二钱,水煎服。功用:化痰调气。主治:中风痰盛,体肥不渴者。

地黄饮子

◇出自《黄帝素问宣明论方》

【歌诀】

地黄饮子山茱斛 麦味菖蒲远志茯

苁蓉桂附巴戟天 少入薄荷姜枣服

喑厥[①]风痱[②]能治之 火归水中水生木(一作"虚阳归肾阴精足")

【词解】

①喑:哑,不能说话。厥:突然昏倒,不省人事,手足厥冷之症。
②风痱:中风,偏瘫。

【译文】

地黄饮子由熟地黄、山茱萸、石斛、麦冬、五味子、石菖蒲、远志、茯苓、肉苁蓉、肉桂、炮附子、巴戟天组成,加入少量薄荷、生姜、大枣煎服,喑厥风痱都可治疗,诸药相配,使下元得补,虚阳归肾,阴精旺盛。

【组方】

熟地黄、山茱萸、石斛、麦冬、五味子、石菖蒲、远志、茯苓、肉苁蓉、

肉桂、炮附子、巴戟天各等份

【用法】

共研粗末，每服9克，加生姜五片，大枣一枚，薄荷五七叶，水煎服。

【作用】

滋肾阴，补肾阳，开窍化痰。

【主治】

肾虚喑痱证。症见舌强不能言，足废不能用，口干不欲饮，足冷面赤，脉沉细弱。

【方解】

喑者，指舌强不能言；痱者，指足废不能用。本方所治乃下元虚衰，虚阳上浮，痰浊随之上泛，堵塞窍道之证，治宜滋肾阴，补肾阳，开窍化痰之法。方中熟地、山茱萸补肾填精；肉苁蓉、巴戟天温壮肾阳；四药合用，以治下元虚衰之本。附子、肉桂助阳益火，协肉苁蓉、巴戟天温暖下元，补肾壮阳，并可摄纳浮阳，引火归元；石斛、麦冬滋阴益胃，补后天以充养先天；五味子酸涩收敛，合山茱萸可固肾涩精，伍肉桂能摄纳浮阳，纳气归肾；石菖蒲、远志、茯苓化痰开窍，交通心肾；煎加姜枣补胃和中，调和药性；薄荷数叶疏郁利咽，并增轻清宣窍之力。诸药配伍，使下元得养，浮阳得摄，水火相济，痰化窍开，则喑痱可愈。

【应用】

本方是治疗肾虚喑痱证的代表方。临床以舌强不能言、足废不能用、足冷面赤、脉沉细弱为辨证要点。临床常用于治疗晚期高血压病、脑动脉硬化、中风后遗症、脊髓炎、老年性痴呆等属肾阴阳两虚证者。

第十一章 祛寒之剂

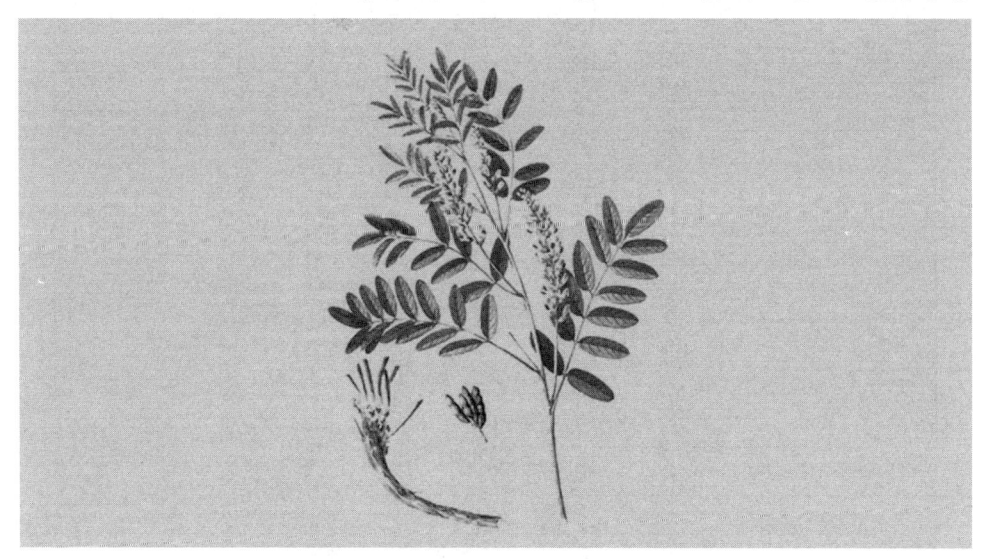

本章所讲的祛寒之剂,即温里剂,是指以温热药为主要组成部分,主要用于治疗里寒证的方剂。寒不在表,而在脏腑经络的病症被称为里寒症。此类病症的形成原因多是由素体阳虚,寒自内生,或表寒未解而传里;或外邪直中于里;或误治伤阳等。根据《素问·至真要大论》当中"寒者热之"的原则,对于此类病症的治疗所使用的方法被命名为温里之法。由于里寒证有脏腑经络之别,轻重缓急之异,所以治疗方法又有温中祛寒、回阳救逆、温经散寒的不同,在临床治疗中,应辨证清楚,才能准确施治。

理中汤

◎出自《伤寒论》

【歌诀】
理中汤主理中乡　甘草人参术黑姜
呕利腹痛阴寒盛　或①加附子总回阳

【词解】
①或：若，如果。

【译文】
理中丸主理中焦脾胃。此方由炙甘草、人参、白术、黑干姜组成。对中焦虚寒的呕吐、下利、腹痛者，若加附子（附子理中汤）总能温阳散寒，恰中要害。

【组方】
炙甘草　人参　白术　干姜各三两

【用法】
水煎服。

【作用】
温中祛寒，补气健脾。

【主治】
1. 脾胃虚寒证，症见脘腹疼痛，喜温喜按，自利不渴，畏寒肢冷，呕吐，不欲饮食，舌淡苔白，脉沉细。
2. 阳虚失血证，症见吐血，衄血，便血，崩漏，或月经过多，色淡质稀，四肢不温，舌淡，脉沉迟而细。

3. 小儿慢惊，或病后喜唾涎沫，或霍乱吐泻，以及胸痹等由中焦虚寒所致者。

【方解】

本方所治为中阳不足，脾胃虚寒，运化失司，失于统摄之证，治宜温中祛寒，补气健脾。方中干姜大辛大热，直入脾胃，为温中祛寒，振奋脾阳之要药；人参甘而微温，补气健脾，促进运化；白术苦温，健脾燥湿，助人参复脾健运之能；炙甘草甘温，益气补中，缓急止痛。四药相合，共奏温中祛寒，补气健脾之功。

【应用】

本方是治疗脾胃虚寒证的基础方。临床以畏寒肢冷、自利不渴、呕吐腹痛、舌淡苔白、脉沉迟为辨证要点。临床常用于治疗急慢性胃肠炎、胃及十二指肠溃疡、胃扩张、胃下垂、慢性结肠炎、慢性支气管炎、功能性子宫出血等属脾胃虚寒证者。

【附方】

附子理中丸（《阎氏小儿方论》） 干姜、人参、白术、炙甘草、附子各一两，共研细末，炼蜜为丸，每次10克，每日3次，温开水送服，小儿酌减；亦可作汤剂，用量按原方比例酌定。功用：温阳祛寒，益气健脾。主治：脾胃虚寒较甚，或脾肾阳虚证。症见脘腹冷痛，呕吐下利，畏寒肢冷，或霍乱吐利转筋等。

附子理中丸即理中汤加附子而成，其温中散寒之力更强，且能温肾，故适用于脾胃阳虚寒盛之重证，或脾肾虚寒者。

真武汤

◇出自《伤寒论》

【歌诀】

真武[①]汤壮肾中阳　茯苓术芍附生姜

少阴腹痛有水气　悸眩②瞤惕③保安康

【词解】
①真武：亦称"玄武"。俗称"真武大帝""玄天上帝"，为传说中的北方之神。根据阴阳五行来说，北方属水，故北方之神即为水神。
②悸眩：心悸眩晕一类病症。
③瞤惕：肌肉掣动。

【译文】
真武汤有壮肾温阳之功效。本方由茯苓、白术、芍药、附子、生姜组成。肾阳虚、寒水内停而致腹痛、小便不利及发汗太过而致的心悸头眩、身体肌肉跳动之人服用，皆有极好之疗效。

【组方】
茯苓三两　白术二两　芍药三两　炮附子一枚　生姜三两

【用法】
水煎服。

【作用】
温阳利水。

【主治】
脾肾阳虚，水气内停证。症见小便不利，四肢沉重疼痛，腹痛下利，或肢体浮肿，或心悸头眩，筋肉瞤动，苔白不渴，脉沉。

【方解】
本方所治乃肾阳不足，不能化气行水；脾阳虚弱，不能运化水湿，以致水气泛溢之证。治宜温脾肾以助阳气，利小便而祛水邪。方中附子大辛大热，温肾助阳，以化气行水，兼暖脾土，以温运制水；茯苓、白术，健脾渗湿利水；生姜温散水气；白芍酸敛养阴，既补已伤之阴，又使利水而不伤阴，还可柔肝缓急止腹痛,养阴舒筋以止筋惕肉瞤,尚能利小便而行水气。诸药相配,共奏温阳利水之功。

【应用】

本方是治疗脾肾阳虚,水气内停证的常用方。临床以小便不利,肢体沉重或浮肿,苔白不渴,脉沉为辨证要点。临床常用于治疗慢性肾小球肾炎、心源性水肿、甲状腺功能低下、慢性支气管炎、慢性肠炎、肠结核、梅尼埃病等属于脾胃阳虚、水气内停证者。

导气汤

◎出自《医方集解》

【歌诀】

寒疝[①]痛用导气汤　川楝茴香与木香
吴茱萸以长流水[②]　散寒通气和小肠

【词解】

①寒疝:指寒邪侵于厥阴经的病症。症见阴囊冷痛肿硬、痛引睾丸、阴茎不举、喜暖畏寒、形寒肢冷等。

②长流水:河中长年流动的水。

【译文】

治疗寒疝痛用导气汤。此方由川楝子、小茴香、木香、吴茱萸组成,上述药用河中长流水煎服,有散寒止痛、疏肝行气、通利肠腑之功效。

【组方】

川楝子四钱　小茴香二钱　木香三钱　吴茱萸一钱

【用法】

水煎服。

【作用】
行气散寒，疏肝止痛。

【主治】
寒疝。症见阴囊冷痛，结硬如石，或引睾丸而痛等。

【方解】
本方所治乃因寒侵肝经，气机阻滞所致寒疝之证，"诸疝皆归肝经"，"治疝必先治气"，故治宜行气散寒，疏肝止痛之法。方中川楝子入肝经，行气疏肝止痛；小茴香暖肝散寒，既可加强川楝子疏肝止痛之力，又能制约其苦寒伤阳之弊；木香通理三焦，行气止痛；吴茱萸疏肝下气，散寒止痛。全方诸药配伍，寒热并用，相反相成，既加强行气疏肝之用，又防气郁化热之变，共奏行气散寒，疏肝止痛之功。

【应用】
本方是治疗寒疝的常用方。临床以阴囊冷痛、结硬如石，或引睾丸而痛为辨证要点。本方现代临床常用于治疗鞘膜积液、睾丸炎、附睾炎等属于寒侵肝经、气机阻滞证者。

疝气汤
◇出自《丹溪心法》

【歌诀】
疝气[1]方用荔枝核　栀子山楂枳壳益
再入吴茱入厥阴　长流水煎疝痛释

【词解】
①疝气：以阴囊、小腹疼痛肿起，涉及腰、胁、背以及心窝部、脐周，伴有四肢厥冷、冷气抢心、止作无时为主要表现的疾病。

【译文】

疝气汤由荔枝核、栀子、炒山楂、枳壳组成，加入吴茱萸入肝经散寒燥湿、疏肝调气，用河中长流水煎服，能使疝气疼痛彻底解除。

【组方】

荔枝核　栀子　炒山楂　枳壳　吴茱萸 各等份

【用法】

共研粗末，每服6克，水煎服。

【作用】

散寒除湿，行气止痛。

【主治】

寒湿疝气。症见疝气疼痛，或牵引睾丸而痛等。

【方解】

本方所治乃寒湿侵犯肝经，气机阻滞之证，治宜散寒除湿，行气止痛。方中用荔枝核甘温，入肝肾经，理气散寒止痛；吴茱萸辛热，既散肝经寒邪，又疏肝气之郁滞；枳壳破气散结；山楂散瘀消积；栀子苦寒，清热利湿，导湿热从小便而去，并防温药助热或郁滞化热之患。五药相合，共奏散寒除湿，行气止痛之功。

【应用】

本方是治疗寒湿疝气的常用方。临床以疝气疼痛，或牵引睾丸而痛为辨证要点。本方现代临床常用于治疗鞘膜积液、睾丸炎、附睾炎等属于寒湿侵犯肝经，气机阻滞证者。

橘核丸

◎出自《济生方》

【歌诀】
橘核丸中川楝桂　朴实延胡藻带昆
桃仁二木酒糊合　癞疝[①]痛顽盐酒吞

【词解】
①癞疝：睾丸肿大坚硬，重坠胀痛或麻木不知痛痒的病症。

【译文】
橘核丸由橘核、炒川楝子、桂心、厚朴、炒枳实、炒延胡索、海藻、海带、昆布、桃仁、木香、木通组成，用酒煮糊做成药丸。癞疝痛顽者用盐汤或酒服下疗效更佳。

【组方】
炒川楝子　橘核　海藻　海带　昆布　桃仁各一两　厚朴　炒枳实　炒延胡索　桂心　木香　木通各半两

【用法】
共研细末，酒糊为丸，每服6~9克，空腹用盐汤或温酒送下；亦可作汤剂，用量按原方比例酌定。

【作用】
行气止痛，软坚散结。

【主治】
癞疝。症见睾丸肿胀偏坠，或坚硬如石，或痛引脐腹等。

【方解】

本方所治乃因寒湿客于厥阴肝经，气血郁滞之寒湿疝气，治宜行气止痛，软坚散结之法。方中橘核理气散结，专治疝痛；川楝子、木香行气止痛；桃仁活血散瘀；延胡索活血行气止痛；肉桂温肾暖肝而散寒；木通通利血脉而除湿；厚朴下气燥湿；枳实行气破坚；海藻、昆布、海带软坚散结。诸药合用，直达厥阴肝经，行气血，祛寒湿，止疼痛，软坚散结，癫疝顽痛服之有效。

【应用】

本方是治疗癫疝的常用方。临床以睾丸持续肿胀偏坠、痛引脐腹为辨证要点。本方现代临床常用于治疗鞘膜积液、睾丸炎、附睾炎等属于寒湿侵犯肝经，肝经气血不和证者。

四逆汤

◇出自《伤寒论》

【歌诀】

四逆汤中姜附草　三阴①厥逆太阳沉②
或益姜葱参芍桔　通阳复脉力能任

【词解】

①三阴：即指足太阴脾、足少阴肾、足厥阴肝。
②太阳沉：指太阳证脉沉者。

【译文】

四逆汤由干姜、附子、炙甘草组成，主治阳衰寒厥证。若随证配伍生姜、葱白、人参、芍药、桔梗，有回阳通脉之功。

【组方】

干姜一两半　附子一枚　炙甘草二两

【用法】
水煎服，附子先煎久煎。

【作用】
回阳救逆。

【主治】
心肾阳衰寒厥证。症见四肢厥逆，恶寒踡卧，呕吐不渴，腹痛下利，神衰欲寐，舌苔白滑，脉沉微细。

【方解】
本方所治乃心肾阳气衰微，阴寒内盛之证，病情危重，非用大剂辛热纯阳之品不足以破阴回阳，故治宜回阳救逆。方中生附子大辛大热，温壮命火，破阴逐寒，通行十二经脉，迅达内外以回阳救逆；干姜辛热，守而不走，专于温中散寒，助附子破阴回阳，使回阳救逆之力更大，前人故有"附子无姜不热"之说。因生附子纯阳大毒，与干姜同用，其性尤峻；又阴阳互根，肾阳衰微，真阴也因之不足，且证见吐利，阴液必伤，故以炙甘草益气安中，既解生附子之毒，又可缓附、姜之峻，更寓护阴之意，使回阳逐寒而无劫阴及致虚阳暴散之虑。药虽三味，脾肾兼顾，温补并用，力专效宏，共奏回阳救逆之功。

【应用】
本方是回阳救逆的代表方。临床以四肢厥逆、恶寒踡卧、神衰欲寐、舌淡苔白滑，脉沉微细为辨证要点。本方现代临床常用于救治心肌梗死、心力衰竭、急慢性胃肠炎吐泻过多或某些急症大汗出而见休克等属于亡阳虚脱证者。

【附方】
通脉四逆汤（《伤寒论》）　附子大者一枚　干姜三两　炙甘草二两，水煎，分两次温服，附子先煎一小时。功用：回阳通脉。主治：少阴病。症见下利清谷，里寒外热，手足厥逆，脉微欲绝，身反不恶寒，其人面色赤，或利止，脉不出等。

通脉四逆汤与四逆汤药味相同，但加重了附子、干姜用量，故温阳祛寒之力更强，能使阳回脉复，其主治证除四肢厥逆外，更有"身反不恶寒，其人面赤，或腹痛，或干呕，或咽痛，或利止脉不出"等，是阴盛格阳，真阳欲脱之危象。故原书方后注明：若见面色赤者，加葱白九茎，加强宣通阳气之效；腹中痛者，去葱白，加芍药二两，取其敛阴和营、缓急止痛之意；呕者，加生姜二两，和胃降逆止呕；咽痛者，去芍药，加桔梗一两，利咽开结；利止脉不出者，去桔梗，加人参二两，益气生津，固脱复脉。歌诀中"或益姜葱参芍桔，通阳复脉力能任"，即是指通脉四逆汤方后的随证加减方法，可供临床参考。

白通加猪胆汁汤

◇出自《伤寒论》

【歌诀】

白通①加尿猪胆汁　干姜附子兼葱白
热因寒用妙义深　阴盛格阳②厥无脉

【词解】

①白通：即"白通汤"。
②阴盛格阳：体内阴寒太盛，格拒虚阳于外，出现真寒假热之证。

【译文】

白通加猪胆汁汤由干姜、生附子、人尿、猪胆汁，加葱白组成。此方以热药为主，佐以少量寒凉药的配伍特点含义深远，主治阴盛格阳、四肢厥逆、无脉之证。

【组方】

葱白四茎　干姜一两　生附子一枚　人尿五合　猪胆汁一合

【用法】

用水先煎附子一小时,再加入葱白、干姜同煎,取汁,放入猪胆汁、人尿,分两次温服。

【作用】

破阴回阳,宣通上下,益阴和阳降逆。

【主治】

少阴戴阳证。症见四肢厥逆,下利不止,干呕心烦,无脉。

【方解】

本方所治乃肾阳衰微,阴寒太盛,阴盛格阳之戴阳证,治宜破阴回阳,宣通上下,益阴和阳降逆。本方系白通汤加猪胆汁、人尿而成。因方中葱白宣通上下阳气,故名"白通"。白通汤主治阴盛于下,格阳于上之戴阳证,症见但欲寐,四肢厥逆,面赤下利,脉微。若戴阳证服白通汤下利仍不止,且见厥逆无脉,干呕而烦,是病重药轻,阳药被阴邪所格拒,故仍主以白通汤,更反佐咸寒苦降之猪胆汁、人尿,以引阳入阴,防止格拒。全方诸药相合,共奏破阴回阳,宣通上下,益阴和阳降逆之功。

【应用】

本方是治疗少阴戴阳证的代表方。临床以四肢厥逆、下利不止、干呕心烦、无脉为辨证要点。本方现代临床常用于治疗风湿性心脏病、高血压性心脏病、肺心病、冠心病、肾脏病、中风等所引起的各种顽固心衰属于阴盛格阳证者。

吴茱萸汤

◇出自《伤寒论》

【歌诀】

吴茱萸汤人参枣　重用生姜温胃好

阳明寒呕少阴利　厥阴头痛皆能保

【译文】

吴茱萸汤由吴茱萸、人参、大枣组成，重用生姜温胃散寒效果更好。对阳明虚寒所致食谷欲呕、少阴吐利、厥阴头痛皆有疗效。

【组方】

吴茱萸一升　人参三两　大枣十二枚　生姜六两

【用法】

水煎服。

【作用】

温中补虚，降逆止呕。

【主治】

虚寒呕吐证。症见胃中虚寒，食谷欲呕，胃脘冷痛，吞酸嘈杂；或厥阴头痛，干呕，吐涎沫；或少阴吐利，手足厥冷，烦躁欲死。

【方解】

本方治证虽多，但病机总以胃中虚寒，浊阴上逆为关键，治宜温中补虚，降逆止呕之法。方中吴茱萸辛苦大热，直人肝胃，温肝暖胃，散寒降逆，和中止呕；重用生姜，温胃散寒，和中止呕，为呕家之圣药，与吴茱萸相配，散寒降浊之功益著；人参益气健脾，养胃生津，既扶中气之虚，又顾津液之伤；大枣益气滋脾，甘缓和中，既助人参补脾养胃，又制吴茱萸辛热燥烈，且与生姜相配，调和营卫。四药相合，共奏温中补虚，暖肝和胃，降逆止呕之功。

【应用】

本方是治疗中焦虚寒，浊阴上逆证的常用方。临床以呕吐，或干呕吐涎沫，舌苔白滑，脉沉弦或沉迟为辨证要点。本方现代临床常用于治疗慢性胃炎、神经性头痛、梅尼埃病、妊娠呕吐等属于中焦虚寒、浊阴上逆证者。

益元汤

◇出自《活人书》

【歌诀】

益元艾附与干姜　麦味知连参草将
姜枣葱煎入童便　内寒外热名戴阳①

【词解】

①戴阳：指重病后期出现面红颧赤的征象。常兼见下利完谷、手足厥冷、里寒外热、脉微欲绝等症。

【译文】

益元汤由艾叶、炮附子、干姜、麦冬、五味子、知母、黄连、人参、炙甘草组成，加生姜、大枣、葱白水煎，再加童子小便一匙服用，主治真寒假热的戴阳证。

【组方】

炮附子　干姜　黄连　人参各五分　五味子九粒　麦冬　知母各一钱　艾叶　炙甘草各三分

【用法】

加生姜三片，大枣三枚，葱白三茎，水煎，去滓，再加童子小便一匙冷服。

【作用】

益元阳，散阴寒，引火归元。

【主治】

戴阳证。症见面赤身热，烦躁不安，欲裸衣入井，坐到水中，但又要加厚衣被，饮水不入口等。

【方解】

本方所治乃阴盛格阳之证，治宜益元阳，散阴寒，引火归元。方中炮附子温壮元阳，回阳救逆；干姜、艾叶温中散寒，通行经络，助附子益元阳、散阴寒之力。人参、甘草益气和中，与上药配伍，又有辛甘化阳之义，加强温补阳气作用；麦冬、五味子补阴敛气，与人参配伍，寓生脉散之意，益气生脉；知母滋阴降火；葱白宣通上下阳气；生姜、大枣调补脾胃。又伍黄连苦寒清热，人童便冷服，既可引火归元，又为反佐之用，以防寒热格拒。诸药相合，共奏益元阳，散阴寒，引火归元之功。

【应用】

本方是治疗阴盛格阳证的常用方。临床以面赤身热、烦躁不安、但又要加厚衣被、饮水不入口为辨证要点。本方现代临床常用于治疗充血性心力衰竭、老年性痴呆等属于阴盛格阳证者。

回阳救急汤

◇出自《伤寒六书》

【歌诀】

回阳救急用六君[①]　桂附干姜五味群
加麝三厘或胆汁　三阴寒厥[②]见奇勋

【词解】

①六君：即"六君子汤"。
②三阴寒厥：寒邪直中三阴，真阳衰微。

【译文】

回阳救急汤由六君子汤的人参、白术、茯苓、炙甘草、陈皮、半夏加上肉桂、熟附子、干姜、五味子组成，服药时加麝香三厘或无脉加猪胆汁服用，治疗三阴寒厥的重证有奇特疗效。

【组方】

人参　白术　茯苓　炙甘草　陈皮　制半夏　肉桂　熟附子　干姜　五味子（原书未著剂量）

【用法】

加生姜三片，水煎，去渣，临服时加麝香0.1克调服。

【作用】

回阳救急，益气生脉。

【主治】

阴寒内盛，真阳衰微证。症见四肢厥冷，恶寒蜷卧，腹痛吐泻，口不渴，或指甲口唇青紫，舌淡苔白滑，脉沉迟无力，甚或无脉。

【方解】

本方所治乃阴寒内盛，阳微欲脱之危证，法当回阳救逆与益气固脱并施，方可胜任。本方用四逆汤合六君子汤及生脉散（去麦冬）加肉桂、麝香而成。方用四逆汤回阳救逆；加肉桂益阳消阴；六君子汤补益脾胃，固守中州；人参与五味子相合，又能益气生脉；又配伍少许麝香，芳香通脉，与五味子酸收相伍，发中有收，使诸药迅布周身，以奏殊功。诸药相合，为回阳固脱、益气生脉之良方。

【应用】

本方是治疗阴寒内盛，真阳衰微证的代表方。临床以四肢厥冷、恶寒蜷卧、腹痛吐泻、舌淡苔白滑、脉沉微甚或无脉为辨证要点。本方现代临床常用于治疗慢性心力衰竭、心源性休克等属于阴寒内盛，阳微欲脱证者。方中麝香用量不能过多，只可暂服，待手足转温，脉较有力，便可不用。

四神丸

◎ 出自《证治准绳》

【歌诀】
四神故纸吴茱萸　肉蔻五味四般须
大枣百枚姜八两　五更肾泻火衰扶

【译文】
四神丸由破故纸、吴茱萸、肉豆蔻、五味子组成，用百枚大枣、八两生姜同煮，取枣肉和药末捣匀做成丸药服用，主治脾肾虚寒而致的五更泄泻。

【组方】
破故纸（补骨脂）四两　吴茱萸一两　肉豆蔻二两　五味子二两

【用法】
共研细末，用生姜八两、大枣百枚同煮，煮熟取枣肉和药末捣匀成丸，每服6～9克，临睡时淡盐汤或白开水送下；亦可作汤剂，用量按原方比例酌定。

【作用】
温肾暖脾，固肠止泻。

【主治】
脾肾阳虚之肾泄证。症见五更泄泻，不思饮食，食不消化，或久泻不愈，腹痛腰酸肢冷，神疲乏力，舌质淡，苔薄白，脉沉迟无力。

【方解】
本方所治乃由命门火衰，火不暖土，脾失健运所致之五更泄泻，治宜温肾暖脾，固肠止泻。方中重用补骨脂，辛苦大温，可补肾助阳，温脾止泻，为治肾虚泄泻,壮火益土之要药;肉豆蔻辛温,其气芳香,温脾暖胃,涩肠止泻,配伍补骨脂则温肾暖脾,固涩止泻之功益彰;五味子酸温,固肾益气,涩精止泻,吴茱萸辛苦大热,温暖肝脾肾以散阴寒;用时加生姜、大枣,温胃散寒,以助运化。全方配伍,脾肾温则运化复,肠固而泻可止。

【应用】

本方是治疗肾虚五更泻的代表方。临床以五更泄泻、不思饮食、舌淡苔白、脉沉迟无力为辨证要点。本方现代临床常用于治疗慢性肠炎、慢性结肠炎、肠道易激综合症、痢疾、肠结核等属于脾肾阳虚证者。

厚朴温中汤

◇出自《内外伤辨惑论》

【歌诀】

厚朴温中陈草苓　干姜草蔻木香停

煎服加姜治腹痛　虚寒胀满用皆灵

【译文】

厚朴温中汤由厚朴、陈皮、炙甘草、茯苓、干姜、草豆蔻、木香组成。加生姜煎服可治疗腹痛,虚寒胀满者服用也很见效。

【组方】

厚朴姜制　陈皮各一两　炙甘草　茯苓　草豆蔻　木香各五钱　干姜七分

【用法】

共研粗末,加生姜三片,水煎温服。

【作用】

温中行气,燥湿除满。

【主治】

脾胃寒湿证。症见脘腹胀满,便溏,或胃寒时痛,泛吐清水,舌苔白滑或腻,脉濡滑。

【方解】

本方所治乃脾胃寒湿,气机阻滞之证,治宜温中行气,燥湿除满。方中厚朴芳香苦温,下气化湿除满;草豆蔻、干姜、陈皮、木香,温中散寒,行气宽中,助厚朴使脾胃枢机运转;茯苓渗湿健脾;甘草、生姜和中调药。诸药合用,共奏温中行气之功,使寒湿除,气滞行,痞满胀痛自解。

【应用】

本方是治疗脾胃寒湿气滞证的常用方。临床以脘腹胀痛,得暖则减,大便溏泻,泛吐清水,舌苔白滑为辨证要点。本方现代临床常用于治疗慢性肠炎、女性白带过多等属于脾胃寒湿气滞证者。

第十二章 祛暑之剂

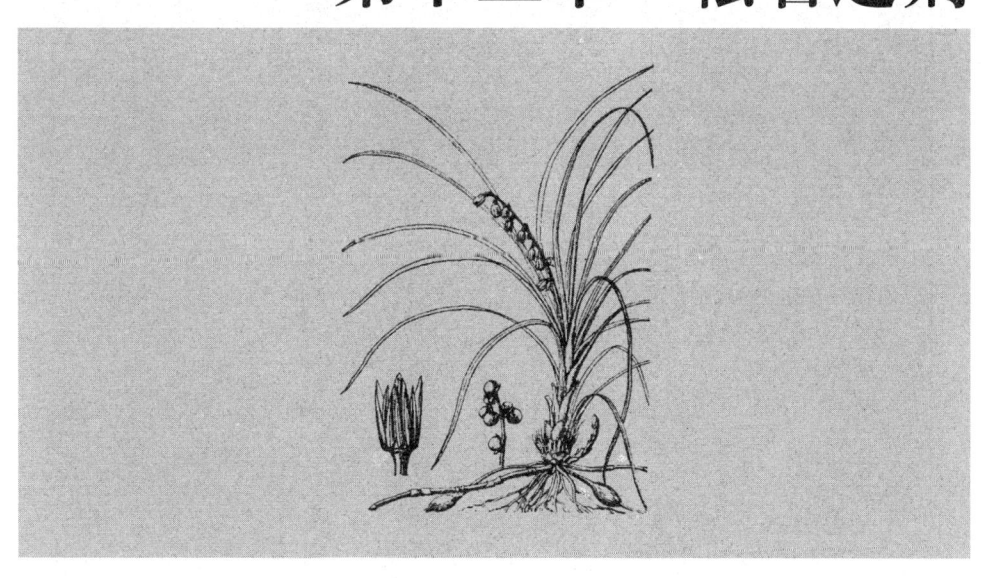

本章所讲的祛暑之剂，就是指能够去除暑邪、治疗暑病的方剂。暑为阳邪，易伤津耗气，且暑气通于心，所以暑病在临床上常见的症状有发热口渴、汗出心烦、倦怠少气等症。由于暑多夹湿，所以患暑病者也可见吐泻、小便不利等夹湿症状。夏月贪凉露卧，不避风寒，又易兼见恶寒无汗等表寒证。所以去暑之剂可分为去暑清热、清暑益气、去暑利湿、去暑解表四个种类，在临床应用当中，应当辨证选用。

清暑益气汤

◇出自《脾胃论》

【歌诀】
清暑益气参草芪　当归麦味青陈皮
曲柏葛根苍白术　升麻泽泻姜枣随

【译文】
清暑益气汤由人参、炙甘草、黄芪、当归、麦冬、五味子、陈皮、青皮、炒神曲、黄柏、葛根、苍术、白术、升麻、泽泻组成,加上生姜、大枣煎制而成。

【组方】
黄芪　苍术　升麻各一钱　人参　泽泻　陈皮　炒神曲　白术各五分　炙甘草　当归身　麦冬各三分　青皮二分半　五味子九粒　黄柏　葛根各二分

【用法】
加生姜二片,大枣二枚同煎,温服。

【作用】
清暑益气,除湿健脾。

【主治】
平素气虚,又感暑湿证。症见身热头痛,口渴自汗,四肢困倦,不思饮食,胸满身重,大便溏薄,小便短赤,苔腻,脉虚。

【方解】
本方所治乃元气本虚,伤于暑湿,气津两伤之证,治宜清暑益气,除湿健脾。方中用人参、黄芪、白术、炙甘草、生姜、大枣诸多补气之品,大补元气，既可补既虚之元气，又能补暑热所伤之气，且益气固表止汗，防暑邪继续耗伤气阴；又配伍麦冬、五味子、当归，养阴生津，与上述补气药物相合，气阴双补。暑湿困着脾胃，故又伍苍术芳香燥湿，泽泻淡渗利湿，黄柏清热燥湿，以祛除湿邪。青皮、陈皮、神曲，理气和中，化滞消食，加强脾胃健运之力，又使全方补不壅滞；升麻、葛根辛凉升散，既能清解暑热，又可生津止渴。全方诸药相合，共奏清暑益气，除湿健脾之功。

【应用】

本方是治疗元气本虚，伤于暑湿，气津两伤证的常用方。临床以身热口渴、肢倦纳呆、胸满身重、便溏尿赤、苔腻脉虚为辨证要点。本方现代临床常用于治疗轻度中暑、小儿夏季热等属于外感暑湿、气津两伤证者。

生脉散

◇出自《内外伤辨惑论》

【歌诀】

生脉麦味与人参　保肺清心治暑淫[①]
气少汗多兼口渴　病危脉绝急煎斟

【词解】

①淫：过度。

【译文】

生脉散由麦冬、五味子、人参组成，主治暑淫伤人，有保肺清心之功效。气短、多汗、口渴及病危脉绝者，当急用本方煎汤服用。

【组方】

麦冬五分　五味子七粒　人参五分

【用法】

水煎服。

【作用】

益气生津，敛阴止汗。

【主治】

1. 温热、暑热耗伤气阴证　症见汗多神疲，体倦乏力，气短懒言，咽干口渴，舌干红少苔，脉虚细。

2. 久咳肺虚，气阴两伤证　症见呛咳少痰，气短自汗，口干舌燥，苔薄少津，脉虚数或虚细。

【方解】

本方所治乃气阴两伤之证，治宜益气生津，敛阴止汗。方中人参大补元气，生津复脉；麦冬养阴生津，与人参相配，益气养阴，两救气阴；五味子敛阴止汗，生津益气，尤善敛聚耗散之真气，以助生脉。三药相合，一补一润一敛，共奏益气生津，敛阴止汗，养心生脉之效。

【应用】

本方是治疗气阴两虚证的基础方。临床以气短、汗出、舌干红少苔、脉虚为辨证要点。本方现代临床常用于治疗冠心病、心绞痛、心律不齐、心肌炎、心力衰竭，以及肺心病、肺结核、慢性支气管炎等属于气阴两虚证者。

六一散

◇出自《伤寒直格》

【歌诀】

六一滑石同甘草　解肌行水兼清燥
统治表里及三焦　热渴暑烦泻痢保
益元碧玉与鸡苏　砂黛薄荷加之好

【译文】

六一散由六两滑石、一两甘草组成，有清解暑热、行水利湿之功效，统治表里上下三焦，对身热口渴、暑热心烦、大便泄泻极为有效。益元散、碧玉散和鸡苏散，即六一散分别加上辰砂、青黛、薄荷叶组成，祛暑清热疗效更好。

【组方】

滑石六两　甘草一两

【用法】

共研细末，每服9克，和白蜜少许，冷水或灯心汤调服，每日3次。

【作用】

清暑利湿。

【主治】

暑湿证。症见身热烦渴，小便不利，或泄泻。

【方解】

本方所治乃暑邪夹湿之证，治宜清暑利湿之法。方中滑石，清热解暑，利水通淋，使暑热水湿从小便而去；甘草生用，泻火缓中，缓和滑石滑寒之性。全方药仅二味，清热与利湿并行，清热而不留湿，利水又不伤正，使暑消湿去，诸症可除。

【应用】

本方是治疗暑湿证的基础方。临床以身热、心烦口渴、小便不利为辨证要点。本方现代临床常用于治疗膀胱炎、尿道炎、急性肾盂肾炎等属于暑湿或湿热下注者。

【附方】

1. 益元散（《伤寒直格》）　即六一散加辰砂，灯心汤调服。功用：清心祛暑，兼能安神。主治：暑湿证兼见心悸怔忡，失眠多梦者。

2. 碧玉散（《伤寒直格》）　即六一散加青黛令如青碧色。功用：祛暑清肝。主治：暑湿证兼有肝胆郁热者。

3. 鸡苏散（《伤寒直格》）　即六一散加薄荷叶一分。功用：疏风祛暑。主治：暑湿证兼见微恶风寒，头痛头胀，咳嗽不爽者。

三物香薷饮

◇出自《太平惠民和剂局方》

【歌诀】

三物香薷豆朴先　若云热盛加黄连
或加苓草名五物　利湿祛湿木瓜宣
再加参芪与陈术　兼治中伤十味全
二香合入香苏饮　仍有藿薷香葛传

【译文】

三物香薷饮由香薷、白扁豆、厚朴组成。若病人体内热盛，即由此方去扁豆，加黄连而成黄连香薷饮；此方若加茯苓、甘草，名为五物香薷饮；利湿祛湿当推五物香薷饮加木瓜而成的六味香薷饮；六味香薷饮再加上人参、黄芪、陈皮、白术，即是祛暑利湿兼治脾胃失于健运的十味香薷饮。二香散是由三物香薷饮合香苏饮（由香附、紫苏叶、陈皮、甘草组成）加上木瓜、苍术而成；祛暑解表的还有藿薷汤、香薷葛根汤等方。

【组方】

香薷一斤　白扁豆　姜制厚朴各半斤

【用法】

共研粗末，每服 9 克，加酒少量同煎，冷服。

【作用】

祛暑解表，化湿和中。

【主治】

阴暑证。症见恶寒发热，头痛，身重无汗，胸脘痞闷，或四肢倦怠，腹痛吐泻，舌苔白腻，脉浮。

【方解】

本方所治乃夏月乘凉饮冷，外感于寒，内伤于湿，邪客肌表，湿阻气机之证，治宜祛暑解表，化湿和中。方中重用香薷，解表散寒，祛暑化湿，是夏月解表祛暑之要药；厚朴行气除满，燥湿化滞；白扁豆健脾和中，兼能化湿消暑；用酒少许同煎，意在增强散寒温通之力。诸药合用，共奏祛暑解表，化湿和中之功。

【应用】

本方是治疗阴暑证的常用方。临床以恶寒发热、头痛、身重无汗、舌苔白腻、脉浮为辨证要点。本方现代临床常用于治疗夏季胃肠型感冒、急性胃肠炎、细菌性痢疾属于外感风寒、内伤于湿者。

【附方】

1. 黄连香薷饮（《医方集解》）　本方系三物香薷饮去扁豆，加黄连而成，水煎冷服。功用：祛暑清热。主治：中暑热盛证。症见口渴心烦，或大便下鲜血等。

2. 五物香薷饮（《医方集解》）　本方系三物香薷饮加茯苓、甘草而成，水煎服。功用：祛暑和中。主治：伤暑泄泻，小便不利等。

3. 六味香薷饮（《医方集解》）　本方系五物香薷饮加木瓜而成，水煎服。功用：祛暑利湿。主治：中暑湿盛证。

4. 十味香薷饮（《百一选方》）　本方系六味香薷饮加人参、黄芪、陈皮、白术而成，水煎服。功用：祛暑解表，健脾除湿。主治：暑湿内伤证。症见头重吐利，身体疲倦，神志昏沉等。

5. 二香散（《医方集解》）　本方系三物香薷饮合香苏饮（香附、紫苏叶、陈皮、甘草），再加木瓜、苍术而成，水煎服。功用：祛暑解表，理气除湿。主治：夏月外感风寒，内伤湿滞证。症见身热恶寒，不思饮食，脘腹胀满等。

6. 藿薷汤（《医方集解》）　本方系三物香薷饮合藿香正气散而成，水煎服。功用：祛暑解表，理气和中。主治：伏暑吐泻证。

7. 香薷葛根汤（《医方集解》）　本方系三物香薷饮加葛根而成，水煎服。功用：祛暑解表，化湿舒筋。主治：暑月伤风见项背拘急及伤暑泄泻证。

缩脾饮

◎出自《太平惠民和剂局方》

【歌诀】

缩脾饮用清暑气　砂仁草果乌梅暨[①]
甘草葛根扁豆加　吐泻烦渴温脾胃
古人治暑多用温　暑为阴证此所谓
大顺杏仁姜桂甘　散寒燥湿斯为贵

【词解】

①暨：和。

【译文】

缩脾饮用来清除暑气。此方由缩砂仁、草果、乌梅、炙甘草加上葛根、白扁豆组成，有温脾止泻、除烦止渴之功效。古人治疗被暑邪寒湿所致的阴暑证多用温药，本方就是这样。附方大顺散（《太平惠民和剂局方》）由干姜、肉桂、杏仁、甘草组成，是散寒燥湿极为珍贵的代表方。

【组方】

缩砂仁　草果煨　乌梅　炙甘草各四两　葛根　白扁豆各二两

【用法】

共研粗末，每服9～12克，水煎冷服。

【作用】

理脾化湿，祛暑生津。

【主治】

暑湿伤脾证。症见呕吐泄泻，烦躁口渴，以及暑月酒食所伤等。

【方解】

本方所治乃夏月感受暑湿，湿困脾胃之证，治宜理脾祛暑之法。方中砂仁，芳香醒脾，化湿行气，温中止泻；白扁豆补脾和中，化湿祛暑；草果温脾燥湿；葛根既可解散暑热，又可鼓舞胃气上升而生津止渴；乌梅清热生津；甘草补土和中。诸药相合，共奏理脾化湿，祛暑生津之效。

【应用】

本方是治疗暑湿伤脾证的常用方。临床以呕吐泄泻、烦躁口渴为辨证要点。本方现代临床常用于治疗胃肠型感冒、中暑、胃肠炎等属于暑湿伤脾证者。

【附方】

大顺散（《太平惠民和剂局方》） 干姜、肉桂、杏仁去皮尖，各四斤、甘草三十斤，先将甘草用白砂炒至八分黄熟，次入干姜同炒，令姜裂，再入杏仁又同炒，候杏仁不作声为度，用筛隔净，后入肉桂，一起捣罗为散，每次6克，水煎去滓，温服。功用：散寒燥湿，祛暑理脾。主治：夏月外感风寒，湿困脾胃证。症见食少体倦，呕吐泄泻，水谷不分，脉沉缓。

第十三章 利湿之剂

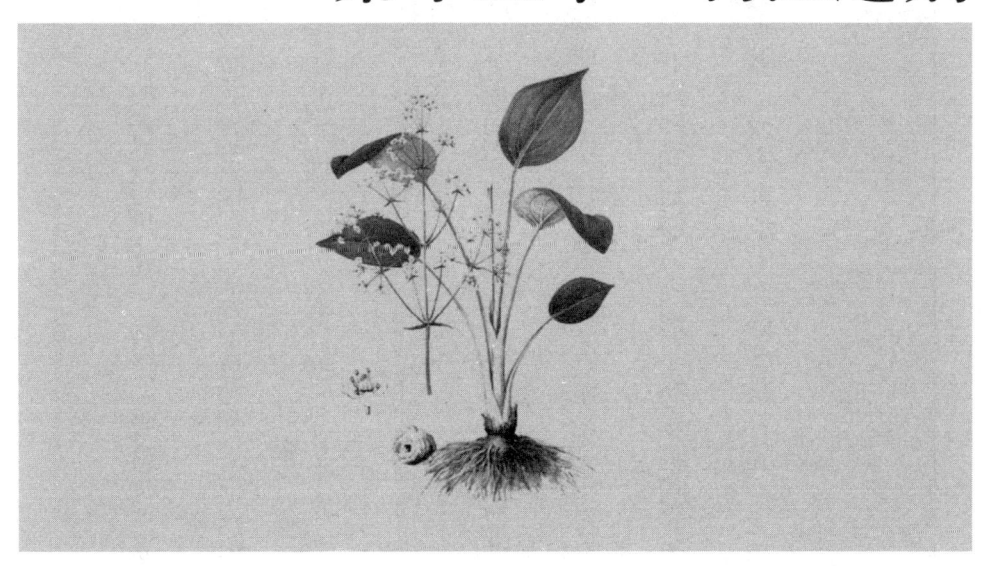

这里所讲的湿是阴邪，治宜辛温化燥，但若湿与热并，或湿郁生热时，又须采用苦寒燥湿。若湿积成水，壅盛而为肿为胀的，可根据二便是否通利，分别用攻逐峻利，或温阳利水来治疗，并结合邪正虚实的不同，适当配合增益脾土作为辅佐。

因此，利湿剂就是祛除湿邪从肌表或二便外出的一类方剂。湿邪分外湿和内湿两类。外湿是指由淋雨涉水，或衣里冷湿，或居处潮湿，致湿邪从肌表而入所致的症候。外湿多病在肌表经络，治疗一般以发汗解肌为主，切忌大汗。内湿是指由过食瓜果生冷，或恣饮酒酪，或素体脾虚，所致湿邪内停的症候。内湿多病在脏腑，治疗多以健脾渗利为主。至于外湿稽留而内入脏腑，或内湿泛溢而外涉肌表的，又当外内兼治。

五苓散

◎ 出自《伤寒论》

【歌诀】

五苓散治太阳腑[①]　白术泽泻猪茯苓
膀胱化气添官桂　利便消暑烦渴清
除桂名为四苓散　无寒但渴服之灵
猪苓汤除桂与术　加入阿胶滑石停
此为和湿兼泻热　疸黄便闭渴呕宁

【词解】

①太阳腑：亦称太阳腑证。膀胱为太阳之腑，太阳经邪热不解，内传膀胱则致太阳腑病。有蓄水与蓄血两类病变。

【译文】

五苓散主治膀胱蓄水证，此方由白术、泽泻、猪苓、茯苓组成，添加官桂可助膀胱气化，使小便通利，暑湿烦渴一并解除。本方除去官桂名为四苓散，没有寒热只有小便不利、口渴者服用灵验。猪苓汤即本方去掉官桂、白术，加入阿胶、滑石而成，有利水、清热、养阴之功效，使黄疸、便闭、口渴、呕恶之人身体安康。

【组方】

白术十八铢　泽泻一两六铢　猪苓十八铢　茯苓十八铢　桂枝（也可用官桂）半两

【用法】

共研细末，每服3～6克，水煎服。

【作用】

利水渗湿，温阳化气。

【主治】

1. 蓄水症：症见小便不利，头痛发热，烦渴欲饮，甚则水入即吐，舌苔白，脉浮。

2. 水湿内停证：症见水肿，泄泻，小便不利以及霍乱吐泻等。

3. 痰饮症：症见脐下动悸，吐涎沫而头眩，或短气而咳。

【方解】

本方在仲景《伤寒论》中，原治太阳表邪未解，内传太阳之腑，以致膀胱气化不利，遂成太阳经腑同病之蓄水证，歌诀中"五苓散治太阳腑"即是此意。方中重用泽泻，甘淡性寒，直达膀胱，利水渗湿；猪苓、茯苓淡渗利湿，增强利水渗湿之功；白术健脾燥湿，脾健则可运化水湿；桂枝辛散温通，既外解太阳之表邪，又温阳化气以助膀胱气化。诸药合用，共奏利水渗湿，温阳化气之功。

【应用】

本方是治疗水湿停蓄，气化不利证的基础方、常用方。临床以小便不利、苔白为辨证要点。本方现代临床常用于治疗肾小球肾炎、肝硬化所致的水肿，以及肠炎、尿潴留、胸水、泌尿系感染等属于水湿内停证者。

【附方】

1. 四苓散（《明医指掌》）：本方即五苓散去桂枝而成，水煎服。功用：利水渗湿。主治：水湿内停证。症见小便不利，大便溏泻，口渴等。

2. 猪苓汤（《伤寒论》）：本方即五苓散去桂枝、白术，加阿胶、滑石而成，五药各一两，水煎（阿胶烊化），分3次温服。功用：利水渗湿，清热养阴。主治：水热互结证。症见小便不利，发热，口渴欲饮，或心烦不寐，或兼有咳逆，或呕恶，或下利，舌红苔黄，脉细数。亦治血淋，小便涩痛，点滴难出，小腹满痛者。

以上两方均有利水渗湿作用，但五苓散主治太阳经腑同病之蓄水证，利水渗湿，兼有温阳化气之功；四苓散方去桂枝，功专利水渗湿；而猪苓汤又佐滑石清热利尿，阿胶养阴，使水去阴不伤，主治邪已入里化热，水热互结，热伤阴津之证。

茵陈蒿汤

◇出自《伤寒论》

【歌诀】
茵陈蒿汤治疸黄　阴阳寒热细推详
阳黄[①]大黄栀子入　阴黄[②]附子与干姜
亦有不用茵陈者　仲景柏皮栀子汤

【词解】
①阳黄：由于湿热内蕴，熏蒸肝胆，胆液外泄，溢于肌肤所致，临床多见一身面目俱黄，黄色鲜明如橘子色，伴有口渴、小便短赤、大便黏腻不爽，舌苔黄腻，脉滑数等症状。
②阴黄：由于寒湿蕴结所致，临床多见面色皮肤发黄，黄色晦暗如娴熏，伴有手足不温、肢体倦怠、脘腹胀满，舌苔白滑，脉沉迟等症状。

【译文】
茵陈蒿汤主治湿热黄疸。用此方时阴黄、阳黄、湿热、寒湿要仔细推敲分辨。属阳黄用茵陈加人大黄、栀子即茵陈蒿汤；属阴黄将此方除去栀子、大黄、加入附子、干姜。也可不用茵陈，比如张仲景的柏皮栀子汤。

【组方】
茵陈六两　栀子十四枚　大黄二两

【用法】
水煎服。

【作用】
清热，利湿，退黄。

【主治】

黄疸之湿热并重证。症见一身面目俱黄，黄色鲜明，腹微满，口中渴，小便不利，舌苔黄腻，脉滑数或沉实。

【方解】

本方所治乃湿热交蒸，热不得外越，湿不得下泄，湿邪与瘀热郁蒸肌肤所致阳黄证，治宜清热利湿退黄。方中茵陈蒿苦寒，清热利湿退黄，为治黄疸要药；栀子清热泻火，通利三焦，导湿热从小便而去；大黄苦寒降下，泻热逐瘀，导瘀热从大便而出。三药相合，清热与利湿并行，通利二便，前后分消，使湿祛热清，黄疸自退。

【应用】

本方是治疗湿热黄疸之主方。临床以身黄目黄，黄色鲜明，小便不利，舌苔黄腻，脉滑数为辨证要点。本方现代临床常用于治疗急性黄疸型传染性肝炎、胆囊炎、胆石症、钩端螺旋体病以及肠伤寒等所引起黄疸属于湿热内蕴证者。

【附方】

栀子柏皮汤（《伤寒论》）　栀子十五枚　黄柏二两　炙甘草一两，水煎服。功用：清热利湿。主治：湿热黄疸，伤寒身热发黄。

茵陈蒿汤与栀子柏皮汤均可治湿热黄疸，但茵陈蒿汤清热利湿并重，适用于湿热俱盛之黄疸；而栀子柏皮汤配伍栀子、黄柏清热燥湿，炙甘草甘缓和中，清热之力大于祛湿，故对于热重于湿之黄疸更为适宜。

八正散

◇出自《太平惠民和剂局方》

【歌诀】

八正木通与车前　萹蓄大黄滑石研

草梢瞿麦兼栀子　煎加灯草痛淋蠲^①

【词解】

①蠲：去除，消除。

【译文】

八正散由木通、车前子、萹蓄、大黄、滑石、甘草梢、瞿麦、栀子组成，加灯心草服，可治疗淋证。

【组方】

木通　车前子　萹蓄　大黄　滑石　甘草梢　瞿麦　栀子各一斤

【用法】

共研粗末，每服6~9克，灯心草煎汤送服。

【作用】

清热泻火，利水通淋。

【主治】

湿热淋证。症见尿频尿急，溺时涩痛，淋漓不畅，小便浑赤，甚则癃闭不通，小腹急满，口燥咽干，舌苔黄腻，脉滑数。

【方解】

本方所治乃湿热下注，蕴结膀胱，水道不通之证，治宜清热泻火，利水通淋。方中用萹蓄、瞿麦味苦性寒，善清利膀胱湿热；木通、车前子、滑石清热利水通淋；栀子清利三焦湿热，导湿热从小便去；大黄苦寒泄热降火，使湿热从大便而出；甘草调和诸药，缓急止痛；加少量灯心可导热下行。诸药合用，共奏清热泻火、利水通淋之功。

【应用】

本方是治疗湿热淋证的常用方。临床以尿频尿急，溺时涩痛，舌苔黄腻，脉滑数为辨证要点。本方现代临床常用于治疗膀胱炎、尿道炎、急性前列腺炎、肾盂肾炎、泌尿系结石等属于膀胱湿热证者。

萆薢分清饮

◎出自《杨氏家藏方》

【歌诀】

萆薢分清石菖蒲　草梢乌药益智俱
或益茯苓盐煎服　通心固肾浊精驱
缩泉益智同乌药　山药糊丸便数需

【译文】

萆薢分清饮由川萆薢、石菖蒲、甘草梢、乌药、益智仁组成，若加入茯苓加盐煎服，能通心窍、温肾固精、化湿浊。缩泉丸由乌药、益智仁组成，用酒煮山药成糊做成丸药，适用于治疗小便频数。

【组方】

川萆薢　石菖蒲　乌药　益智仁各一两　甘草梢五钱

【用法】

共研粗末，每服12克，加盐少许，水煎服。

【作用】

温暖下元，分清化浊。

【主治】

膏淋、白浊之下焦虚寒证。症见小便频数，白如米泔，凝如膏糊，舌淡苔白，脉沉。

【方解】

本方所治乃由下焦虚寒，肾失封藏，膀胱失约，湿浊下注之证，治宜温暖下元，分清化浊。方中川萆薢利湿化浊，为治白浊的要药；益智仁温肾助阳，固精缩尿；石菖蒲芳化湿浊，兼祛膀胱之寒，既可助萆薢分清别浊之力，又能温助下元以复肾之气化；乌药温肾散寒，暖膀胱以助气化；甘草梢调和诸药，且直入茎中，增强清热通淋之效；加盐煎服，取其咸以入肾，引药直达下焦。诸药相合，共奏温暖下元，分清化浊之功。

【应用】

本方是治疗下焦虚寒淋浊证的常用方。临床以小便混浊频数，舌淡苔白，脉沉为辨证要点。本方现代临床常用于治疗乳糜尿、慢性前列腺炎、慢性肾盂肾炎、慢性肾小球肾炎、慢性盆腔炎等属于下焦虚寒、湿浊不化证者。

【附方】

缩泉丸（《妇人良方》） 益智仁 乌药各等份，共研细末，酒煮山药糊丸，每服6~9克，盐酒或米汤送下；亦可作汤剂，用量按原方比例酌定。功用：温肾祛寒，缩尿止遗。主治：下元虚冷证。症见小便频数，及小儿遗尿等。

当归拈痛汤

◎出自《兰室秘藏》

【歌诀】

当归拈①痛羌防升　猪泽茵陈芩葛朋

二术苦参知母草　疮疡湿热服皆应

【词解】

①拈：用手指搓捏东西。

【译文】

当归拈痛汤由当归、羌活、防风、升麻、猪苓、泽泻、茵陈、黄芩、葛根、白术、苍术、苦参、人参、知母、甘草组成，对于湿热疮疡证服之有效。

【组方】

当归身　防风　猪苓　泽泻　知母　黄芩各三钱　羌活　茵陈　炙甘草各五钱　升麻　葛根　苍术　苦参　人参各二钱　白术一钱五分

【用法】

水煎服。

【作用】

利湿清热，疏风止痛。

【主治】

湿热相搏，外受风邪证。症见遍身肢节烦痛，肩背沉重，或脚气肿痛，脚膝生疮，舌苔白腻或微黄，脉滑数。

【方解】

本方所治乃湿热内蕴，外受风邪，风湿热邪留滞经脉关节之证，治宜利湿清热，疏风止痛。方中羌活祛风胜湿，通痹止痛，尤善治上肢肩背之痛；防风、升麻、葛根辛散，以助羌活发散风湿；茵陈蒿、猪苓、泽泻清热利湿，导湿热下行；知母、黄芩、苦参清热燥湿；苍术、白术健脾燥湿，脾健则湿邪得以运化；当归养血活血，防苦燥渗利之品伤阴血，并寓"治风先治血"之意；人参、甘草益气健脾，扶正祛邪，与当归相伍，使诸辛散之品无耗气伤阴之虞。诸药相合，共奏利湿清热，疏风止痛之功。

【应用】

本方是治疗风湿热痹及湿热脚气属湿邪偏重之常用方。临床以肢节沉重疼痛，舌苔白腻或微黄，脉数为辨证要点。本方现代临床常用于治疗风湿关节炎、类风湿关节炎、痛风等属于风湿热证者。

小半夏加茯苓汤

◎出自《金匮要略》

【歌诀】
小半夏加茯苓汤　行水消痞有生姜
加桂除夏治悸厥①　茯苓甘草汤名彰②

【词解】
①悸厥：悸，自觉心下胃上膈中处悸动不适的证候。厥，指四肢寒冷的病症。
②彰：明显，显著。

【译文】
小半夏加茯苓汤由半夏、茯苓、生姜组成，有行水消痞、降逆止呕之功效。本方除去半夏，加桂枝、甘草即为茯苓甘草汤，治疗水停心下的心下悸，或四肢厥逆的证候疗效显著。

【组方】
半夏一升　茯苓三两　生姜半斤

【用法】
水煎服。

【作用】
行水消痞，降逆止呕。

【主治】
膈间停水证。症见恶心呕吐，心下痞满，头眩心悸，口不渴等。

【方解】

本方所治乃水停膈间，气机阻滞，胃失和降之证，治宜行水消痞，降逆止呕。方中半夏辛温，燥湿和胃。降逆止呕；生姜为呕家圣药，既可辛散水饮，又可监制半夏毒性，加强降逆止呕之力；茯苓甘淡性寒，健脾利水渗湿，使膈间之水从小便而去。全方三药合用，共奏行水消痞，降逆止呕之功。

【应用】

本方是治疗膈间停水证的常用方。临床以恶心呕吐，心下痞满，头眩心悸为辨证要点。本方现代临床常用于治疗慢性胃肠炎、小儿秋季腹泻、肿瘤放化疗后胃肠道不良反应等属于膈间停水证者。

【附方】

茯苓甘草汤（《伤寒论》）　茯苓二两　桂枝二两　生姜三两　炙甘草一两，水煎，分三次温服。功用：温中化饮，通阳利水。主治：饮停心下证。症见心下悸，口不渴，四肢厥逆等。

茯苓甘草汤系由小半夏加茯苓汤去半夏，加桂枝、甘草而成。桂枝通阳化气，炙甘草补脾和中，助茯苓培土制水，兼调诸药，临床对于饮停心下之心悸，或四肢厥逆之证用之适宜。

肾着汤

◎出自《金匮要略》

【歌诀】

肾着汤内用干姜　茯苓甘草白术襄
伤湿身痛与腰冷　亦名甘姜苓术汤
黄芪防己除姜茯　术甘姜枣共煎尝
此治风水[1]与诸湿　身重汗出服之良

【词解】

①风水：由于表虚不固，风邪乘虚而中，肺失宣降，不能通调水道，水

湿泛溢肌肤而成的一种水肿证。

【译文】

肾着汤由干姜、茯苓、甘草、白术组成，主治寒湿之邪所致腰重冷痛，此方又名甘姜苓术汤。黄芪防己汤即是肾着汤除去干姜、茯苓，加入防己、黄芪、白术，加生姜、大枣煎制而成，用来治疗风水、风湿证，脉浮身重、汗出恶风等都有良效。

【组方】

甘草二两　干姜四两　茯苓四两　白术二两

【用法】

水煎温服。

【作用】

温脾祛湿。

【主治】

肾着证。症见身体重痛，腰以下冷痛，腰重如带五千钱，口不渴，饮食如故，小便自利，舌淡苔白，脉沉迟或沉缓。

【方解】

本方所治乃寒湿之邪痹着于腰部之证，因腰为肾之府，所以用"肾着"名。寒湿虽痹着腰部，但以中阳不足，寒湿困脾为病机关键，故其治法，不在温肾以散寒，而在焙土以胜水。方中干姜温中散寒；茯苓、白术健脾祛湿；甘草调药和中。四药相合，使寒去湿消，则腰重冷痛自除。

【应用】

本方是治疗寒湿肾着的常用方。临床以身体重痛，腰以下冷痛，腰重如带五千钱，舌淡苔白，脉沉迟为辨证要点。本方现代临床常用于治疗腰椎间盘突出、痛风性关节炎、慢性盆腔炎等属于寒湿困脾，中阳不足证者。

【附方】

防己黄芪汤（《金匮要略》） 防己一两 黄芪一两一分 白术七钱半 甘草半两，共研细末，每次3克，加生姜四片，大枣一枚，水煎温服。功用：补气健脾，利水消肿。主治：卫表不固之风水证。症见汗出恶风，身重浮肿，小便不利，舌淡苔白，脉浮，以及风湿肢体重着麻木者。

防己黄芪汤系由肾着汤去干姜、茯苓，加生姜、大枣、黄芪、防己而成。方中黄芪益气固表；防己祛湿止痛，利水消肿，二药配伍，祛风不伤正，固表不留邪；白术健脾燥湿；炙甘草益气和中；煎加生姜、大枣既可调和营卫，又助白术、甘草健脾助运。全方诸药相合，则脾健表固湿去，用治风水或风湿症见脉浮身重、汗出恶风等皆有良效。

舟车丸

◎出自《医方集解》引河间方

【歌诀】

舟车牵牛及大黄　遂戟芫花又木香
青皮橘皮加轻粉　燥实阳水①却相当

【词解】

①阳水：发病较急，水肿性质属实者，称为阳水。多为外感风邪，或水湿浸浮等因素引起。

【译文】

舟车丸由黑牵牛、大黄、甘遂、大戟、芫花、青皮、橘皮、木香、轻粉组成，主治燥实阳水证。

【组方】

黑牵牛炒四两　大黄酒浸二两　甘遂面裹煨　大戟面裹煨　芫花醋炒　青皮炒　橘皮各一两　木香五钱　轻粉一钱

【用法】

共研细末，水泛为丸，每服1.5克，清晨空腹温开水送下。

【作用】

逐水行气。

【主治】

水热内壅，气机阻滞证。症见水肿水胀，口渴气粗，腹胀而坚，大小便秘，舌苔白滑腻，脉沉数有力。

【方解】

本方所治乃水湿停聚，郁久化热，气机阻滞之燥实阳水证，治宜逐水行气之法。方中重用黑牵牛逐水消肿；大黄助牵牛荡涤肠胃，泻水泻热；甘遂、大戟、芫花攻逐积水；青皮、橘皮、木香破气散结，理气燥湿，使气行则水行；又入少量轻粉，取其走而不守，逐水通便。诸药相合，共奏逐水行气之功，使水热壅实之邪从二便排出，犹如顺流之舟、下坡之车，顺势而下，故名为"舟车丸"。

【应用】

本方是治疗水热内壅，气机阻滞之阳水证的常用方。临床以水肿水胀，口渴腹胀，大小便秘，舌苔白滑腻，脉沉数有力为辨证要点。本方现代临床常用于治疗肝硬化腹水等属于燥实阳水证者。本方忌与甘草同用，孕妇忌服。

疏凿饮子

◎出自《济生方》

【歌诀】

疏凿[①]槟榔及商陆　苓皮大腹同椒目
赤豆芫羌泻木通　煎益姜皮阳水服

【词解】

①疏凿：疏通，凿开。指此方能上下内外分消水湿之邪。

【译文】

疏凿饮子由槟榔、商陆、茯苓皮、大腹皮、椒目、赤小豆、秦艽、羌活、泽泻、木通组成，加生姜皮水煎，主治阳水证。

【组方】

槟榔　商陆　茯苓皮　大腹皮　椒目　赤小豆　秦艽　羌活　泽泻　木通各等份

【用法】

共研细末，每服12克，加生姜三片，水煎服。

【作用】

泻下逐水，疏风透表。

【主治】

水湿壅盛证。症见遍身水肿，喘息口渴，二便不利。

【方解】

本方所治乃水湿壅盛，泛溢肌肤之阳水证，治宜泻下逐水，疏风透表之法。方中用商陆、椒目通利二便，行水消肿；赤小豆、泽泻、木通利水渗湿，使水湿从小便而去；茯苓皮、生姜、大腹皮能散皮肤中之水湿；秦艽、羌活疏风发表，使水湿从肌表而去；槟榔行气利水，使气行水行。全方诸药相合，上下表里分消，共奏泻下逐水，疏风透表之功。

【应用】

本方是治疗水湿壅盛之阳水证的常用方。临床以遍身水肿，喘息口渴，二便不利为辨证要点。本方现代临床常用于治疗心包炎、肝硬化腹水、急性肾炎等属于水湿壅盛证者。

实脾饮

◎出自《济生方》

【歌诀】
实脾苓术与木瓜　甘草木香大腹加
草蔻附姜兼厚朴　虚寒阴水①效堪夸

【词解】
①阴水：凡脾肾阳虚，不能运化水湿所致的水肿，称为阴水。与阳水相比，阴水多属虚、属寒、属里证。

【译文】
实脾饮由茯苓、白术、木瓜、木香、大腹子、草豆蔻、附子、炮干姜、厚朴、炙甘草组成，治疗阳虚水肿有良好疗效。

【组方】
茯苓　白术　木瓜　木香　大腹子　草豆蔻　附子　炮干姜　厚朴各一两　炙甘草五钱

【用法】
共研粗末，每服12克，加生姜五片，大枣一枚，水煎服。

【作用】
温阳健脾，行气利水。

【主治】
阳虚水肿证。症见身半以下肿甚，手足不温，口中不渴，胸腹胀满，大便溏薄，舌苔白腻，脉沉迟。

【方解】

本方所治乃脾肾阳虚，阳不化水，水气内停之阴水证，治宜温阳健脾，行气利水。方中附子温肾阳，助气化，负主水之权；干姜温脾阳，助运化，行制水之职，二药合用，温肾暖脾，扶阳抑阴。茯苓、白术，培土制水，健脾渗湿，使水湿从小便而去；木瓜芳香醒脾，化湿利水，助脾之运化；厚朴、木香、大腹子（槟榔）、草果行气导滞，化湿行水，使气行则湿化胀消；甘草、生姜、大枣调和诸药，益脾和中。诸药相伍，共奏温暖脾肾，行气利水之效。本方温脾之功偏胜，确有脾实则水治之功，故以"实脾"名之。

【应用】

本方是治疗阳虚水肿证的常用方。临床以身半以下肿甚，胸腹胀满，舌苔白腻，脉沉迟为辨证要点。本方现代临床常用于治疗慢性肾炎、心源性水肿、肝硬化腹水等属于阳虚水停气滞证者。

五皮饮

◇出自《中藏经》

【歌诀】

五皮饮用五般皮　　陈茯姜桑大腹奇
或用五加易桑白　　脾虚肤胀此方司①

【词解】

①司：主管。

【译文】

五皮饮由五种皮类药材组成，即陈皮、茯苓皮、生姜皮、桑白皮、大腹皮。本方若去除桑白皮，用五加皮替换，功用、主治与上方相同，也可治疗脾虚水肿证。

【组方】

陈皮　茯苓皮　生姜皮　桑白皮　大腹皮 各等份

【用法】

共研粗末，每服9克，水煎服。

【作用】

利水消肿，理气健脾。

【主治】

皮水之脾虚湿盛证。症见一身悉肿，肢体沉重，脘腹胀满，上气喘急，小便不利，以及妊娠水肿等，舌苔白腻，脉沉缓。

【方解】

本方所治乃脾虚湿盛，泛溢肌肤之皮水证，治宜利水消肿，理气健脾。方中用茯苓皮淡渗利水；生姜皮辛散水气；桑白皮泻肺行水；大腹皮下气利水；陈皮理气化湿，使气行水行。诸药相合，脾肺同治，但重在治脾。由于方中五药皆用其皮，故名"五皮饮"。

【应用】

本方是治疗脾虚湿盛之皮水证的代表方。临床以全身水肿、脘腹胀满、小便不利为辨证要点。本方现代临床常用于治疗多种原因所引起的水肿、轻度腹水等属于脾虚湿盛证者。本方性质平和，临床适用于脾虚水肿之轻证。

【附方】

五皮饮（《麻科活人全书》）　本方即上方去桑白皮，加五加皮而成。其功用、主治与上方基本相同。

两首五皮饮方仅一味药物不同，桑白皮甘寒，泻肺行水；而五加皮性偏温，有利水祛湿之功，这是两方不同之处。

羌活胜湿汤

◎出自《内外伤辨惑论》

【歌诀】

羌活胜湿羌独芎　甘蔓藁本与防风
湿气在表头腰重　发汗升阳有异功
风能胜湿升能降　不与行水渗湿同
若除独活芎蔓草　除湿升麻苍术充

【译文】

羌活胜湿汤由羌活、独活、川芎、炙甘草、藁本、防风、蔓荆子组成，主治湿气在表、头腰重疼，发汗升阳有奇异功效。诸药相合祛风胜湿，清阳升，浊阴降，与用行水渗湿的方法治疗里湿不同。若本方除去独活、川芎、蔓荆子、甘草，加入升麻、苍术，即是有祛风除湿功效的羌活除湿汤。

【组方】

羌活　独活各一钱　川芎　炙甘草　藁本　防风各五分　蔓荆子三分

【用法】

水煎服。

【作用】

祛风胜湿。

【主治】

风湿在表证。症见头痛身重，肩背疼痛不可回顾，或腰脊重痛，难以转侧，苔白，脉浮。

【方解】

本方所治乃风湿合邪，侵袭肌表，阻滞经络之证，治宜祛风胜湿。方中羌活入太阳经，善祛上部风湿；独活入少阴经，善祛下部风湿，二药合用，既辛散周身，又舒利经输，通痹止痛。防风祛风胜湿解表；藁本、蔓荆子、川芎，祛风散邪以止头痛，其中藁本为太阳经药；蔓荆子长于祛散在上之风湿，亦主头痛；川芎上行头目，有行血止痛之功；炙甘草调和诸药。全方合用，共奏祛风胜湿之功。

【应用】

本方是治疗风湿在表证的常用方。临床以头项肩背腰脊重痛、苔白、脉浮为辨证要点。本方现代临床常用于治疗感冒、头痛、风湿性关节炎等属于风湿在表证者。

【附方】

羌活除湿汤（《内外伤辨惑论》）　本方系羌活胜湿汤去独活、川芎、蔓荆子、甘草，加升麻、苍术而成，水煎服。功用：祛风除湿。主治：风湿相搏，一身尽痛。

大橘皮汤

◇出自《奇效良方》

【歌诀】

大橘皮汤治湿热　　五苓①六一②二方缀③
陈皮木香槟榔增　　能消水肿及泻泄

【词解】

①五苓：五苓散。
②六一：六一散。
③缀：连结。

【译文】

大橘皮汤主治湿热内盛证。此方由五苓散、六一散两方相合，再加上橘皮、木香、槟榔组成,能消除水肿及大便泄泻。

【组方】

茯苓一钱半　猪苓　泽泻　白术各一钱　官桂半钱　滑石四钱　甘草三分　橘皮二钱　木香　槟榔各一钱

【用法】

加生姜五片,水煎服。

【作用】

清热利湿,理气行水。

【主治】

湿热内盛证。症见水肿,大便泄泻,小便不利,心腹胀满。

【方解】

本方所治乃湿热内盛,外溢肌肤之水肿或下注大肠之泄泻证,治宜清热利湿,理气行水。方中用五苓散(茯苓,猪苓,泽泻,白术,官桂)利水渗湿,温阳化气;配伍六一散(滑石,甘草)清热利湿,使湿热从小便而去;再加槟榔行气利水;橘皮、木香理气行滞,使气行则水行,气化湿亦化。诸药相合,利小便而实大便,使水湿从小便而去,则水肿泄泻之证自可消除。

【应用】

本方是治疗湿热内盛之水肿泄泻证的常用方。临床以水肿,大便泄泻,小便不利为辨证要点。本方现代临床常用于治疗肝硬化腹水、急性胃肠炎等属于湿热内盛证者。

第十四章　润燥之剂

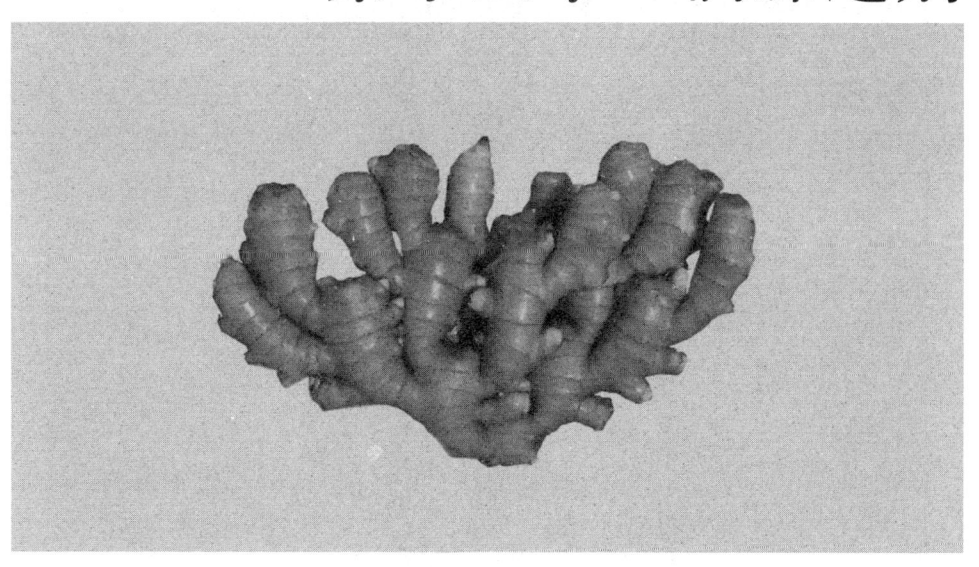

本章所讲的润燥之剂，即治燥剂，是指以滋润药为主要组成部分，用以治疗燥证的方剂。燥证分为外燥和内燥两类。外燥是指由外感秋令燥邪所致的症候。由于秋令气候温凉有异，故外燥又有凉燥、温燥的不同。内燥是指由脏腑津液亏损所致的症候，从发病部位来说，有上燥、中燥、下燥之分。根据《素问·至真要大论》当中『燥者润之』的治疗原则，治疗燥证当用润燥法。治燥剂有轻宣外燥和滋润内燥的区别。外燥宜轻宣润燥，若为凉燥宜温宣，温燥宜清宣，内燥宜滋阴润燥。但在临床上，治疗时多内外相兼，上下互见，治宜随证而施。

炙甘草汤

◇出自《伤寒论》

【歌诀】
炙甘草汤参姜桂　麦冬生地大麻仁
大枣阿胶加酒服　虚劳肺痿①效如神

【词解】
①肺痿：指阴虚肺伤的慢性衰弱疾患。主要症状为咳嗽，吐出稠痰白沫，或伴有寒热，形体消瘦，精神萎靡，心悸气喘，口唇干燥，脉象虚数等症。

【译文】
炙甘草汤由炙甘草、人参、生姜、桂枝、麦冬、生地黄、大麻仁、大枣、阿胶组成。上药用清酒和水先煎煮（留下阿胶），取汁放阿胶烊化服用，治疗虚劳肺痿疗效神奇。

【组方】
炙甘草四两　人参二两　生姜三两　桂枝三两　麦冬半升　生地黄一斤　大麻仁半升　大枣三十枚　阿胶二两

【用法】
酒水各半煎煮，阿胶烊化，分三次温服。

【功用】
益气养血，温阳复脉。

【主治】
1. 阴血不足，阳气虚弱证。症见脉结代，心动悸，虚羸少气，舌光少苔，或舌质干而瘦小者。

2. 虚劳肺痿证。症见干咳无痰，或咳唾涎沫，形瘦短气，虚烦不眠，自汗或盗汗，咽干舌燥，大便干结，脉虚数。

【方解】

本方所治乃阴血亏少，气虚阳弱，心脉不得充养，气虚不能推动血行，脉气不相接续之证，治宜益气养血，温阳复脉。方中炙甘草、人参、大枣益气补脾养心，以资气血生化之源，以复脉之本；生地黄、阿胶、麦冬、麻仁滋阴补血，以养心阴，充血脉；桂枝、生姜辛温走散，温心阳，通血脉；煎加清酒，温通血脉，以行药力。全方诸药配伍，则心气足，心脉通，心血充，血脉复，气血流畅，脉始复常，故本方又名"复脉汤"。

【应用】

本方为气血阴阳并补之剂，是治疗阴血不足、阳气虚弱之心动悸、脉结代的代表方。临床以脉结代、心动悸、虚羸少气、舌光少苔为辨证要点。本方现代临床常用于治疗心律不齐、期外收缩、冠心病、风湿性心脏病、病毒性心肌炎、甲状腺功能亢进等病症属于阴血不足、心气虚弱证者，慢性支气管炎、肺气肿、肺结核等属于气阴两虚证者，亦可用之。

白茯苓丸

◇出自《太平圣惠方》

【歌诀】

白茯苓丸治肾消[①]　花粉黄连萆薢调
二参熟地覆盆子　石斛蛇床脆胵[②]要

【词解】

[①]肾消：即下消，多因肾水亏竭，蒸腾气化失司所致。
[②]脆胵：鸡脆胵，即鸡内金。

【译文】

白茯苓丸主治肾消。此方由白茯苓、天花粉、黄连、萆薢、人参、玄参、熟地黄、覆盆子，加上石斛、蛇床子、鸡内金组成。

【组方】

白茯苓　天花粉　黄连　萆薢　人参　玄参　熟地黄　覆盆子各一两　石斛　蛇床子各七钱五分　鸡膍胵三十具，微炒

【用法】

共研细末，和蜜为丸，每服6~9克，磁石煎汤送下；亦可作汤剂，用量按原方比例酌定。

【作用】

补肾清热，养阴润燥。

【主治】

肾消证。症见两腿渐细，腿脚无力，口渴多饮，小便频数，尿浑如膏脂等。

【方解】

本方所治乃因胃热失治，灼伤阴津，肾阴亏虚，机体失养之证，治宜补肾清热，养阴润燥。方中白茯苓健脾祛湿，交通心肾；人参益气健脾，生津止渴；鸡内金健运脾胃，消食除热，且止小便频数；熟地黄、玄参、石斛、天花粉滋肾阴，益胃阴，清虚热；黄连清热泻火；萆薢清热利湿，分清秘浊；覆盆子、蛇床子补肾固精；用磁石煎汤送服，取其色黑重坠，引药归肾，有补肾益精之效。全方诸药配伍，共奏补肾清热，养阴润燥之功。

【应用】

本方是治疗肾阴亏虚、胃有积热之肾消证的常用方。临床以腿脚无力、口渴多饮、小便频数、尿浑如膏脂为辨证要点。本方现代临床常用于治疗糖尿病肾病、慢性肾炎等属于肾阴亏虚、胃有积热证者。

猪肾荠苨汤

◎出自《备急千金要方》

【歌诀】
猪肾荠苨参茯神　知芩葛草石膏因
磁石天花同黑豆　强中①消渴此方珍

【词解】
①强中：阴茎异常挺举，久不痿软的病症。

【译文】
猪肾荠苨汤由猪肾、荠苨、人参、茯神，加上知母、黄芩、葛根、甘草、石膏、磁石、天花粉、黑大豆组成，是治疗肾消强中的珍贵方剂。

【组方】
猪肾一具　荠苨　石膏各三两　人参　茯神　知母　黄芩　葛根　甘草　磁石　天花粉各二两　黑大豆一升

【用法】
用水先煮猪肾、黑大豆取汁，用汁煎诸药，分三次服。

【作用】
泻火解毒，补肾养阴。

【主治】
肾消强中证。症见强中，小便频数，唇焦口渴，多饮，或发痈疽等。

【方解】
本方所治乃因久服壮阳热药，热毒蕴积，消灼肾阴之证，治宜泻火解毒，补肾养阴。方中石膏、黄芩、知母清热泻火；人参、茯神、甘草益气健脾，以固正气；葛根、天花粉清热养阴，生津止渴；荸荠、黑豆解毒生津；磁石、猪肾补肾益精，引药归肾。诸药相合，共奏泻火解毒，补肾养阴之功。

【应用】

本方是治疗肾消强中证的常用方。临床以强中、小便频数、唇焦口渴、多饮为辨证要点。本方现代临床常作为糖尿病的食疗方。

地黄饮子

◎出自《易简方》（一作《备急千金要方》）

【歌诀】

地黄饮子参芪草　二地二冬枇斛参
泽泻枳实疏二腑[①]　躁烦消渴血枯含

【词解】

①二腑：指大肠和膀胱二腑。

【译文】

地黄饮子由人参、黄芪、炙甘草、生地黄、熟地黄、天冬、麦冬、枇杷叶、石斛组成，加上泽泻、枳实用来疏利膀胱和大肠，烦躁消渴、阴虚血枯之人当服用。

【组方】

人参　黄芪　炙甘草　生地黄　熟地黄　天冬　麦冬　枇杷叶　石斛　泽泻　枳实各等份

【用法】

共研粗末，每服9克，水煎服。

【作用】

滋阴清热，除烦止渴。

【主治】

消渴之阴虚内热证。症见咽干口渴，多饮，烦躁，面赤，小便频多等。

【方解】

本方所治乃阴虚内热之消渴证，治宜滋阴清热，除烦止渴。方中生地黄、熟地黄滋阴养血，生津润燥；天冬、麦冬、石斛甘寒，既可滋肾益胃生津，又能清热除烦止渴；人参、黄芪、炙甘草甘温益气健脾，使气血生化有源，补气以生血，气旺能生水；枇杷叶清热降气；泽泻渗利膀胱热邪，枳实通利肠道之滞，二药配伍，二腑得清，则气机顺畅，热邪从下而走。诸药合用，阴血得补，内热得清，则消渴烦躁之症自除。

【应用】

本方是治疗阴虚内热之消渴证的常用方。临床以咽干口渴、多饮、烦躁、小便频多为辨证要点。本方现代临床常用于治疗糖尿病及其并发症等属于阴虚内热证者。

酥蜜膏酒

◎出自《外台秘要》

【歌诀】

酥蜜膏酒用饴糖　二汁百部及生姜
杏枣补脾兼润肺　声嘶[1]气惫酒温尝

【词解】

①嘶：嘶哑。

【译文】

酥蜜膏酒由酥、白蜜、饴糖、百部汁、生姜汁组成，加上杏仁、枣肉补脾润肺，气短乏力、声音嘶哑之人当服用。

【组方】

酥　白蜜　饴糖　百部汁　生姜汁　杏仁研　枣肉各一升

【用法】

上药用微火缓缓煎熬如膏，用酒调服，细细咽下，每服一汤匙。

【作用】

养阴润肺。

【主治】

阴虚肺燥证。症见声音嘶哑，咽喉干燥，或见咳喘，吐涎沫，气短乏力等。

【方解】

本方所治乃肺阴不足，肺失清肃之证，治宜养阴润肺。方中酥、白蜜、饴糖养阴润肺，生津止咳；百部、杏仁宣利肺气，恢复肺清肃之职；姜汁既可宣肺散邪，又与饴糖、大枣配伍，补脾益气，培土生金；用酒调服，辛散上行，使药力直达病所，又可防补药滋腻阴柔之弊。诸药合用，共奏养阴润肺之功。

【应用】

本方是治疗阴虚肺燥证的常用方。临床以声音嘶哑、咽喉干燥、气短乏力为辨证要点。本方现代临床常作为慢性支气管炎、慢性咽喉炎等患者食疗药膳之方。

清燥汤

◇ 出自《脾胃论》

【歌诀】

清燥二术与黄芪　参苓连柏草陈皮

猪泽升柴五味曲　麦冬归地痿①方推

【词解】

①痿：指肢体筋脉弛缓、软弱无力，日久因不能随意运动而致肌肉萎缩的一种病症。

【译文】

清燥汤由苍术、白术、黄芪、人参、白茯苓、黄连、黄柏、炙甘草、陈皮、猪苓、泽泻、升麻、柴胡、五味子、神曲、麦冬、当归身、生地黄组成，是治疗痿证值得推荐的药方。

【组方】

苍术一钱　白术五分　黄芪一钱半　人参　白茯苓　升麻各三分　黄连　黄柏　柴胡各一分　炙甘草　猪苓　神曲　麦冬　当归身　生地黄各二分　陈皮　泽泻各五分　五味子九粒

【用法】

共研粗末，每服10～15克，水煎服。

【作用】

养阴润燥，清热祛湿。

【主治】

湿热伤肺，肾阴不足证。症见痿躄喘促，胸满少食，头眩身重，口渴，小便短赤等。

【方解】
　　本方所治乃湿热之邪，伤及于肺，肺热叶焦，金不生水，肾阴亏虚之证，治宜养阴润燥，清热祛湿之法。方中麦冬、生地黄、当归、五味子滋阴养血，生津润燥；人参、黄芪、茯苓、白术、苍术、神曲、炙甘草益气健脾，培土生金；陈皮理气健脾燥湿，并防以上滋阴益气之品壅滞气机，使之补而不滞；黄连、黄柏清热燥湿；猪苓、茯苓、泽泻淡渗利湿，导湿热之邪从小便而出；升麻、柴胡以升清气，与渗利之品相配伍，升清降浊。全方诸药相合，邪正兼顾，气阴并补，肺中湿热得清，肺燥得润，金水相生，则痿躄喘促之症可除。

【应用】
　　本方是治疗湿热伤肺，肾阴不足之痿躄喘促症的常用方。临床以痿躄喘促、胸满少食、头眩身重、口渴尿赤为辨证要点。本方现代临床常用于治疗干燥综合征、放射性肺损伤等属于湿热伤肺、肾阴不足证者。

滋燥养荣汤

◎出自《赤水玄珠》

【歌诀】
滋燥养荣两地黄　芩甘归芍及艽防
爪枯肤燥兼风秘[①]　火燥金伤血液亡

【词解】
①风秘：指因风邪而出现大便秘结的疾患。患者多伴有眩晕、腹胀等兼症。可见于风热感冒，大肠燥结；或见于中风病人肠胃积热等。

【译文】
　　滋燥养荣汤由生地黄、熟地黄、酒炒黄芩、当归、炒芍药、秦艽、甘草、防风组成，主治爪甲枯槁、皮肤干燥、大便燥结等火灼肺阴、血虚外燥之证。

【组方】

生地黄　熟地黄　酒炒黄芩　当归　炒芍药　秦艽各一钱　甘草　防风各五分

【用法】

水煎服。

【作用】

清热润燥，滋阴养血。

【主治】

火灼肺金，血虚外燥证。症见皮肤干燥皲揭，爪甲枯槁，筋脉拘急，肌肤瘙痒，大便燥结等。

【方解】

本方所治乃火热灼肺，阴虚失养之证，治宜清热润燥，滋阴养血。方中生地黄、熟地黄、当归、芍药四药并用，滋阴补血，润燥养荣；黄芩清肺热；秦艽、防风疏风散邪，通络舒筋；甘草调和诸药，又防寒凉伤中。全方配伍，共奏清热润燥，滋阴养血之功。

【应用】

本方是治疗火灼肺金、血虚外燥证的常用方。临床以皮肤干燥、筋脉拘急、肌肤瘙痒、大便燥结为辨证要点。本方现代临床常用于治疗干燥综合征、寻常型银屑病等属于火热灼肺、阴虚失荣证者。

活血润燥生津饮

◎出自《医方集解》引丹溪方

【歌诀】

活血润燥生津饮　二冬熟地兼瓜蒌

桃仁红花及归芍　利秘通幽①善泽枯

【词解】
①通幽：润肠通幽。

【译文】
活血润燥生津饮由天冬、麦冬、熟地黄、瓜蒌、桃仁、红花、当归、白芍组成，润燥生津，活血通便，对皮肤枯槁之证有润泽之效。

【组方】
天冬　麦冬　瓜蒌各八分　熟地黄　当归　白芍　甘草各一钱　桃仁　红花各五分

【用法】
水煎服。

【作用】
润燥生津，活血通便。

【主治】
内燥血枯证。症见皮肤干燥，口干舌燥，大便秘结等。

【方解】
本方所治乃津亏血少，血行不畅，机体失养之证，治宜润燥生津，活血通便之法。方中熟地黄、当归、白芍滋阴养血润燥；天冬、麦冬、瓜蒌滋阴润燥生津；桃仁、红花活血祛瘀；当归、瓜蒌、桃仁又兼具润燥滑肠之功。诸药合用，共奏滋阴养血、润燥生津、活血通便之效，对血燥津枯之证有润泽作用。

【应用】
本方是治疗内燥血枯证的常用方。临床以皮肤干燥、口干舌燥、大便秘结为辨证要点。本方现代临床常用于治疗干燥综合征、糖尿病周围神经病变等属于内燥血枯证者。

润肠丸

◇出自《脾胃论》

【歌诀】
润肠丸用归尾羌　桃仁麻仁及大黄
或加芄防皂角子　风秘血秘①善通畅

【词解】
①血秘：因血虚津枯或跌打瘀滞等所致大便秘结。

【译文】
润肠丸由当归尾、羌活、桃仁、麻仁、大黄组成。若加上秦芄、皂角子，使风秘、血秘皆通畅。

【组方】
当归尾　羌活　大黄各五钱　桃仁　大麻仁各一两

【用法】
共研细末，白蜜和丸，每服6～9克，开水送下；亦可作汤剂，用量按原方比例酌定。

【作用】
润肠通便，疏风活血。

【主治】
风秘、血秘证。症见大便秘结，或大便带血，不思饮食等。

【方解】
本方所治乃风热内传大肠，或脾胃伏火，耗伤津液，肠燥失润之证，治宜润肠通便，疏风活血。方中归尾、桃仁活血祛瘀，润肠通便；羌活疏风散邪；大黄内泻伏火燥热，破结通幽；麻仁润燥滑肠，通便利窍。诸药合用，共奏润肠通便，疏风活血之功。亦可加秦艽、防风、皂角子，以加强祛风除湿通便之力。

【应用】

本方是治疗风秘、血秘证的常用方。临床以大便秘结，或大便带血为辨证要点。本方现代临床常用于治疗习惯性便秘、老年便秘、痔疮、肛裂等属于肠燥失润证者。

【附方】

活血润燥丸（《兰室秘藏》） 系润肠丸加防风、皂角子而成。其用法及功用、主治同润肠丸，唯其祛风胜湿通便作用更为显著。

韭汁牛乳饮

◎出自《丹溪心法》

【歌诀】

韭汁牛乳反胃滋　养荣散瘀润肠奇
五汁安中姜梨藕　三般加入用随宜

【译文】

韭汁牛乳饮治疗反胃，滋燥养血、散瘀润肠功效奇特。五汁安中饮即本方加上姜汁、梨汁、藕汁而成，这三味药须根据病情加减应用才适宜。

【组方】

韭菜汁　牛乳各等份

【用法】

上二汁相合，时时小口地喝，有痰阻者，加入姜汁。

【作用】

润燥养血,益胃消瘀。

【主治】

血枯胃燥之反胃噎膈证。症见食下胃脘痛,反胃呕吐,不欲饮食,大便秘结等。

【方解】

本方所治之反胃噎膈,由火盛或血枯,或瘀血寒痰阻滞胃口,胃失和降而成,治宜润燥养血,散瘀益胃。方中牛乳甘温,润燥养血;韭菜汁辛温,益胃消瘀。二药合用,使阴血充,瘀血去,胃无阻,食得下。

【应用】

本方是治疗血枯胃燥之反胃噎膈证的常用方。临床以食下胃脘痛、反胃呕吐、不欲饮食为辨证要点。本方现代临床常用于治疗肝癌、胃癌等消化道肿瘤属于血枯胃燥证者。

【附方】

五汁安中饮(《汤头歌诀》引张任候方) 系韭汁牛乳饮再加姜汁、梨汁、藕汁而成,水煎,少量频服。功用、主治与韭汁牛乳饮相似。

韭汁牛乳饮与五汁安中饮均可治疗反胃噎膈证,但五汁安中饮又配伍生姜汁温胃散痰,梨汁润燥消痰降火,藕汁益胃化瘀,临床消瘀化痰之力较胜。

通幽汤

◇出自《脾胃论》

【歌诀】

通幽汤中二地俱 桃仁红花归草濡[①]
升麻升清以降浊 噎塞[②]便秘此方需

有加麻仁大黄者　当归润肠汤名殊

【词解】
①濡：滋润。
②噎塞：堵塞，指消化系统通道受阻。

【译文】
通幽汤中有生地黄、熟地黄，桃仁、红花、当归身、炙甘草活血化瘀、润肠通便，升麻升清阳，则浊阴自降。幽门不通、便秘之人当用此方。有的再加上麻仁和大黄，即是与通幽汤主治相同而名称不同的当归润肠汤。

【组方】
生地黄　熟地黄各五分　桃仁研　红花　当归身　炙甘草　升麻各一钱

【用法】
水煎温服。

【作用】
养血润燥，活血通幽。

【主治】
瘀阻幽门，血枯不润证。症见噎塞，气不得上下，大便艰难等。

【方解】
本方所治乃瘀血内停，血燥津枯，幽门不通之证，治宜养血润燥，活血通幽。方中生地黄、熟地黄、当归身滋阴补血润燥；桃仁、红花又可协助当归，活血祛瘀，润肠通便；升麻为阳明引经药，既可引诸药直达病所，又能升阳散郁，使清阳升，浊阴自降，从而加强通幽通便之功；炙甘草调药和中。诸药相合，共奏养血润燥、活血通幽之功。

【应用】
本方是治疗瘀阻幽门，血枯不润证的常用方。临床以噎塞，气不得上下，大便艰难为辨证要点。本方现代临床常用于治疗慢性胃炎、食管癌、胃癌、习惯性便秘等属于瘀阻幽门,血枯不润证者。

【附方】

当归润肠汤(《兰室秘藏》) 系通幽汤加麻仁、大黄而成,功用、主治同通幽汤,润肠通便之力更强,临床适用于大肠燥热、大便秘结不通者。

搜风顺气丸

◇出自《太平圣惠方》

【歌诀】

搜风顺气大黄蒸　郁李麻仁山药增

防独车前及槟枳　菟丝牛膝山茱仍

中风风秘①及气秘②　肠风下血总堪凭

【词解】

①风秘:因风邪而导致大便秘结。

②气秘:因气机阻滞或气虚所致的大便秘结。

【白话解】搜风顺气丸由九蒸九晒之大黄、郁李仁、火麻仁、山药、防风、独活、车前子、槟榔、炒枳壳,加上菟丝子、怀牛膝、山茱萸组成,是中风、风秘、气秘及肠风下血可依赖的方剂。

【组方】

大黄九蒸九晒,五两　郁李仁　火麻仁　山药　车前子　怀牛膝　山茱萸各二两　防风　独活　槟榔　炒枳壳　菟丝子各一两

【用法】

共研细末,和蜜为丸,每服6~9克,清茶或温酒、米汤送下;亦可作汤剂,用量按原方比例酌定。

【作用】

润燥通便，搜风顺气。

【主治】

风秘、气秘证。症见肠风下血，大便秘结，小便不畅，周身瘙痒，脉浮数。

【方解】

本方所治乃外感风邪，入里化热，壅滞大肠，气血不通，肠腑失濡之证，治宜润燥通便，搜风顺气。方中防风、独活搜风散邪；枳壳、槟榔下气宽肠，顺气破滞；大黄泻热通便，其经九蒸九晒之后其性和缓；配伍麻仁、郁李仁，润肠通便；牛膝、车前子下行利水，加山药、山茱萸、菟丝子补益肝肾，固本益阳，不使过于攻散。诸药相合，共奏润燥通便，搜风顺气之功。

【应用】

本方是治疗风秘、气秘证的常用方。临床以肠风下血，大便秘结，小便不畅，周身瘙痒，脉浮数为辨证要点。本方现代临床常用于治疗习惯性便秘、妊娠呕吐、代谢综合征等属于肠腑气血不通，津液失润证者。

消渴方

◎出自《丹溪心法》

【歌诀】

消渴[①]方中花粉连　藕汁生地牛乳研
或加姜蜜为膏服　泻火生津益血痊

【词解】

①消渴：病名，是指以多饮、多尿、多食及消瘦、疲乏、尿甜为主要特征的综合病症。

【译文】

消渴方由天花粉末、黄连末、藕汁、生地黄汁、牛乳组成,或再加入生姜汁、蜂蜜做成膏服用,有泻火生津、益血润燥之功效。

【组方】

天花粉末　黄连末　藕汁　生地黄汁　牛乳(原书未著剂量)

【用法】

将花粉末、黄连末和入藕汁、生地黄汁、牛乳中调匀服;或再加入生姜汁、蜂蜜做成膏,嚼化。

【作用】

清热生津,养血润燥。

【主治】

胃热消渴证。症见善消水谷,多食易饥,口渴欲饮等。

【方解】

本方所治乃胃热消烁津液之证,治宜清热生津,养血润燥。方中黄连苦寒清热泻火;生地黄、天花粉甘寒,生津止渴,滋阴清热;藕汁益胃生津;牛乳养血润燥;或加入生姜汁,和胃降逆,鼓舞胃气;蜂蜜清热润燥,调和诸药。诸药合用,共奏清热生津,养血润燥之功。

【应用】

本方是治疗胃热消渴证的常用方。临床以善消水谷、多食易饥、口渴欲饮为辨证要点。本方现代临床常用于治疗糖尿病及其并发症等属于胃热消烁津液证者。

第十五章 泻火之剂

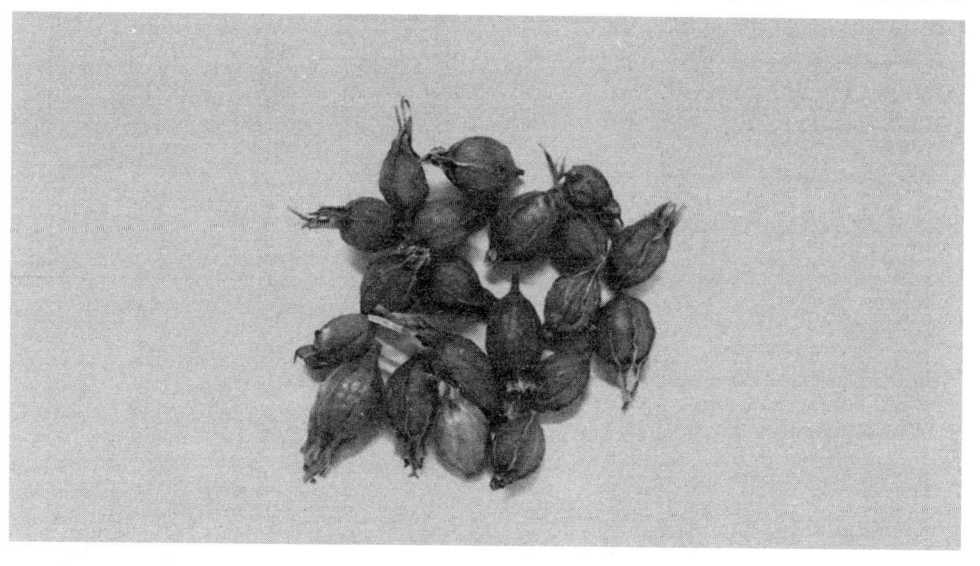

泻火之剂，就是指清热的药剂，是以清热药物为主所组成的方剂，此类方剂主要用于治疗里热证。这里所说的热，随其程度不同有温、热、火之分，温盛为热，热极为火。里热证的原因主要有外感、内伤两方面；症状的表现根据病因、病位、病情的差异有所不同。根据《素问·至真要大论》当中『热者寒之，温者清之』的治疗原则，清热剂又可分为清气分热、清脏腑热、清营、凉血、清热解毒、气血两清、清虚热等六类，在临床应用当中需分清虚实，辨明脏腑。

黄连解毒汤

◎出自《备急千金要方》

【歌诀】

黄连解毒汤四味　黄柏黄芩栀子备
躁狂大热呕不眠　吐衄①斑黄②均可使
若云三黄石膏汤　再加麻黄及淡豉
此为伤寒温毒盛　三焦表里相兼治
栀子金花加大黄　润肠泻热真堪倚③

【词解】

①衄：鼻孔出血。
②斑黄：瘀斑及黄疸。
③倚：依赖。

【译文】

黄连解毒汤由四味药组成，即黄连、黄芩、黄柏、栀子。大热烦躁、呕吐不眠、吐血、衄血、瘀斑及黄疸均可服用此方。若称三黄石膏汤，是本方加上黄连、麻黄及淡豆豉而成，主治伤寒温毒盛，兼治三焦表里热盛。栀子金花丸是本方加大黄而成，是润肠泻热值得依赖的方剂。

【组方】

黄连三两　黄芩　黄柏各二两　栀子十四枚

【用法】

水煎服。

【作用】

泻火解毒。

【主治】

三焦火毒热盛证。症见大热烦躁，口燥咽干，错语不眠；或热病吐血，衄血；或热甚发斑，身热下利，湿热黄疸；外科痈疽疔毒，小便黄赤，舌红苔黄，脉数有力。

【方解】

本方所治乃火热毒盛，充斥三焦之证，治宜泻火解毒之法。火为心主，泻火必先清心，方用黄连，苦寒清泻心火，兼泻中焦之火；黄芩清泻肺热，善清上焦之火；黄柏清泻下焦之火；栀子通泻三焦，导热下行，使火热之邪从小便而解。四药合用，苦寒直折，使火邪去而热毒解，诸症可愈。

【应用】

本方是治疗三焦火毒热盛证的基础方。临床以大热烦扰，口燥咽干，舌红苔黄，脉数有力为辨证要点。本方现代临床常用于治疗败血症、脓毒血症、痢疾、肺炎、泌尿系感染、流行性脑脊髓膜炎、乙型脑炎以及其他感染性炎症等属于热毒为患者。本方为大苦大寒之剂，久服易伤脾胃，非火盛者不宜使用。

【附方】

1. 三黄石膏汤（《伤寒六书》）：黄连三两 黄柏 黄芩各二两 栀子二两 麻黄 淡豆豉各一两，水煎服。功用：清热解毒，解表透邪。主治：伤寒温毒盛。

2. 栀子金花丸（《医方集解》）：黄连三两 黄柏 黄芩各二两 栀子十四枚 大黄，共研细末，做成水丸，每服6克。功用：泻热润肠通便。主治：三焦实热，大便不通。

黄连解毒汤、三黄石膏汤、栀子金花丸均具有清热解毒之功，用治热毒壅盛之证，但三黄石膏汤方中配伍麻黄、淡豆豉，解表透邪，表里双解；栀子金花丸则加大黄，以加强泻火之功，使火热之邪从大便而解。

消斑青黛饮

◇出自《伤寒六书》

【歌诀】
消斑青黛栀连犀　知母玄参生地齐
石膏柴胡人参草　便实参去大黄跻①
姜枣煎加一匙醋　阳邪里实此方稽②

【词解】
①跻：升，登。此指增加。
②稽：准则，法式。

【译文】
消斑青黛饮由青黛、栀子、黄连、犀角、知母、玄参、生地黄、石膏、柴胡、人参、甘草组成。便实者去人参，增加大黄，加生姜、大枣煎制，加一匙醋服用。阳邪里实之人可将此方作为法式。

【组方】
青黛　栀子　黄连　犀角　知母　玄参　生地黄　石膏　柴胡　人参　甘草（原书未著剂量）

【用法】
加生姜、大枣，水煎，加醋一匙服。

【作用】
清热解毒，凉血消斑。

【主治】
胃热发斑证。症见皮肤斑疹，色红而深，身热不退，口渴烦躁，舌红，苔少，脉细数。

【方解】

本方所治乃胃热邪盛，灼伤营血，迫血妄行，外溢肌肤之证，治宜清热解毒，凉血消斑。方用犀角（水牛角代）咸寒，清热解毒，凉血散瘀；石膏清泻胃火，除烦止渴；青黛清肝火；黄连泻心火；栀子通泻三焦之火；生地黄、知母、玄参清热养阴；柴胡引邪透达肌表；人参、甘草、生姜、大枣益气和中，防热邪及苦寒之品伤及中气。加醋服用，酸以收之，与柴胡配伍，防过于耗散，又可引药归肝经血分。便秘者，可去人参，加大黄以通腑泻热，导热外出。

【应用】

本方是治疗胃热发斑证的常用方。临床以皮肤斑疹，色红而深，身热烦躁，舌红苔少，脉细数为辨证要点。本方现代临床常用于治疗过敏性紫癜、渗出性红斑等属于胃热发斑证者。

辛夷散

◇出自《济生方》

【歌诀】

辛夷散里藁防风　白芷升麻与木通
芎细甘草茶调服　鼻生息肉此方攻

【译文】

辛夷散由辛夷、藁本、防风、白芷、升麻、木通、川芎、细辛、甘草组成，清茶调服，此方主治鼻生息肉。

【组方】

辛夷　藁本　防风　白芷　升麻　木通　川芎　细辛　甘草各等份

【用法】

共研细末，每服9克，清茶调服；亦可作汤剂，用量按原方比例酌定。

【作用】

清热祛湿，升阳通窍。

【主治】

鼻息之肺经湿热证。症见鼻生息肉，鼻塞，气息不通，不闻香臭，舌红，苔黄腻，脉滑数。

【方解】

本方所治乃肺经湿热上蒸于脑，入鼻而生息肉之证，治宜清热祛湿，升阳通窍。方用辛夷、升麻、白芷引胃中清阳上行于脑；防风、藁本上入巅顶以祛风燥湿；细辛散热通窍；川芎辛散，升达阳气，行气活血以利通窍；木通、茶清苦寒降泄，既可导热下行，又防诸药升散太过，升中有降，以降助升；甘草甘平，缓诸药辛散之力，防祛邪伤正。诸药合用，共奏清热祛湿、升阳通窍之力。

【应用】

本方是治疗鼻息之肺经湿热证的常用方。临床以鼻生息肉，鼻塞，气息不通，舌红，苔黄腻，脉滑数为辨证要点。本方现代临床常用于治疗过敏性鼻炎、鼻窦炎、鼻息肉等属于肺经湿热证者。

苍耳散

◇出自《济生方》

【歌诀】

苍耳散中用薄荷　　辛夷白芷四般和
葱茶调服疏肝肺　　清升浊降鼻渊瘥[①]

【词解】

①瘥：病愈。

【译文】

苍耳散由苍耳子、薄荷叶、辛夷、白芷四味药组成，用葱茶调服，疏肝泻肺，使清阳上升、浊阴下降，鼻渊瘥愈。

【组方】

苍耳子二钱半　薄荷叶　辛夷各半两　白芷一两

【用法】

共研细末，每服6克，葱茶调服；亦可作汤剂，用量按原方比例酌定。

【作用】

疏风散邪，升阳通窍。

【主治】

鼻渊之风热证。症见流黄浊鼻涕，鼻塞不通。

【方解】

本方所治乃风热上扰脑中，清阳不升，浊阴逆上，浊气上灼于脑，鼻流浊涕之证，治宜疏风散邪，升阳通窍。方用苍耳子温和疏达，味辛散风，苦燥湿浊，善通鼻窍以除鼻塞；薄荷辛凉疏散，轻扬升浮，芳香通窍；辛夷、白芷均可宣利肺气，升阳通窍；加葱茶调服，葱白散邪通阳，清茶以降助升，清利头目。诸药相合，共奏疏风散邪、升阳通窍之功。

【应用】

本方是治疗鼻渊之风热证的常用方。临床以流黄浊鼻涕，鼻塞不通为辨证要点。本方现代临床常用于治疗过敏性鼻炎、急慢性鼻窦炎等属于风热上扰证者。

妙香散

◇出自《杂病源流犀烛》

【歌诀】
妙香山药与参芪　甘桔二茯远志随
少佐辰砂木香麝　惊悸郁结梦中遗

【译文】
妙香散由山药、人参、黄芪、甘草、桔梗、茯苓、茯神、远志、少许辰砂、木香、麝香组成，主治忧思郁结、惊悸不安、梦遗失精之证。

【组方】
山药二两　人参　黄芪　茯苓　茯神　远志各一两　甘草　辰砂（即朱砂，另研）各二钱　桔梗三钱　木香二钱半　麝香一钱

【用法】
共研细末，每服 6 克，酒送下；亦可作汤剂，用量按原方比例酌定。

【作用】
清心安神，益气养血。

【主治】
热扰心神，气血不足证。症见惊悸不安，梦遗失精。

【方解】
本方所治乃心火亢盛，扰动心神，耗伤气血，心神失养之证，治宜清心安神之法。方中朱砂甘寒质重，专入心经，清心重镇安神；远志、茯神宁心安神；人参、黄芪、茯苓、山药、甘草益心气，补脾气，既可补充热邪耗伤之气，又可化生气血，以养心神；山药亦有补肾涩精之效；桔梗、木香、麝

香辛散通行，与补药配伍，宣通气血，补而不滞。全方配伍，邪正兼顾，清补并施，共奏清心安神之力。

【应用】

本方是治疗热扰心神、气血不足证的常用方。临床以惊悸不安，梦遗失精为辨证要点。本方现代临床常用于治疗神经衰弱、小儿遗尿、糖尿病、慢性前列腺炎等属于热扰心神、气血不足证者。

附子泻心汤

◇出自《伤寒论》

【歌诀】

附子泻心用三黄　　寒加热药以维①阳
痞②乃热邪寒药治　　恶寒加附治相当
大黄附子汤同意　　温药下之妙异常

【词解】

①维：扶持。
②痞：指胸腹间气机阻塞不舒的症状。

【译文】

附子泻心汤由附子、大黄、黄连、黄芩组成，寒热药物并用可温经扶阳。对热邪所致痞证用寒药治疗，与恶寒者加附子治疗的方法差不多（寒热并用）。大黄附子汤由大黄、附子、细辛组成，有温里散寒之功效，与附子泻心汤寒热并用意义相同。

【组方】

大黄二两　黄芩　黄连各一两　炮附子一枚

【用法】

水煎服，附子先煎一小时。

【作用】

清热消痞，扶阳固表。

【主治】

热痞兼表阳不足证。症见心下痞满，按之柔软不痛，心下或胸中烦热，口渴，恶寒汗出，舌淡苔薄黄，脉浮重按无力或沉细数。

【方解】

本方所治乃无形邪热结于心下，气滞不通，并兼表阳不足、腠理不密之证，治宜清热消痞，扶阳固表。方用大黄、黄连、黄芩清泻上部邪热而消痞；附子温经扶阳。四药相合，寒热并用，辛开苦降，则痞满得散，表阳得固，诸症自除。

【应用】

本方是治疗热痞兼表阳不足证的代表方。临床以心下痞满、恶寒汗出，舌淡苔薄黄，脉浮重按无力为辨证要点。本方现代临床常用于治疗慢性胃炎、胃及十二指肠溃疡、顽固性口腔溃疡等属于热痞兼表阳不足证者。

【附方】

大黄附子汤（《金匮要略》）　大黄三两　炮附子三枚　细辛一两，水煎服。功用：温里散寒，通便止痛。主治：寒积里实证。症见腹痛便秘，四肢不温，舌苔白腻，脉沉弦而紧。

大黄附子汤所治乃素体阳虚，寒实内结之证，方以辛热的附子、细辛温阳散寒，大黄泻下通便，寒热并用，攻补兼施，而成温下的代表方剂。

半夏泻心汤

◇出自《伤寒论》

【歌诀】

半夏泻心黄连芩　干姜甘草与人参

大枣和之治虚痞　　法在降阳而和①阴

【词解】

①和：使阴阳升降相和谐，上下相交通。

【译文】

半夏泻心汤由半夏、黄连、黄芩、干姜、炙甘草、人参组成，大枣调和诸药，主治误下虚痞，关键在泄热散痞，使阴阳和谐。

【组方】

半夏半升　黄连一两　黄芩　干姜　炙甘草　人参各三两　大枣十二枚

【用法】

水煎服。

【作用】

平调寒热，散结除痞。

【主治】

寒热错杂，肠胃不和之痞证。症见心下痞，但满而不痛，或呕吐，肠鸣下利，舌苔腻而微黄。

【方解】

本方所治之痞，原系小柴胡汤证误下，损伤中阳，少阳邪热乘虚内陷，以致寒热互结于心下，痞塞不通，升降失常所致，治宜平调寒热，散结除痞。方用半夏辛温，散结除痞，和胃降逆；干姜辛热，温中散寒，协半夏辛开散结；黄芩、黄连苦降消痞，寒凉泄热；人参、炙甘草、大枣益气和中。诸药相合，寒热并用，苦辛并进，补泻同施，使中焦得和，寒热得调，升降复常，则痞满呕利自止。

【应用】

本方是治疗寒热错杂、肠胃不和证的常用方，也是体现调和寒热、辛开苦降法的代表方。临床以心下痞满，呕吐泻利，苔腻微黄为辨证要点。本方现代临床常用于治疗急慢性胃肠炎、慢性胃炎、慢性结肠炎、慢性肝炎、早期肝硬化等属于中气虚弱，寒热错杂，升降失常者。

白虎汤

◇出自《伤寒论》

【歌诀】
白虎汤用石膏偎　　知母甘草粳米陪
亦有加入人参者　　躁烦热渴舌生苔

【译文】
白虎汤由石膏、知母、炙甘草、粳米组成，也有加入人参的名为白虎加人参汤，治疗躁烦热渴、舌生苔颇有功效。

【组方】
石膏一斤　知母六两　炙甘草二两　粳米六合

【用法】
水煎至米熟汤成，去滓温服。

【作用】
清热生津。

【主治】
阳明气分热盛证。症见壮热面赤，烦渴引饮，汗出恶热，脉洪大有力，或滑数。

【方解】
本方所治系由外感之邪入里化热，或温邪传入气分之证，治宜清热生津。

方中石膏辛甘大寒，壮热、大汗、渴饮、脉洪大为本方主症，属气分阳明热盛。方用石膏辛甘大寒，专清肺胃邪热，解肌透热，生津止渴；知母苦寒质润，助石膏清气分实热，并治已伤之阴；粳米、甘草益胃护津，防止石膏大寒伤中。

【应用】

本方原为治阳明经证的主方，后世温病学家又将其作为治疗气分热盛证的代表方。临床以身大热，汗大出，口大渴，脉洪大为辨证要点。本方现代临床常用于治疗感染性和传染性疾病，如乙型脑炎、流行性脑脊髓膜炎、肺炎球菌性肺炎、流行性出血热、牙龈炎以及小儿夏季热、糖尿病、风湿性关节炎属于气分热盛证者。

【附方】

白虎加人参汤（《伤寒论》）　石膏一斤　知母六两　炙甘草二两　粳米六合　人参二两，水煎至米熟汤成，去滓温服。功用：清热益气生津。主治：气分热盛，气津两伤证。症见身热而渴，汗多而脉大无力，以及暑病见有气津两伤等证。

竹叶石膏汤

◎出自《伤寒论》

【歌诀】

竹叶石膏汤人参　麦冬半夏与同林
甘草生姜兼粳米　暑烦热渴脉虚寻

【译文】

竹叶石膏汤由竹叶、石膏、人参、麦冬、制半夏、甘草、粳米组成，加生姜煎煮而成，暑烦热渴、脉虚者当使用此方。

【组方】

竹叶二把　石膏一斤　制半夏半升　麦冬一升　人参二两　甘草二两　粳米

半升

【用法】

水煎至米熟汤成，去滓温服。

【作用】

清热生津，益气和胃。

【主治】

伤寒、温病、暑病之后，余热未清，气津两伤证。症见身热多汗，心胸烦闷，气逆欲呕，口干喜饮，或虚烦不寐，舌红少苔，脉虚数。

【方解】

本方所治乃热病后期，余热未清，气津两伤之证，治宜清热生津，益气和胃。方中石膏、竹叶清阳明余热而除烦；人参、麦冬补气养阴以生津液；半夏和胃降逆以平气逆，性虽温燥，但用量较小，又配入清热生津药中，则温燥之性去，而降逆之功存，且有助于胃气之转输，使补而不滞；甘草、粳米益胃和中，以防寒凉重伤胃气。如此配伍，则清热与益气、养阴并用，祛邪扶正两顾，配以和胃降逆之品，在清补之中辅以和胃降逆，使清而不寒，补而不滞，对病后余热未清、气津两伤的虚中夹实之证，可谓善于配伍应变之方。

【应用】

本方是治疗热病后期，余热未清，气津两伤证的常用方。临床以身热多汗，心胸烦闷，口渴欲呕，舌红少苔，脉虚数为辨证要点。本方现代临床常用于治疗肺炎、乙脑、中暑、小儿夏季热，胆道术后呕吐等发热属于气阴两伤证者；糖尿病之干渴多饮属胃热阴伤者，亦可应用。热病正盛邪实，大热未衰；或湿阻身热，胸闷干呕，苔黄腻者，均当忌用。

升阳散火汤

◎出自《脾胃论》

【歌诀】

升阳散火葛升柴　羌独防风参芍侪①
生炙二草加姜枣　阳经火郁发之佳

【词解】

①侪：类。

【译文】

升阳散火汤由葛根、升麻、柴胡、羌活、独活、防风、人参、白芍、生甘草、炙甘草，加生姜、大枣煎服而成，升脾胃阳气，散中焦郁火，疗效颇佳。

【组方】

葛根　升麻　羌活　独活　人参　白芍各五钱　柴胡八钱　生甘草二钱　炙甘草三钱　防风二钱半

【用法】

加生姜、大枣，水煎服。

【作用】

升脾胃阳气，散中焦郁火。

【主治】

脾胃火郁证。症见四肢发热，肌热，骨髓中热，热如火燎，扪之烙手。

【方解】

本方所治乃胃虚过食冷物，抑遏阳气，火郁脾土之证。方用柴胡辛凉疏泄，以散少阳之火；升麻、葛根发散阳明之火；羌活、防风发散太阳之火；独活发散少阴之火。以上诸药均为味薄气轻、上行升散之品，诸药配伍，则三焦舒畅，阳气升腾，火郁得解。又配以人参、甘草益气健脾；白芍补血敛阴；生姜、大枣调和脾胃，与诸发散药物相合，辛散与甘缓并用，祛邪与扶正兼顾，散不伤正，补不敛邪，相反相成。

【应用】

本方是治疗脾胃火郁证的常用方。临床以四肢发热，肌热，热如火燎，扪之烙手为辨证要点。本方现代临床常用于治疗慢性胃炎、胃及十二指肠溃疡、鼻炎、鼻窦炎等属于脾胃火郁证者。

凉膈散

◇出自《太平惠民和剂局方》

【歌诀】

凉膈硝黄栀子翘　黄芩甘草薄荷饶
竹叶蜜煎疗膈上　中焦燥实服之消

【白话解】

凉膈散由芒硝、大黄、连翘、黄芩、炙甘草、薄荷、栀子组成，加竹叶、白蜜水煎服用，主治上焦火热证，也能消除中焦燥实。

【组方】

芒硝　大黄　炙甘草各二十两　黄芩　薄荷　栀子各十两　连翘二斤半

【用法】

共研粗末，每服6~12克，加竹叶七片、白蜜少许，水煎服。

【作用】

泻火通便，清上泄下。

【主治】

上中二焦火热证。症见烦躁口渴，面赤唇焦，胸膈烦热，口舌生疮，或咽痛吐衄，便秘溲赤，或大便不畅，舌红苔黄，脉滑数。

【方解】

本方所治乃因上中二焦热邪炽盛，热聚胸膈，郁而不达之证，治宜泻火通便，清上泄下。方中重用连翘轻清透散，长于清热解毒，透散上焦之热；黄芩、栀子清胸膈郁热，栀子又能通泻三焦，引火下行；薄荷、竹叶轻清疏散，以解热于上，寓"火郁发之"之意；大黄、芒硝、甘草，即调胃承气汤，泻火通便，荡涤胸膈郁热，导热下行；加白蜜缓和硝、黄峻泻之力。全方诸药配伍，清上与泻下并用，但泻下是为清泄胸膈郁热而设，所谓"以泻代清"。

【应用】

本方是治疗上中二焦火热证的常用方。临床以胸膈烦热，面赤唇焦，烦躁口渴，舌红苔黄，脉数为辨证要点。本方现代临床常用于治疗咽炎、急性扁桃体炎、肺炎球菌性肺炎、胆道感染、急性黄疸型肝炎等属于上中二焦火热证者。体虚患者及孕妇忌用或慎用。

清心莲子饮

◎出自《太平惠民和剂局方》

【歌诀】

清心莲子石莲参　地骨柴胡赤茯苓
芪草麦冬车前子　躁烦消渴及崩淋

【译文】

清心莲子饮由石莲子、人参、地骨皮、柴胡、赤茯苓、炙黄芪、炙甘草、麦冬、车前子组成，主治烦躁消渴及血崩带下、遗精淋浊等症。

【组方】

石莲子　人参　赤茯苓　炙黄芪各七钱半　地骨皮　柴胡　黄芩　炙甘草　麦冬　车前子各半两

【用法】

水煎服。

【作用】

益气养阴，清心利水。

【主治】

心火偏盛，气阴两虚，湿热下注证。症见遗精淋浊，血崩带下，遇劳则发；或口舌干燥，烦躁发热。

【方解】

本方所治乃心火偏盛，耗气伤阴，肾阴不足，心肾不交，虚火内动，膀胱复有湿热之证，治宜益气养阴，清心利水。方用人参、黄芪、甘草益气扶正；柴胡、地骨皮清泄肝肾虚热；黄芩、麦冬清心肺之火；茯苓、车前子渗利下焦湿热；石莲子清心火而交通心肾。全方配伍，心火得清，气阴得补，湿热得利，如此则心肾交通，诸症自除。

【应用】

本方是治疗心火偏盛，气阴两虚，湿热下注证的常用方。临床以遗精淋浊，血崩带下，遇劳则发为辨证要点。本方现代临床常用于治疗急慢性肾炎、泌尿系感染、小儿功能性遗尿症等属于心肾不交，气阴两虚，湿热下注证者。

甘露饮

◎出自《太平惠民和剂局方》

【歌诀】

甘露两地与茵陈　芩枳枇杷石斛伦

甘草二冬平胃热　桂苓犀角可加匀

【译文】

甘露饮由生地黄、熟地黄、茵陈、黄芩、枳壳、枇杷叶、石斛、炙甘草、天冬、麦冬组成，方中天冬、麦冬、炙甘草能滋阴清热。本方加上等量肉桂、茯苓，名为"桂苓甘露饮"，增强利尿祛湿作用；加上犀角，增强清热解毒之力。

【组方】

生地黄　熟地黄　茵陈　黄芩　枳壳　枇杷叶　石斛　炙甘草　天冬　麦冬各等份

【用法】

水煎服。

【作用】

滋阴降火，清热利湿。

【主治】

胃中湿热证。症见口臭喉疮，齿根宣露，及吐衄齿龈出血等。

【方解】

本方所治乃胃肾二经虚热，湿热上蒸之证。方用生地黄、熟地黄、天冬、麦冬、石斛、甘草滋补胃肾之阴，清退虚热之邪；茵陈、黄芩清热祛湿；枇杷叶、枳壳抑气而降火。本方加肉桂、茯苓，增强温阳祛湿之力，名"桂苓甘露饮"；《普济本事方》以本方加犀角（今用水牛角代），加强清热凉肝作用。

【应用】

本方是治疗胃中湿热证的常用方。临床以齿龈出血，口臭，吐衄为辨证要点。本方现代临床常用于治疗口腔溃疡、放射性食管炎等属于胃中湿热证者。

【附方】

桂苓甘露饮（《黄帝素问宣明论方》） 滑石四两 石膏 寒水石 甘草各二两 白术 茯苓 泽泻各一两 猪苓 肉桂各半两，共研粗末，每服9克，姜汤或温开水调下。功用：清暑解热，化气利湿。主治：暑湿证。症见发热头痛，烦渴引饮，小便不利，及霍乱吐下，腹痛满闷；小儿吐泻，惊风。

桂苓甘露饮药众力宏，兼能化气利水，宜于暑湿俱盛，病情较重，属邪干肠胃者。

清胃散

◎出自《脾胃论》（一作《兰室秘藏》）

【歌诀】

清胃散用升麻连　当归生地牡丹全
或益石膏平胃热　口疮吐衄及牙宣

【译文】

清胃散由升麻、黄连、当归、生地、丹皮组成。若加石膏，可消除胃热，使口疮、吐衄、牙宣出血一并解除。

【组方】

升麻一钱　黄连六分　当归身　生地黄各三分　丹皮半钱

【用法】

水煎服。

【作用】

清胃凉血。

【主治】

胃中积热证。症见牙痛牵引头痛，面颊发热，其齿恶热喜冷，或牙龈溃烂，或牙宣出血，或唇舌颊腮肿痛，口气热臭，口舌干燥，舌红苔黄，脉滑数。

【方解】

本方所治乃胃中积热，循经上攻，热壅火郁，灼伤血络之证，治宜清胃凉血之法。方中黄连苦寒泻火，清胃中积热；升麻甘寒，清热解毒，升而能散，可宣达郁火，有"火郁发之"之意，与黄连相配，是为苦寒清胃中积热与升散以消郁热共进，使上炎之火与内郁之热随升降并投而火降热消；生地凉血以清血中之热，养阴以生热灼之津；丹皮凉血以泻血中伏热；当归养血和血，消肿止痛。诸药合用，苦寒而不凉遏，升散而不助热，共奏清胃凉血之功。

【应用】

本方是治疗胃中积热证的常用方。临床以牙痛牵引头痛，口气热臭，舌红苔黄，脉滑数为辨证要点。本方现代临床常用于治疗口腔炎、牙周炎、三叉神经痛等属于胃中积热证者。

泻黄散

◎出自《小儿药证直诀》

【歌诀】

泻黄甘草与防风　石膏栀子藿香充

炒香蜜酒调和服　胃热口疮并见功

【译文】

泻黄散由甘草、防风、石膏、栀子、藿香组成，各药炒后用蜜酒调服，治疗胃热口疮皆有功效。

【组方】

甘草三两　防风四两　石膏五钱　栀子一钱　藿香叶七钱

【用法】

水煎服。

【作用】

泻脾胃伏火。

【主治】

脾胃伏火证。症见口疮口臭，烦热易饥，口燥唇干，舌红苔黄，脉数，及小儿脾热弄舌等。

【方解】

本方所治乃脾胃伏火之证，治宜泻脾胃伏火之法。方以石膏、栀子清脾胃伏火；重用防风，升散脾中伏火，即"火郁发之"之意；藿香芳香醒脾，理气和中，并助防风疏散脾中伏火；甘草和中泻火，调和诸药。方名"泻黄散"乃取脾土色黄，而本方有泻脾中伏火之意。

【应用】

本方是治疗脾胃伏火证的常用方。临床以口疮口臭，烦热易饥，口燥唇干，舌红脉数为辨证要点。本方现代临床常用于治疗口腔炎、小儿鹅口疮等属于脾胃伏火证者。

钱乙泻黄散

◎出自《证治准绳》

【歌诀】
钱乙泻黄升防芷　芩夏石斛同甘枳
亦治胃热及口疮　火郁发之斯为美

【译文】
钱乙泻黄散由升麻、防风、白芷、黄芩、半夏、石斛、枳壳、甘草组成，用来治疗胃热和口疮，发散脾胃郁火效果好。

【组方】
升麻　防风　白芷　黄芩　枳壳各一钱半　半夏一钱　石斛一钱二分　甘草七分

【用法】
加生姜三片，水煎服。

【作用】
发散脾胃郁火。

【主治】
脾胃郁火证。症见口唇燥裂，或生口疮。

【方解】
本方所治乃脾胃风热郁火之证，治宜发散脾胃郁火之法。方用升麻、防风、白芷疏风清热，发散脾胃郁火；黄芩清泻中上二焦之热；石斛、甘草清热益胃和中；半夏、生姜、枳壳，升中有降，宣利气机，以助散火清热。

【应用】

本方是治疗脾胃郁火证的常用方。临床以口唇燥裂,或生口疮为辨证要点。本方现代临床常用于治疗口腔炎、口腔溃疡、小儿鹅口疮属于脾胃郁火证者。

泻白散

◎出自《小儿药证直诀》

【歌诀】

泻白桑皮地骨皮　甘草粳米四般宜
参茯知芩皆可入　肺炎喘嗽此方施

【译文】

泻白散由桑白皮、地骨皮、甘草、粳米组成,也可根据病症加入人参、茯苓、知母、黄芩,成加减泻白散,肺炎咳嗽、气喘之人当使用此方。

【组方】

桑白皮　地骨皮各一两　炙甘草一钱

【用法】

共研粗末,加粳米一撮,水煎服。

【作用】

泻肺清热,止咳平喘。

【主治】

肺热喘咳证。症见气喘咳嗽,皮肤蒸热,日晡尤盛,舌红苔黄,脉细数。

【方解】

本方所治乃肺有伏火郁热,肺失宣降,肺阴渐伤之证。方中桑白皮甘寒入肺，清肺泻热，平喘止咳；地骨皮甘淡性寒，清透肺中郁火，且有养阴之功；炙甘草、粳米益胃和中，培土生金，防伤肺气，且调和诸药。全方配伍，清中有润，泻中有补，对小儿稚阴之体具有标本兼顾之功，与肺为娇脏、不耐寒热之生理特点亦甚吻合，故李时珍誉其为"此泻肺诸方之准绳也"。

【应用】

本方是治疗肺热咳喘证的常用方。临床以喘咳气急，皮肤蒸热，舌红苔黄，脉细数为辨证要点。本方现代临床常用于治疗支气管炎、肺炎初期及恢复期、百日咳、小儿麻疹初期等属于肺有伏火者。

【附方】

1. 加减泻白散（《医学发明》）：桑白皮一两　地骨皮七钱　甘草　陈皮　青皮　五味子　人参各五钱　茯苓三钱，水煎服。功用：泻肺清热，止咳平喘，益胃止呕。主治：肺热咳嗽，喘急呕吐。

2. 加减泻白散（《卫生宝鉴》）：桑白皮一两　知母　陈皮　桔梗　地骨皮各五钱　青皮　甘草　黄芩各三钱，水煎服。功用：泻肺清热，止咳平喘，行气利膈。主治：咳嗽气喘，烦热口渴，胸膈不利。

泻青丸

◇出自《小儿药证直诀》（一作《医宗金鉴》）

【歌诀】

泻青丸用龙胆栀　下行泻火大黄资[①]
羌防升上芎归润　火郁肝经用此宜

【词解】

①资：凭借，依靠。

【译文】

泻青丸由龙胆草、山栀、大黄、羌活、防风、当归、川芎组成，依赖大黄下行泻火，羌活、防风发散郁火，川芎、当归活血养血，肝火郁结证用此方最适宜。

【组方】
龙胆草　山栀　大黄　羌活　防风　当归　川芎各等份

【用法】
共研细末，和蜜为丸，每服9克，竹叶煎汤或温开水送下，小儿酌减；亦可作汤剂，用量按原方比例酌定。

【作用】
清泻肝火。

【主治】
肝火郁结证。症见目赤肿痛，烦躁易怒，不能安卧，尿赤便秘，舌红苔黄，脉弦数；以及小儿急惊，热盛抽搐者。

【方解】
本方所治乃肝火郁结，循经上炎，灼伤阴血之证，治宜清泻肝火之法。方用龙胆草清泻肝胆实火；大黄、栀子、竹叶苦寒降泄，导热下行；羌活、防风轻清疏散，寓"火郁发之"之意；当归养血柔肝，既制约苦燥之品耗伤津液，又可补充热邪灼伤之阴血；川芎活血行气，疏达肝气，与当归配伍，以顺应肝体阴而用阳之生理特点；蜂蜜甘缓和中，调和诸药。

【应用】
本方是治疗肝火郁结证的常用方。临床以目赤肿痛，烦躁易怒，尿赤便秘，舌红苔黄，脉弦数为辨证要点。本方现代临床常用于治疗血管神经性头痛、高血压头痛、蛛网膜下腔出血、充血性青光眼等属于肝火郁结证者。

龙胆泻肝汤

◇出自《太平惠民和剂局方》

【歌诀】

龙胆泻肝栀芩柴　生地车前泽泻偕

木通甘草当归合　肝经湿热力能排

【译文】

龙胆泻肝汤由龙胆草、栀子、黄芩、柴胡、生地、车前子、泽泻、木通、甘草、当归组成,有泻肝胆实火、清下焦湿热之功效。

【组方】

龙胆草酒炒　生地黄酒炒　车前子各三钱　栀子酒炒　黄芩炒　柴胡　泽泻　当归酒洗　木通　生甘草(原书未著剂量)

【用法】

水煎服。

【作用】

泻肝胆实火,清肝经湿热。

【主治】

1. 肝胆实火上炎证症,见头痛目赤,胁痛,口苦,耳聋,耳肿,舌红苔黄,脉弦数。

2. 肝胆湿热下注证,症见阴肿,阴痒,筋痿阴汗,小便淋浊,妇女带下黄臭,舌红苔黄腻,脉弦滑数。

【方解】

本方所治乃肝胆经实火、湿热之证,治宜泻肝胆实火,清肝经湿热。方中龙胆草大苦大寒，入肝胆经，为凉肝猛药，专泻肝胆之火，善清下焦湿热，泻火除湿而两擅其功；黄芩、栀子清上导下，苦寒降泄；泽泻、木通、车前子渗利湿热之邪。肝乃藏血之脏，肝为实火所伤，阴血亦随之消耗；且方中以苦寒药为主，苦燥、渗利又伤其阴，故配用当归、生地，养血滋阴，使邪去而阴血不伤；火郁易使肝气逆，故用柴胡疏肝解郁，并引诸药归于肝经；甘草协调诸药，既缓肝急，又甘缓和中，防苦寒太过伤及脾胃。诸药配伍，泻中有补，降中寓升，祛邪不伤正，泻火不伐胃，配伍严谨，诚为泻肝之良方。

【应用】

本方是治疗肝胆实火上炎证或肝经湿热下注证的常用方。临床以口苦尿赤，舌红苔黄，脉弦数为辨证要点。本方现代临床常用于治疗高血压病、传染性肝炎、急性胆囊炎、乳腺炎、急性结膜炎、角膜溃疡、顽固性偏头痛等属于肝经实火证者，以及急性睾丸炎、急性膀胱炎、急性盆腔炎、急性尿路感染等属于肝经湿热下注证者。

当归龙荟丸

◇出自《黄帝素问宣明论方》（一作《宣明论方》）

【歌诀】
当归龙荟用四黄　龙胆芦荟木麝香
黑栀青黛姜汤下　一切肝火尽能攘[①]

【词解】
①攘：驱逐，消除；

【译文】
当归龙荟丸由四黄（黄连、黄柏、黄芩、大黄）加上当归、龙胆草、芦荟、木香、麝香、栀子、青黛组成，白蜜和丸，生姜汤送下，一切肝胆实火皆能消除。

【组方】

当归　龙胆草　黄连　黄柏　黄芩　栀子各一两　大黄　芦荟　青黛各半两　木香一分　麝香半钱

【用法】

共研细末，白蜜和丸，每服6克，生姜汤送下；亦可作汤剂，用量按原方比例酌定。

【作用】

清肝泻火。

【主治】

肝胆实火证。症见神志不宁，惊悸搐搦，躁扰狂越，头目昏眩，耳聋耳鸣，便秘溲赤，两胁痛引少腹，舌红苔黄，脉弦数。

【方解】

本方所治乃肝胆实火之证，治宜清肝泻火之法。方以龙胆草、青黛、芦荟直入肝经，清肝泻火；黄连、黄柏、黄芩、栀子苦寒通泻三焦之火；大黄泻热通便，导热邪从大便而走；木香、麝香走窜通窍，宣通气机，调畅肝气；当归养血柔肝，既可防热邪及苦寒药物燥伤阴血，又可兼顾肝体阴而用阳之性，以复肝主疏泄及肝藏血之性。

【应用】

本方是治疗肝胆实火证的常用方。临床以头目昏眩，耳聋耳鸣，便秘溲赤，两胁痛引少腹，舌红苔黄，脉弦数为辨证要点。本方现代临床常用于治疗原发性高血压、习惯性便秘、白血病等属于肝胆实火证者。

左金丸

◇出自《丹溪心法》

【歌诀】

左金①茱连六一②丸　肝经火郁吐吞酸

再加芍药名戊己　热泻热痢服之安

连附六一治胃痛　寒因热用理一般

【词解】

①左金：据"实则泻其子"而组方，火为木之子，本方用黄连泻心火，火不刑金，则金旺而能制木。

②六一：指黄连与吴茱萸的用量比例为6∶1。

【译文】

左金丸由黄连六两、吴茱萸一两组成，主治肝经火旺而致呕吐吞酸之证。再加上芍药，名为戊己丸，热泻、热痢者服之身体安。连附六一汤由黄连、附子，加姜、枣煎服而成，主治胃疼，寒因热用与左金丸清泻肝火道理相同。

【组方】

黄连六两　吴茱萸一两

【用法】

共研细末，水泛成丸，每服2～3克，温开水送服；亦可作汤剂，用量按原方比例酌定。

【作用】

清泻肝火，降逆止呕。

【主治】

肝火犯胃证。症见胁肋胀痛，嘈杂吞酸，呕吐口苦，舌红苔黄，脉弦数。

【方解】

本方所治乃肝郁化火，横逆犯胃，胃失和降之证，治宜清泻肝火，降逆止呕。方中重用苦寒之黄连，清心泻火以泻肝火，即"实则泻子"之意，并能清泻胃热，胃火降其气自和。然气郁化火之证，纯用苦寒恐郁结不开，又有折伤中阳之弊，故少佐辛热之吴茱萸，一者疏肝解郁，使肝气条达，郁结得开；二者反佐以制黄连之寒，使泻火而无凉遏之弊；三者取其下气之用，以和胃降逆；四者可引黄连入肝经。二药配伍，辛开苦降，寒热并投，泻火而不凉遏，温通而不助热，即所谓"相反相成"，使肝火得清，胃气得降，则诸证自愈。

【应用】

本方是治疗肝火犯胃证的常用方。临床以胁肋胀痛，嘈杂吞酸，呕吐口苦，舌红苔黄，脉弦数为辨证要点。本方现代临床常用于治疗急、慢性胃炎、胃及十二指肠溃疡、痢疾等属于肝火犯胃证者。

【附方】

1. 戊己丸（《太平惠民和剂局方》） 黄连 吴茱萸 芍药各五两，共研细末，面糊为丸，每服 9 克，浓煎米汤送下；亦可作汤剂，用量按原方比例酌定。功用：疏肝理脾，清热和胃。主治：肝脾不和证。症见胃痛吞酸，腹痛泄泻，及热泻、热痢等。

2. 连附六一汤（《医学正传》） 黄连六两 附子一两，加姜、枣，水煎服。功用：清肝泻火。主治：肝火太盛，胃脘痛，呕吐酸水。

导赤散

◎出自《小儿药证直诀》

【歌诀】

导赤生地与木通　草梢竹叶四般攻
口糜淋痛小肠火　引热同归小便中

【译文】

导赤散由生地、木通、甘草梢，加竹叶煎制而成，有清心凉血、利水通淋之功效。对口舌生疮、淋痛、小肠之火，皆能上清心火引热从小便而出。

【组方】

生地　木通　甘草梢各等份

【用法】

共研细末，每服9克，加竹叶适量，水煎服。

【作用】

清心养阴，利水通淋。

【主治】

心经热盛证。症见心胸烦热，口渴面赤，意欲饮冷，以及口舌生疮；或心热下移小肠，小便赤涩刺痛，舌红脉数。

【方解】

本方所治乃心经蕴热，上炎口舌，下移小肠之证，治宜清心养阴，利水通淋。方中木通苦寒，入心与小肠经，上清心经之火，下导小肠之热；生地黄入心、肾经，甘凉而润，凉血滋阴以制心火，二药配伍，清热滋阴利水，滋阴以制心火，利水而不伤阴；竹叶清心除烦，引热下行，有上清下彻之效；生甘草清热解毒，并能调和诸药，且防木通、生地黄之寒凉伤胃；用梢者，取其直达茎中而止淋痛。全方四药配伍，清热利水与养阴之品相配，利水不伤阴，泻火不伐胃，滋阴不恋邪。适合小儿稚阴稚阳、易虚易实、病变迅速的病理生理特点，故本方最宜于小儿。

【应用】

本方是治疗心经热盛证的常用方。临床以心胸烦热，口渴，口舌生疮，或小便赤涩，舌红，脉数为辨证要点。本方现代临床常用于治疗口腔炎、鹅口疮、急性泌尿系感染等属于心经火热证或心热下移于小肠者。

清骨散

◇出自《证治准绳》

【歌诀】

清骨散用银柴胡　胡连秦艽鳖甲符

地骨青蒿知母草　骨蒸劳热保无虞①

【词解】

①虞：忧虑。

【译文】

清骨散由银柴胡、胡黄连、秦艽、炙鳖甲、地骨皮、青蒿、知母、炙甘草组成，骨蒸劳热之人服用身体无忧。

【组方】

银柴胡一钱半　胡黄连　秦艽　炙鳖甲　地骨皮　青蒿　知母各一钱　炙甘草五分

【用法】

水煎服。

【作用】

清虚热，退骨蒸。

【主治】

骨蒸劳热证。症见午后或夜间潮热，肤蒸心烦，咽干盗汗，舌红少苔，脉细数。

【方解】

本方所治乃肝肾阴亏，虚火内扰之证，治宜清虚热，退骨蒸。方中重用银柴胡清虚热，退骨蒸；知母滋阴降火；胡黄连、地骨皮善清阴分之热，退有汗之骨蒸；青蒿、秦艽能透阴分之热，善退无汗之骨蒸；鳖甲滋阴清热，引药入里；甘草调和诸药。全方集清热退蒸之品而用之，以清降虚火为先，故方以"清骨"名之。

【应用】

本方是治疗骨蒸劳热证的常用方。临床以骨蒸潮热，形瘦盗汗，舌红少苔，脉细数为辨证要点。本方现代临床常用于治疗结核病、晚期肿瘤以及某些慢性病中出现低热、潮热等属于骨蒸劳热者。

普济消毒饮

◎出自《东垣试效方》

【歌诀】

普济消毒芩连鼠　玄参甘桔蓝根侣
升柴马勃连翘陈　僵蚕薄荷为末咀①
或加人参及大黄　大头天行力能御

【词解】

①鼠：鼠黏子，恶实的别名。又叫牛蒡子、大力子、蒡翁菜、便牵牛、蝙蝠刺。
②咀：嚼。

【译文】

普济消毒饮由黄芩、黄连、牛蒡子、玄参、甘草、桔梗、板蓝根、升麻、柴胡、马勃、连翘、陈皮，加上僵蚕、薄荷为末而成。有的根据病证加入人参或大黄，治疗大头瘟卓有成效。

【组方】

黄芩　黄连各五钱　玄参　生甘草　陈皮各三钱　板蓝根　马勃　连翘　薄荷　牛蒡子各一钱　升麻　僵蚕各七分　柴胡　桔梗各二钱

【用法】

水煎服。

【作用】

清热解毒，疏风散邪。

【主治】

大头瘟之风热疫毒证。症见恶寒发热，头面红肿焮痛，目不能开，咽喉不利，舌燥口渴，舌红，苔白兼黄，脉浮数有力。

【方解】

本方所治乃外感风热疫毒，壅于上焦，发于头面之证，治宜清热解毒，疏风散邪。方中重用黄芩、黄连清热泻火，祛上焦热毒；牛蒡子、连翘、薄荷、僵蚕气味轻清，辛凉宣泄，疏散上焦头面之风热；玄参、马勃、板蓝根清热解毒，利咽散结；桔梗、甘草清利咽喉；陈皮理气疏壅，以散邪热郁结；柴胡、升麻疏散风热，有"火郁发之"之意，并能引诸药上达头面，芩、连得升、柴之引，可直达病所；升、柴得芩、连之苦降，不致发散太过，相反相成。若体虚加人参，便秘加大黄。

【应用】

本方是治疗大头瘟之风热疫毒证的代表方。临床以头面红肿焮痛，恶寒发热，舌红苔黄，脉浮数为辨证要点。本方现代临床常用于治疗颜面丹毒、流行性腮腺炎、急性扁桃体炎、颌下腺炎、淋巴结炎伴淋巴管回流障碍等属于风热疫毒证者。

清震汤

◇ 出自《素问病机气宜保命集》

【歌诀】
清震汤治雷头风　升麻苍术两般充
荷叶一枚升胃气　邪从上散不传中

【译文】
清震汤主治雷头风，此方由升麻、苍术组成，内用一个全荷叶可升胃气，助辛温升散之药上行而发散，使邪不传里。

【组方】
升麻　苍术各五钱　全荷叶一个

【用法】
水煎服。

【作用】
升阳解毒。

【主治】
雷头风。症见头目肿痛，或头如雷鸣。

【方解】
本方所治乃风热侵袭，阳气内郁，上攻头面之证，治宜升阳解毒之法。方用升麻辛甘微寒，疏散风热，清热解毒，升举阳气；苍术苦温燥湿以祛湿浊，辛香健脾以和脾胃，且有开腠发汗祛邪之力；荷叶苦涩性平，升阳祛湿，既助升麻升发清阳，又助苍术健脾利湿。全方三药配伍，共奏升阳解毒之功。

【应用】

本方是治疗雷头风的常用方。临床以头目肿痛，或头如雷鸣为辨证要点。本方现代临床常用于治疗颞动脉炎、原发性急性闭角型青光眼、酒渣鼻等属于风热侵袭，阳气内郁，上攻头面证者。

桔梗汤

◎出自《济生方》

【歌诀】

桔梗汤中用防己　桑皮贝母瓜蒌子
甘枳当归薏杏仁　黄芪百合姜煎此
肺痈吐脓或咽干　便秘大黄可加使

【译文】

桔梗汤由桔梗、防己、桑白皮、贝母、瓜蒌子、甘草、枳壳、当归、薏苡仁、杏仁、黄芪、百合，加生姜煎制而成，主治肺痈吐脓血，咽干多渴之证。便秘者可在此方中加大黄使用。

【组方】

桔梗　防己　桑白皮　贝母　瓜蒌子　枳壳　当归　薏苡仁各五分　黄芪七分　杏仁　百合　甘草各三分

【用法】

加生姜五片，水煎服。

【作用】

清热祛湿，化痰排脓。

【主治】

肺痈。症见心胸气壅，咳吐脓血，心神烦闷，咽干多渴，两脚肿满，小便黄赤，大便艰涩，舌红，苔黄腻，脉滑数。

【方解】

本方所治乃肺热气壅，化腐成脓之证，治宜清热祛湿，化痰排脓。方用桔梗、甘草祛痰止咳，消肿散结，利咽排脓；桑白皮、百合、贝母、薏苡仁清热润肺，祛湿化痰，消痈排脓；瓜蒌仁、杏仁润肺化痰，润燥通便，导湿热之邪从下而解；防己祛湿清热，利水消肿；枳壳降气宽中，行气除胀，以利祛痰；黄芪、当归补气和血，以防诸辛散祛邪之品耗气伤阴。便秘者，可加大黄，以泻热通便，导邪外出。

【应用】

本方是治疗肺痈证的常用方。临床以咳吐脓血，心胸气壅，舌红，苔黄腻，脉滑数为辨证要点。本方现代临床常用于治疗慢性咽喉炎、肺脓肿等属于肺热气壅证者。

清咽太平丸

◇出自《医方集解》

【歌诀】

清咽太平薄荷芎　柿霜柑桔及防风
犀角蜜丸治膈热　早间咳血颊常红

【译文】

清咽太平丸由薄荷、川芎、柿霜、甘草、桔梗、防风、犀角组成，和白蜜制成药丸，主治膈上有热、早间咯血、两颊泛红之证。

【组方】

薄荷十两　川芎　柿霜　甘草　防风　犀角各二两　桔梗三两

【用法】

共研细末，白蜜和丸，每服一丸；亦可作汤剂，用量按原方比例酌定。

【作用】

清热泻火，凉血止血。

【主治】

肝火犯肺证。症见咳嗽咳血，咽喉不利，两颊泛红，舌红苔黄，脉弦数。

【方解】

本方所治乃肝火亢盛，灼伤肺金，肺络受损之证，治宜清热泻火，凉血止血。方中重用薄荷辛凉宣泄，疏散风热，清利咽喉；桔梗、甘草清咽利膈止咳；犀角（水牛角代）清热凉血；川芎、防风均入肝经，辛散郁火，行气散瘀；柿霜生津润肺；白蜜甘缓和药。诸药配伍，共奏清热泻火、凉血止血之功。

【应用】

本方是治疗肝火犯肺证的常用方。临床以咳嗽咳血，咽喉不利，舌红苔黄，脉弦数为辨证要点。本方现代临床常用于治疗急性咽喉炎、支气管炎、支气管扩张等属于肝火犯肺证者。

第十六章 除痰之剂

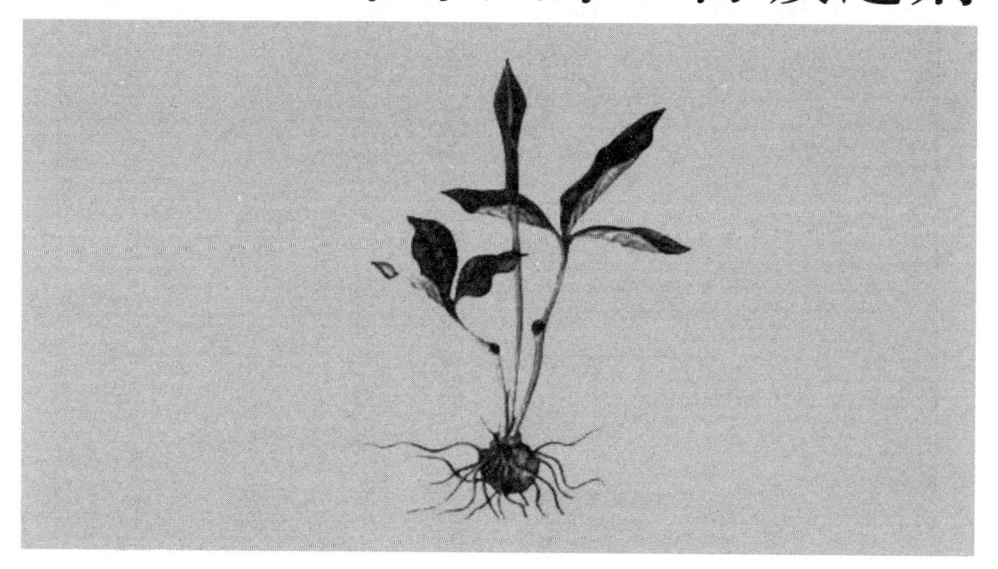

本章所讲的除痰之剂，即祛痰剂，是以祛痰药为主所组成的方剂主要用于治疗各种痰病。痰的成因很多，内伤外感都可能会生痰。根据其适应证，祛痰剂可分为燥湿化痰、润燥化痰、温化寒痰、治风化痰四类。在临床应用当中需要分清寒热虚实，辨明标本缓急，因症施用。

二陈汤

◎出自《太平惠民和剂局方》

【歌诀】

二陈汤用半夏陈　　益以茯苓甘草成
利气调中兼去湿　　一切痰饮此为珍
导痰汤内加星枳　　顽痰胶固①力能驯②
若加竹茹与枳实　　汤名温胆可宁神
润下丸仅陈皮草　　利气祛痰妙绝伦

【词解】

①胶固：牢固。
②驯：顺服。

【译文】

二陈汤用半夏、陈皮加上白茯苓、炙甘草组成，有燥湿化痰、理气和中之功效，是治疗一切痰饮的珍贵方剂。导痰汤（《妇人良方》）是本方加南星、枳实而成，治疗顽痰胶固卓有成效。本方若加上竹茹、枳实，名为温胆汤，有理气化痰、清胆和胃、安神之功效。润下丸仅用陈皮、炙甘草两味药，利气祛痰功效绝妙。

【组方】

半夏　橘红各五两　白茯苓三两　炙甘草一两半

【用法】

加生姜3克，乌梅一个，水煎服。

【作用】

燥湿化痰，理气和中。

【主治】

湿痰咳嗽证。症见咳嗽，痰多色白易咳，胸膈痞闷，恶心呕吐，肢体倦怠，或头眩心悸，舌苔白润或白腻，脉滑。

【方解】

本方所治乃由脾失健运，聚湿生痰，湿痰犯肺之证，治宜燥湿化痰，理气和中。方中半夏燥湿化痰，降逆和胃止呕；橘红燥湿化痰，理气和中，使气顺则痰消；茯苓健脾渗湿，以杜生痰之源；煎加生姜，既制半夏之毒，又助降逆化痰之力；用少许乌梅，收敛肺气，与半夏配伍，散中有收，相反相成，使散不伤正，收不敛邪；甘草调药和中。诸药相合，共奏燥湿化痰，理气和中之效。方中半夏、橘红二药，以陈久者入药为佳，故以"二陈"名之。

【应用】

本方是治疗湿痰咳嗽证的基础方、代表方。临床以咳嗽，痰多色白易咳，舌苔白润或白腻，脉滑为辨证要点。本方现代临床常用于治疗慢性支气管炎、肺气肿、慢性胃炎、神经性呕吐、梅尼埃病等属于湿痰症者。

【附方】

1. 导痰汤（《妇人大全良方》） 半夏二钱 南星 枳实 茯苓 橘红各一钱 甘草五分 生姜十片，水煎服。功用：燥湿祛痰，行气开郁。主治：痰涎壅盛证。症见胸膈痞塞，或咳嗽恶心，饮食少思，及肝风夹痰，呕不能食，头晕口干，不时吐痰，甚或痰厥。

2. 温胆汤（《三因极一病症方论》） 半夏 竹茹 枳实各二两 陈皮三两 炙甘草一两 茯苓一两半，加生姜6克，大枣1~2个，水煎服。功用：理气化痰，清胆和胃。主治：胆胃不和，痰浊内扰证。症见胆怯易惊，虚烦不宁，失眠多梦，或呕吐呃逆，眩晕，癫痫，舌苔白腻微黄，脉弦滑等。

3. 润下丸（又名二肾散，即《证治准绳·类方》二贤散） 陈皮八两 炙甘草二两，共研细末，用蒸饼泡成糊做丸；亦可作汤剂，用量按原方比例酌定。功用：利气祛痰。主治：膈中痰饮证。症见积块少食。

半夏天麻白术汤

◇出自《脾胃论》

【歌诀】
半夏天麻白术汤　参芪橘柏及干姜
苓泻麦芽苍术曲　太阴痰厥头痛良

【译文】
半夏天麻白术汤由半夏、天麻、白术、人参、黄芪、陈皮、黄柏、干姜，加白茯苓、泽泻、麦芽、苍术、炒神曲组成，主治太阴痰厥头痛。

【组方】
半夏　麦芽　陈皮各一钱半　白术　炒神曲各一钱　天麻　苍术　人参　黄芪　白茯苓　泽泻各五分　干姜三分　黄柏二分

【用法】
水煎服。

【作用】
燥湿化痰，平肝息风。

【主治】
痰厥头痛证。症见头痛如裂，咳痰黏稠，眼黑头眩，恶心烦闷，身重如山，四肢厥冷等。

【方解】
本方所治乃脾失健运，湿痰内生，扰动肝风，风痰上扰之证，治宜燥湿化痰，平肝息风。方中半夏燥湿化痰，和胃止呕；天麻平肝息风，止晕定眩，二药配伍，为治疗风痰眩晕头痛之要药。人参、黄芪、白术、苍术益气健脾，燥湿化痰；神曲、麦芽健脾消食，以复脾运；茯苓、泽泻甘淡渗湿；陈皮理气醒脾，化湿和胃，既可与补益药配伍使补而不滞，又与祛湿化痰之品相合气顺痰消；干姜温中祛寒，加强温运化痰之力；黄柏清热燥湿，防诸温药助热之弊。

【应用】

本方是治疗痰厥头痛证的常用方。临床以头痛眩晕、恶心烦闷、身重肢厥为辨证要点。本方现代临床常用于治疗梅尼埃病、神经性眩晕、高血压等属于风痰上扰证者。

顺气消食化痰丸

◎出自《瑞竹堂经验方》

【歌诀】

顺气消食化痰丸　青陈星夏菔苏攒[①]
曲麦山楂葛杏附　蒸饼为糊姜汁抟[②]

【词解】

①攒：聚集。
②抟：揉捏成丸。

【译文】

顺气消食化痰丸由青皮、陈皮、胆星、半夏、生莱菔子、炒苏子、炒神曲、炒麦芽、炒山楂、葛根、杏仁、香附组成，用姜汁和蒸饼煮糊，捏成药丸服用。

【组方】

胆星　姜半夏各一斤　青皮　陈皮　生莱菔子　炒苏子　炒神曲　炒麦芽　炒山楂　葛根　杏仁　制香附各一两

【用法】

共研细末,用姜汁和丸,每服9克;亦可作汤剂,用量按原方比例酌定。

【作用】

顺气化痰,健脾消食。

【主治】

酒食生痰症。症见酗酒积食,胸膈胀闷,喘满痰多,色白而黏,舌淡苔白,脉滑实。

【方解】

本方所治乃因酒食伤脾,聚湿生痰之证,治宜顺气化痰,健脾消食。方中胆南星、半夏燥湿化痰;痰随气升降,故配伍紫苏子、杏仁降利气机;青皮、陈皮、香附、莱菔子行气导滞;山楂、麦芽健脾消食;葛根、神曲醒酒解醒。全方诸药相合,使湿去食消,痰除气顺,喘满自止。

【临敕用】

本方是治疗酒食生痰症的常用方。临床以酗酒积食、喘满痰多、舌淡苔白、脉滑实为辨证要点。本方现代临床常用于治疗消化不良、慢性胃肠炎、梅核气等属于酒食生痰证者。

截疟七宝饮

◎出自《易简方》

【歌诀】

截疟七宝常山果　槟榔朴草青陈伙
水酒合煎露一宵　阳经实疟服之妥

【译文】

截疟七宝饮由常山、草果、槟榔、厚朴、炙甘草、青皮、陈皮组成,水酒各半煎制，露一宿，阳经实疟之人服用疗效佳。

【组方】

常山一钱　草果　槟榔　厚朴　炙甘草　青皮　陈皮各五分

【用法】

水酒各半煎，疟发前2小时服。

【作用】

燥湿祛痰，截疟。

【主治】

痰湿疟疾。症见寒热休作，数发不止，胸闷脘痞，头痛呕恶，舌苔白腻，脉弦滑浮大。

【方解】

本方所治乃痰湿阻滞所致疟疾，治宜燥湿祛痰截疟。方中常山专于截疟除痰；草果醒脾和胃，槟榔利气行滞，二药协助常山化湿祛痰；厚朴、青皮、陈皮行气和胃，燥湿祛痰，使气顺痰消；炙甘草调药和中。以酒入煎，温通气血，使药物快速生效，以利截疟。上七药同用，既能驱除疟邪，又可祛痰理气，使邪去正安，故有"七宝"之称。

【应用】

本方是治疗痰湿疟疾的常用方。临床以往来寒热、定时而作、脘腹痞满、舌苔白腻、脉弦滑为辨证要点。本方现代临床常用于治疗疟疾属于痰湿证者。

涤痰汤

◎出自《济生方》

【歌诀】

涤痰汤用半夏星　甘草橘红参茯苓

竹茹菖蒲兼枳实　痰迷舌强服之醒

【译文】

涤痰汤由姜制半夏、胆南星、甘草、橘红、人参、茯苓、竹茹、石菖蒲、枳实组成，痰迷心窍、舌强之人服之即愈。

【组方】

姜制半夏　胆南星各二钱半　橘红　枳实　茯苓各三钱　人参　菖蒲各一钱　竹茹七分　甘草五分

【用法】

加姜、枣，水煎服。

【作用】

涤痰开窍。

【主治】

中风痰迷心窍证。症见舌强不能言。

【方解】

本方所治乃中风痰迷心窍之证，治宜涤痰开窍。方中半夏、胆南星燥湿化痰；又合甘寒之竹茹，加强清热化痰之力；橘红、枳实理气破痰，气顺痰消；石菖蒲芳香化浊，开窍通心；人参、茯苓、甘草、生姜、大枣同用，补脾助运，以杜生痰之源。诸药相合，共奏涤痰开窍之功。

【应用】

本方是治疗中风痰迷心窍证的常用方。临床以舌强不能言为辨证要点。本方现代临床常用于治疗急性脑血管病、病毒性心肌炎、癫痫等属于痰迷心窍证者。

青州白丸子

◇出自《太平惠民和剂局方》

【歌诀】

青州白丸星夏并　白附川乌俱用生

晒露糊丸姜薄引　风痰瘫痪小儿惊

【译文】

青州白丸子由生天南星、生半夏、生白附子、生川乌制成，日晒夜露糯米糊丸，姜汤或薄荷汤服下，主治风痰、瘫痪、小儿惊风等证。

【组方】

生天南星三两　生半夏七两　生白附子二两　生川乌半两

【用法】

研极细末，盛绢袋中，用井水摆出粉，手搓以尽为度，将药置瓷盆中，日晒夜露，每日换清水搅之，春五日、夏三日、秋七日、冬十日，晒干，糯米糊丸如绿豆大。初服五丸，加至十五丸，姜汤下。瘫痪每服二十丸，温酒下。小儿惊风每服二三丸，薄荷汤下。

【作用】

祛风化痰，燥湿散寒。

【主治】

风痰壅盛证。症见呕吐涎沫，半身不遂，口眼㖞斜，手足瘫痪，及小儿惊风等。

【方解】

本方所治乃风痰壅盛之内风惊悸之证，治宜祛风化痰，燥湿散寒。方中半夏、天南星辛温，燥湿化痰，祛风解痉；川乌、白附子辛热，温经散寒，解痉止痛。四药浸而晒之，是杀生药之毒之义；半夏与乌头相反，是取其相反相成之功。煎加生姜、薄荷，取和胃止呕、化痰利窍之效。

【应用】

本方是治疗风痰壅盛之内风惊悸证的常用方。临床以呕吐涎沫、半身不遂、口眼㖞斜、手足瘫痪、小儿惊风为辨证要点。本方现代临床常用于治疗缺血性中风、癫痫等属于风痰壅盛证者。

清气化痰丸

◎出自《医方考》

【歌诀】

清气化痰星夏橘　杏仁枳实瓜蒌实
芩苓姜汁为糊丸　气顺火消痰自失

【译文】

清气化痰丸由胆南星、半夏、陈皮、杏仁、枳实、瓜蒌仁、黄芩、茯苓组成，姜汁为糊制成药丸，服之气顺、火消、痰消除。

【组方】

胆南星　制半夏各一两半　瓜蒌仁　陈皮　黄芩　杏仁　枳实　茯苓各一两

【用法】

共研细末，姜汁为丸，每次6~9克，每日2次，温开水送服；亦可作汤剂，用量按原方比例酌定。

【作用】

清热化痰，理气止咳。

【主治】

痰热咳嗽证。症见咳嗽痰黄,咳之不爽,胸膈痞闷,甚则气急呕恶,舌质红,苔黄腻,脉滑数。

【方解】

本方所治乃邪热犯肺,炼液为痰,痰热内结,阻塞气机,肺失清肃之证。方中胆南星清热化痰,善治痰火郁结;黄芩、瓜蒌仁清肺化痰;枳实、陈皮行气消痰,理气和中;茯苓健脾渗湿,以杜生痰之源;半夏燥湿化痰,和胃降逆止呕;杏仁降利肺气,止咳化痰。全方诸药配伍,使热清火降,气顺痰消,共奏清热化痰,理气止咳之功。

【应用】

本方是治疗痰热咳嗽证的常用方。临床以咳嗽痰黄、咳之不爽、胸膈痞闷、舌质红,苔黄腻,脉滑数为辨证要点。本方现代临床常用于治疗肺炎、急性支气管炎、慢性支气管炎急性发作等属于痰热证者。

常山饮

◎出自《太平惠民和剂局方》

【歌诀】

常山饮中知贝取　　乌梅草果槟榔聚
姜枣酒水煎露之　　劫痰截疟功堪诩[①]

【词解】

①诩:夸赞。

【译文】

常山饮由常山、知母、贝母、乌梅、草果、槟榔、生姜、大枣组成,水酒煎制,露一宿服之,劫痰截疟,功效值得夸赞。

【组方】

常山二钱　知母　贝母　草果　槟榔各一钱　乌梅二个　生姜三片　大枣一枚

【用法】

水酒各半煎，露一宿，空腹温服。

【作用】

劫痰截疟。

【主治】

痰疟证。症见寒热往来，心下胀满，气逆欲呕。

【方解】

本方所治乃疟痰作疟之证，治宜劫痰截疟。方用常山祛痰而截疟，为治疟之要药；槟榔下气破积，消食行痰；贝母清火散痰；乌梅敛阴退热；知母滋阴清热，治阳明独胜之热；草果芳香燥湿，温中除痰，可治太阴独胜之寒，与知母配伍，二经和则阴不致交争矣；再配姜枣，调和营卫。全方诸药配伍，共奏劫痰截疟之功。

【应用】

本方是治疗痰疟证的常用方。临床以寒热往来，心下胀满，气逆欲呕为辨证要点。本方现代临床常用于治疗疟疾属于痰湿证者。

礞石滚痰丸

◎出自《丹溪心法附余》（一作《痘疹金镜录》）

【歌诀】

滚痰丸用青礞石　大黄黄芩沉水香

百病多因痰作祟① 顽痰怪症力能匡

【词解】
①祟：鬼神作怪一

【译文】
礞石滚痰丸由礞石、熟大黄、黄芩、沉香组成，主治实热老痰作祟的各种病症，顽痰怪症皆能治愈。

【组方】
熟大黄 黄芩各八两 礞石一两 沉香半两

【用法】
水泛小丸，每服5～9克，每日1～2次；亦可作汤剂，用量按原方比例酌定。

【作用】
泻火逐痰。

【主治】
实热老痰症。症见癫狂惊悸，或怔忡昏迷，或咳喘痰稠，或胸脘痞闷，或眩晕耳鸣，或绕项结核，或口眼蠕动，或不寐，或梦寐奇怪之状，或骨节猝痛难以名状，或噎塞烦闷，大便秘结，舌红，苔黄厚，脉滑数有力。

【方解】
本方所治为火热之邪炼液为痰，痰热攻窜伏匿之顽痰怪证，治宜泻火逐痰。方中礞石与焰硝同煅，其性剽悍，善攻陈积伏匿之痰；大黄荡涤实热，以开痰火下行之路；黄芩清心肺，以平上炎之火；沉香能升降诸气，以开痰之先导，气顺则痰消。

【应用】
本方是治疗实热老痰症的常用方。临床以癫狂惊悸、咳喘痰稠、胸脘痞闷、舌红、苔黄厚、脉滑数有力为辨证要点。本方现代临床常用于治疗精神分裂症、癫痫等属于痰热证者。本方为攻坠实热老痰之峻剂，非体质壮实者不可轻投。

金沸草散

◎出自《类证活人书》

【歌诀】

金沸草散前胡辛　半夏荆甘赤茯因
煎加姜枣除痰嗽　肺感风寒头目颦①
局方不用细辛茯　加入麻黄赤芍均

【词解】

①颦：皱眉。此指疼痛。

【译文】

金沸草散由旋覆花（即金沸草的花）、前胡、细辛、半夏、荆芥穗、炙甘草、赤茯苓组成，加生姜、大枣煎服，可去除咳嗽痰多、肺感风寒、头目昏痛之证。《太平惠民和剂局方》的金沸草散系本方去细辛、前胡，加入麻黄、赤芍而成。

【组方】

旋覆花（即金沸草花）　前胡　细辛各一钱　荆芥一钱半　半夏五分　炙甘草三分　赤茯苓六分

【用法】

加生姜五片，大枣一枚，水煎服。

【作用】

理肺化痰，解表散寒。

【主治】

痰嗽之外感风寒证。症见咳嗽痰多，发热恶寒，头目昏痛，鼻塞声重，舌淡苔白，脉浮。

【方解】

本方所治乃外感风寒，肺失宣降，痰湿内生之证，治宜理肺化痰，解表散寒。方中旋覆花消痰降气；前胡、半夏化痰止咳；荆芥、细辛、生姜解表散邪；赤茯苓利湿行水，又可防痰湿化热；甘草和中调药。全方诸药相合，共奏理肺化痰，解表散寒之效。

【应用】

本方是治疗外感风寒之痰嗽证的常用方。临床以咳嗽痰多、发热恶寒、舌淡苔白、脉浮为辨证要点。本方现代临床常用于治疗上呼吸道感染、支气管炎、支气管哮喘、肺炎等属于外感风寒，痰湿内壅证者。

【附方】

金沸草散（《太平惠民和剂局方》）：麻黄、前胡各三两、荆芥穗四两、甘草、半夏、赤芍各一两，加生姜三片，枣一个，水煎服。功用：宣肺发表，化痰止咳。主治：外感风寒，痰热壅肺证。症见咳嗽喘满，痰涎不利。

以上两首虽均名金沸草散，但朱肱所制金沸草散，方中配伍细辛、生姜等辛温发散之品，临床对于外感风寒之痰嗽证较为适宜；而《局方》之金沸草散，不用细辛、赤茯苓，加麻黄宣肺发表；赤芍凉血清热，既可制约麻黄辛温峻汗之性，又能解风寒郁经之邪热，故适应于外感风寒，郁而化热之痰热咳嗽证者。

第十七章　收涩之剂

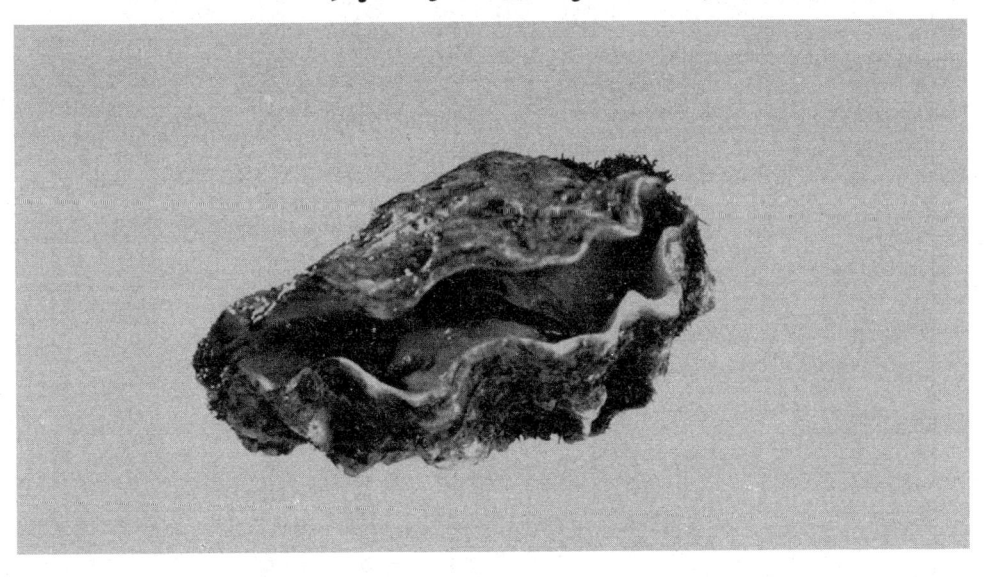

收涩之剂，就是指固涩剂，是指以固涩药为主所组成的方剂，主要用于治疗气血精液滑脱耗散证。气血精液是维持人体正常生命活动的宝贵物质，如果因先天不足或久病失养，正气虚极不能固密，便可见各种滑脱不禁证。根据《素问·至真要大论》当中『散者收之』及『十剂』中『涩可固脱』的原则，滑脱证当用固涩法治疗，固涩剂可分为固表止汗、敛肺止咳、涩肠固脱、涩精止遗、固崩止带五类，应用时常与补益药配合以标本兼顾。

金锁固精丸

◇出自《医方集解》

【歌诀】

金锁固精芡莲须　龙骨蒺藜牡蛎需

莲粉糊丸盐酒下　涩精秘①气滑遗无

【词解】

①秘：通"密"，固密，收藏。

【译文】

金锁固精丸由芡实、莲须、龙骨、沙苑蒺藜、牡蛎组成，莲子粉糊制丸，淡盐水或酒服下，能涩精秘气，使遗精、滑泄完全解除。

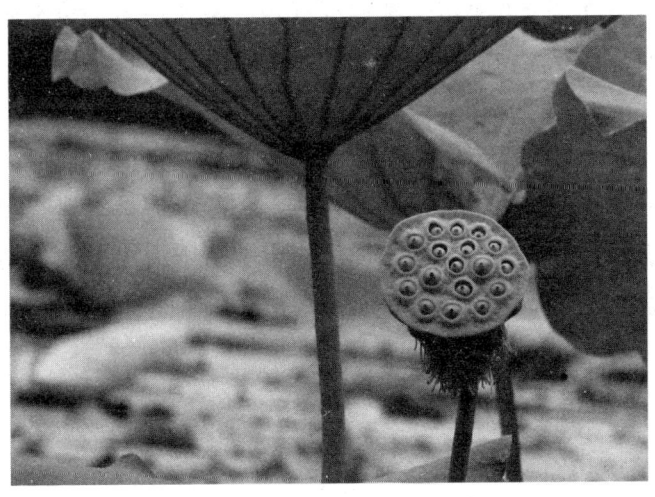

莲子

【组方】

沙苑蒺藜　芡实　莲须各二两　煅龙骨　煅牡蛎各一两

【用法】

莲子粉糊丸，每服9克，空腹淡盐汤下；或加莲子肉适量，水煎服。

【作用】

涩精补肾。

【主治】

肾虚精关不固证。症见遗精滑泄，神疲乏力，腰酸耳鸣，舌淡苔白，脉细弱；亦治肾虚不摄之尿频、遗尿。

【方解】

本方所治乃因肾虚封藏失职而精气不固之证。治宜涩精补肾，标本同治。方中沙苑蒺藜补肾固精止遗；芡实固肾涩精，并能补脾气以充养先天；莲须、煅龙骨、煅牡蛎收敛固精；莲子肉助诸药补肾固精，又能养心清心，与上述诸药配伍交通心肾。全方集诸"涩精秘气"之品于一方，重在固精，兼以补肾，标本兼顾，共奏涩精补肾之效。

【应用】

本方是治疗肾虚精关不固证的常用方。临床以遗精滑泄、腰酸耳鸣、舌淡苔白、脉细弱为辨证要点。本方现代临床常用于治疗慢性前列腺炎、乳糜尿、性功能紊乱等属于。肾虚不固证者。

茯菟丹

◇出自《太平惠民和剂局方》

【歌诀】

茯菟丹疗精滑脱　菟苓五味石莲末
酒煮山药为糊丸　亦治强中及消渴

【译文】

茯菟丹主治阴精滑脱之证。此方由菟丝子、五味子、石莲肉组成,酒煮山药成糊状,与以上药末混合制成药丸,也可用来治疗强中及消渴证。

【组方】

菟丝子十两　五味子八两　茯苓　石莲肉各三两　山药六两

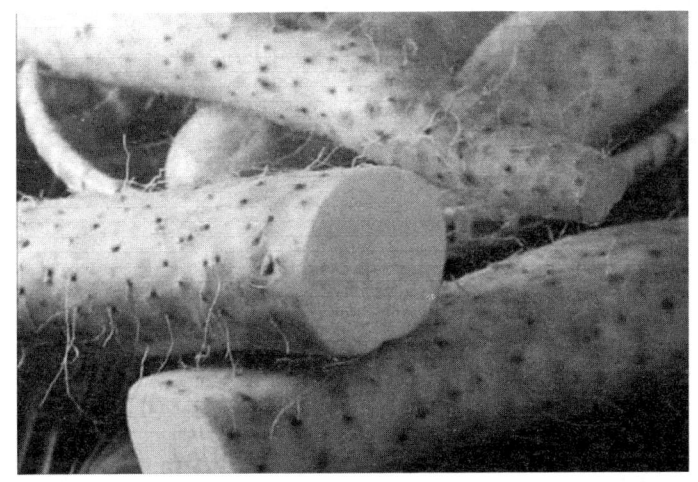

山药

【用法】

先酒浸菟丝子,余酒煮山药为糊,和余药末为丸,每服9克,每日2~3次。遗精用淡盐汤下;白浊用茯苓汤下;赤浊用灯心汤下;消渴及强中证用米汤下。

【作用】

交通心肾,涩精止浊。

【主治】

心肾不交证。症见溺有余沥,小便白浊,梦寐频泄,强中消渴。

【方解】

本方主治乃肾水亏,心火亢,心肾不交之遗精尿浊之证。方中菟丝子强阴益阳,补肾益精;五味子收敛固涩,益气生津,补肾宁心;山药健脾涩精;石莲肉清心止浊;茯苓淡渗利湿,通心气于肾。全方诸药配伍,共奏交通心肾,涩精止浊之功。

【应用】

本方是治疗心肾不交之遗精尿浊证的常用方。临床以溺有余沥、小便白浊,梦遗频泄为辨证要点。本方现代临床常用于治疗慢性前列腺炎、糖尿病、泌尿系感染等属于心肾不交证者。

治浊固本丸

◎出自《医学正传》引李杲方

【歌诀】

治浊固本莲蕊须　砂仁连柏二苓俱
益智半夏同甘草　清热利湿固兼驱

【译文】

治浊固本丸由莲须、砂仁、黄连、黄柏、茯苓、猪苓、益智仁、半夏和炙甘草组成,兼有清热利湿、益脾固肾之功效。

【组方】

莲须　黄连　猪苓各二两　砂仁　黄柏　益智仁　姜半夏　茯苓各一两　炙甘草三钱

【用法】

共研细末,每次6~9克,每日3次,空腹温酒送服;亦可作汤剂,用量按原方比例酌定。

【作用】

清热祛湿，补脾固肾。

【主治】

湿热精浊证。症见小便白浊，尿如米泔，或遗精早泄，腰酸神疲，舌红苔黄腻，脉滑数，重按无力。

【方解】

本方所治乃因膀胱湿热所致之尿浊遗精之证。方中黄连、黄柏清热燥湿；茯苓、猪苓淡渗利湿；半夏燥湿化痰；砂仁、益智仁理气化滞，补脾固肾，防湿热郁滞所伤；莲须固肾涩精；炙甘草补土和中，调和诸药，且防苦寒药物损伤中阳。

【应用】

本方是治疗湿热精浊证的常用方。临床以小便白浊，或遗精早泄、腰酸神疲、舌红苔黄腻、脉滑数为辨证要点。本方现代临床常用于治疗慢性前列腺炎、泌尿系感染等属于膀胱湿热证者。

诃子散

◇出自《兰室秘藏》

【歌诀】

诃子散用治寒泻　炮姜粟壳橘红也
河间木香诃草连　仍用术芍煎汤下
二者药异治略同　亦主脱肛便血者

【译文】

诃子散用来治疗虚寒泄泻证。此方由煨诃子、炮姜、罂粟壳、橘红组成。河间诃子散（《素问病机气宜保命集》）由诃子、木香、甘草、黄连组成，用白术、芍药煎汤服下，两者药物组成不同，但功效略同，皆主治便血及久泻而致脱肛者。

【组方】
煨诃子七分　炮姜六分　罂粟壳蜜炙　橘红各五分

【用法】
水煎服。

【作用】
涩肠止泻，温阳散寒。

【主治】
虚寒泄泻证。症见泄泻，完谷不化，脱肛不收，肠鸣腹痛，或久痢，便脓血，舌淡苔白，脉沉迟。

【方解】
本方所治乃中阳不足之虚寒泄泻证，治宜涩肠止泻，温阳散寒。方中诃子酸涩收脱住泻；罂粟壳固肾涩肠；炮姜温补脾阳，驱散寒邪；橘红升阳调气，加强止泻固脱之力。四药相合，涩中有补，补中有行，标本兼顾，共奏温阳涩肠之功。

【应用】
本方是治疗虚寒泄泻证的常用方。临床以泄泻腹痛，或久痢，便脓血，舌淡苔白，脉沉迟为辨证要点。本方现代临床常用于治疗慢性胃肠炎、慢性溃疡性结肠炎、小儿消化不良等属于中阳不足证者。

【附方】
河间诃子散（《素问病机气宜保命集》）　诃子一两，半生半煨　木香五钱　甘草二钱　黄连三钱，为末，每服6克，用白术、芍药汤调下。功用：涩肠止泻。主治：久泻。

诃子散与河间诃子散均能治久泻不止而兼脱肛便血之证，但诃子散方中配伍炮姜，主治虚寒泄泻证；河间诃子散中则用黄连，可用于湿热泄泻或下痢脓血之证。

柏子仁丸

◎出自《普济本事方》

【歌诀】

柏子仁丸人参术　麦麸牡蛎麻黄根

再加半夏五味子　阴虚盗汗枣丸吞

【译文】

柏子仁丸由柏子仁、人参、白术、麦麸、牡蛎、麻黄根，再加半夏、五味子组成。阴虚盗汗之人，应将药末与枣肉混合制成药丸服用。

【组方】

柏子仁二两　人参　白术　煅牡蛎　麻黄根　半夏　五味子各一两　麦麸五钱

【用法】

共研细末，枣肉和丸，每次6~9克，每日2~3次，空腹米汤送下；亦可作汤剂，用量按原方比例酌定。

【作用】

滋阴清热，固表止汗。

【主治】

心肾阴虚之盗汗证。症见盗汗，夜寐不安，心悸怔忡，舌红少苔，脉细数。

【方解】

本方所治乃心血虚,肾阴不足,虚火内扰之盗汗证,治宜滋阴清热,固表止汗。方中柏子仁养心安神;牡蛎、麦麸凉心收脱;五味子收敛固涩,宁心安神;半夏燥湿和胃;麻黄根专走肌表,引人参、白术以固卫气。诸药相合,共奏滋阴清热,固表止汗之功。

【应用】

本方是治疗心肾阴虚之盗汗证的常用方。临床以盗汗、心悸失眠、舌红少苔、脉细数为辨证要点。本方现代临床常用于治疗神经衰弱、更年期综合征等属于心肾阴虚火旺证者。

牡蛎散

◎出自《太平惠民和剂局方》

【歌诀】

阳虚自汗牡蛎散　黄芪浮麦麻黄根
扑法芎藁牡蛎粉　或将龙骨牡蛎扪[①]

【词解】

①扑法:扑粉法,亦称撒扑法,是将药物研成细粉,撒扑于患处,以治疗疾病的方法。
②扪:按住。此指扑粉。

【译文】

牡蛎散主治心阴不足、心阳不潜之自汗。此方由黄芪、麻黄根、牡蛎、浮小麦组成。扑法的芎藁牡蛎粉或扪法的龙骨牡蛎粉主治相同。

【组方】

黄芪　麻黄根　煅牡蛎各一两

【用法】

共研粗末，每次 9 克，加小麦 30 克，水煎服。

【作用】

敛阴止汗，益气固表。

【主治】

体虚之自汗、盗汗证。症见常自汗出，夜卧尤甚，久而不止，心悸惊惕，短气烦倦，舌质淡红，脉细弱。

【方解】

本方证多因气虚卫外不固，气阴耗损，日久心阴不足，心阳不潜所致，治宜敛阴止汗，益气固表。方中煅牡蛎咸寒，固涩止汗，益阴潜阳；生黄芪益气实卫，固表止汗；麻黄根专于止汗；小麦甘凉，专入心经，能益心气、养心阴、清心热。全方诸药配伍，使腠理得固，心阳内潜，自汗止而神魂定，气阴充而正气复。

【应用】

本方是治疗卫气不固，阴液外泄之自汗、盗汗证的常用方。临床以汗出、心悸短气、舌淡脉细弱为辨证要点。本方现代临床常用于治疗病后或术后、产后身体虚弱、自主神经功能失调以及肺结核等所致自汗、盗汗属于卫气不固，阴液外泄证者。

【附方】

1. 扑法　牡蛎　川芎　藁本各二钱半，糯米粉一两半，共研极细末，盛绢袋中，扑周身。功用：止汗。主治：自汗不止。

2. 扑法　牡蛎　龙骨　糯米粉各等份，共研极细末，扑周身。功用、主治同上。

桑螵蛸散

◎出自《本草衍义》

【歌诀】

桑螵蛸散治便数　参苓龙骨同龟壳
菖蒲远志及当归　补肾宁心健忘觉

【译文】

桑螵蛸散主治小便频数。此方由桑螵蛸、人参、茯神、龙骨、龟甲、菖蒲、远志和当归组成，有补肾宁心安神作用，对健忘之证有效。

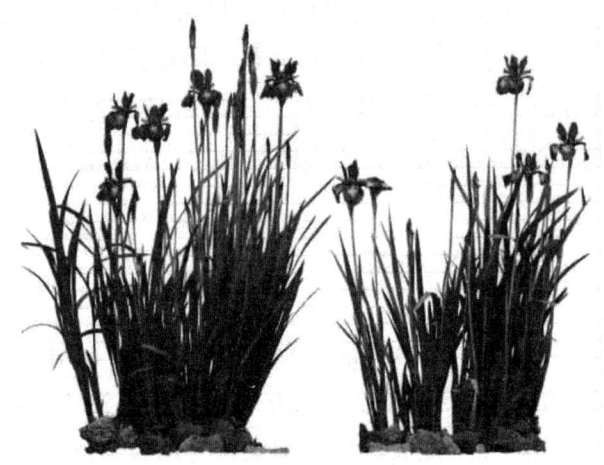

菖蒲

【组方】

桑螵蛸　远志　菖蒲　龙骨　人参　茯神　当归　龟甲 醋炙, 各一两

【用法】

除人参外，共研细末，每服 6 克，睡前人参汤调下；亦可作汤剂，用量按原方比例酌定。

【作用】

调补心肾,涩精止遗。

【主治】

心肾两虚证。症见小便频数,或尿如米泔色,心神恍惚,健忘,或遗尿遗精,舌淡苔白,脉细弱。

【方解】

本方所治乃因心肾两虚,水火不交,肾虚不固,膀胱失约之证。方中用桑螵蛸补肾固精止遗;龙骨收涩止遗,镇心安神;龟甲通心入肾,益肾养阴;人参、当归双补气血,养心宁神益智;茯神益心气,宁心神;菖蒲、远志安定神志,交通心肾。诸药合用,共奏调补心肾,涩精止遗之功。

【应用】

本方是治疗心肾两虚之小便频数、遗尿或遗精证的常用方。临床以尿频、遗尿,或遗精,心神恍惚、舌淡苔白,脉细弱为辨证要点。本方现代临床常用于治疗小儿遗尿、神经衰弱之梦遗滑精,以及糖尿病及妊娠小便频数、小便失禁等属于心肾两虚、水火不交证者。

真人养脏汤

◇出自《太平惠民和剂局方》

【歌诀】

真人养脏诃粟壳　肉蔻当归桂木香
术芍参甘为涩剂　脱肛久痢早煎尝

【译文】

真人养脏汤由诃子、罂粟壳、肉豆蔻、当归、肉桂、木香、白术、白芍、人参、炙甘草组成,有温补脾肾、涩肠固脱之效,脱肛、久痢之人当尽早服用。

【组方】

人参　当归　白术各六钱　肉豆蔻半两　肉桂　炙甘草各八钱　白芍一两六钱　木香一两四钱　诃子一两二钱　罂粟壳蜜炙,三两六钱

【用法】

水煎服。

【作用】

涩肠固脱，温补脾肾。

【主治】

脾肾虚寒之久泻久痢证。症见泻痢无度，滑脱不禁，甚则脱肛不收，腹痛喜温喜按，倦怠食少，舌淡苔白，脉迟细。

【方解】

本方所治久泻久痢，乃因脾肾虚寒，肠失固摄所致，治宜涩肠固脱，温补脾肾之法。方中重用罂粟壳涩肠止泻；诃子、肉豆蔻温脾暖中，涩肠止泻，与罂粟壳合用，急则治标；肉桂温肾暖脾，散寒止痛；人参、白术益气健脾；当归、白芍养阴和血；木香理气醒脾，使全方涩补但不致壅滞气机；甘草益气和中，配参、术健脾益气，合芍药缓急止痛。诸药相合，涩肠固脱治其标，温补脾肾补其本，标本兼顾，以治标实为主。

【应用】

本方是治疗脾肾虚寒之久泻久痢证的常用方。临床以泻痢滑脱不禁，腹痛食少，舌淡苔白，脉迟细为辨证要点。本方现代临床常用于治疗慢性结肠炎、慢性肠炎、溃疡性结肠炎、慢性痢疾、糖尿病顽固性腹泻以及小儿虚寒性泄泻等属于脾肾虚寒证者。服用本方期间，注意忌食酒、面、生冷、鱼腥、油腻之物。

当归六黄汤

◎出自《兰室秘藏》

【歌诀】
当归六黄治汗出　芪柏芩连生熟地
泻火固表复滋阴　加麻黄根功更异
或云此药太苦寒　胃弱气虚在所忌

【译文】
当归六黄汤主治盗汗。此方由当归、黄芪、黄柏、黄芩、黄连、生地黄、熟地黄组成,有清热滋阴、固表止汗之功效。若加麻黄根,止汗功效更好。有人说此药过于苦寒,胃弱气虚者当谨慎使用。

【组方】
当归　生地黄　熟地黄　黄芩　黄连　黄柏各等份　黄芪加倍

【用法】
水煎服。

【作用】
滋阴泻火,固表止汗。

【主治】
阴虚火旺证。症见发热盗汗,面赤心烦,口干唇燥,大便干结,小便短赤,舌红,脉数。

【方解】
本方所治系阴虚火旺,营阴不守,卫气不固之证,治宜滋阴泻火,固表止汗。方中当归、生地黄、熟地黄同用,滋阴养血,育阴降火,培本清源;

黄芩、黄连、黄柏清热泻火除烦，苦寒坚阴；倍用黄芪，益气实卫，固表止汗，与当归、熟地黄相合益气养血，使气血充足，腠理固密，汗不易泄。诸药合用，共奏滋阴泻火，固表止汗之效。临床为增强止汗效果，可酌加麻黄根，能引诸药至卫分而固腠理，加强固表止汗作用。

【应用】

本方是治疗阴虚火旺盗汗证的常用方。临床以发热盗汗、面赤心烦、便干尿赤、舌红脉数为辨证要点。本方现代临床常用于治疗结核病、甲状腺功能亢进、糖尿病、更年期综合征等属于阴虚火旺证者。因本方寒凉药物居多，胃弱气虚者应慎用。

第十八章 杀虫之剂

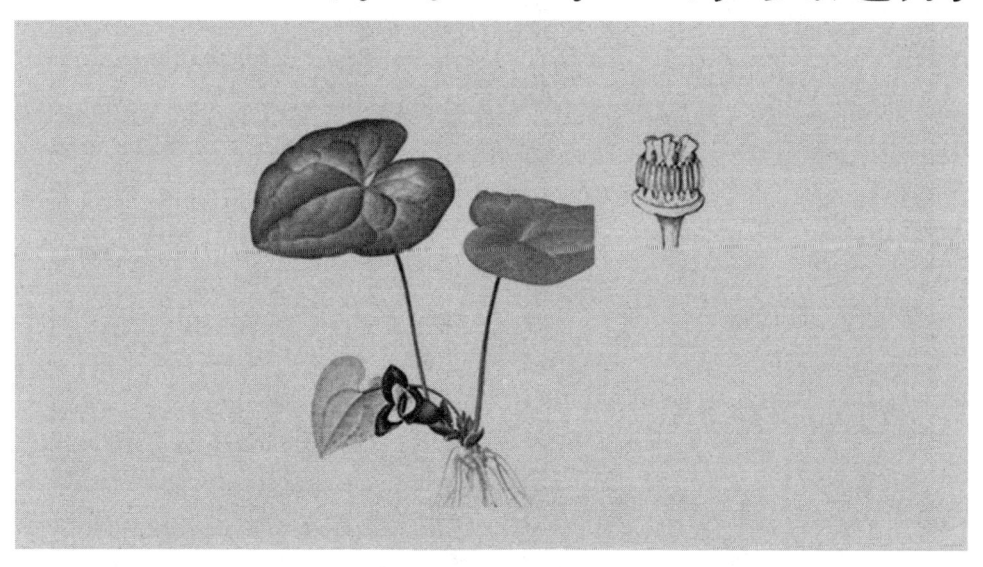

杀虫之剂，就是所谓的驱虫剂。是指以驱虫药为主组成的方剂，主要用于治疗人体的寄生虫病。人体的常见寄生虫有蛔虫、蛲虫、钩虫、绦虫等。寄生虫病多是由于误食沾染虫卵的食物所导致。驱虫法在临床应用时应根据患者的体质差异及虚实寒热而配伍用药。

乌梅丸

◇出自《伤寒论》

【歌诀】

乌梅丸用细辛桂　人参附子椒姜继

黄连黄柏及当归　温藏安蛔寒厥剂

【译文】

乌梅丸由乌梅、细辛、桂枝、人参、附子、蜀椒、干姜、黄连、黄柏和当归组成,是温脏安蛔,治疗胃热肠寒蛔厥证的好方剂。

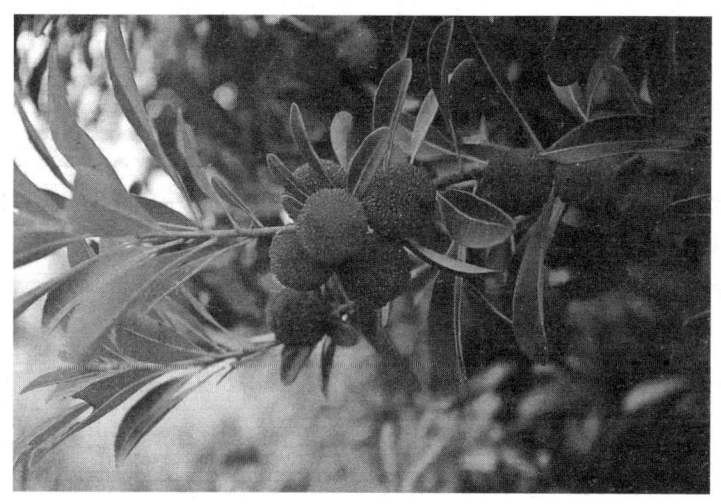

乌梅

【组方】

乌梅三百枚　细辛　附子　桂枝　人参　黄柏各六两　干姜十两　黄连十六两　当归　蜀椒各四两

【用法】

乌梅用醋浸一宿,去核打烂,和余药打匀,烘干或晒干,研末,加蜜制丸,每服9克,日3次,空腹服;亦可作汤剂,用量按原方比例酌定。

【作用】

温脏安蛔。

【主治】

蛔厥证。症见腹痛时作，烦闷呕吐，时发时止，食则呕吐，甚则吐蛔，手足厥冷。又治久泻久痢。

【方解】

本方所治乃因胃热肠寒，蛔动不安，扰乱气机，甚则阴阳之气不相顺接所致蛔厥之证，治宜温脏安蛔。古人认为蛔"得甘则动，得酸则静，得辛则伏，得苦则下"，故方中重用乌梅安蛔止痛；蜀椒、细辛辛温，辛可伏蛔，温能祛寒；黄连、黄柏苦寒，苦可下蛔，寒清里热；附子、干姜、桂枝温脏祛寒；人参、当归益气养血，扶助正气。全方酸苦辛并用，邪正兼顾，共奏温脏安蛔之效。

本方又治寒热错杂以寒为主之久泻久痢。泻痢日久，正气已虚，邪气未尽，寒热错杂，故治宜涩肠固脱，扶正祛邪。方中乌梅酸收固肠；附、姜、辛、椒温补脾肾，振奋中阳；参、归补气和血；连、柏清热燥湿，厚肠止痢。全方温清涩补并用，则久泻久痢可止。

【应用】

本方是治疗寒热错杂，蛔虫上扰之蛔厥的常用方、代表方。临床以腹痛阵作、烦闷呕吐、时发时止、甚则吐蛔、手足厥冷为辨证要点。本方现代临床常用于治疗胆道蛔虫症、肠道蛔虫症、慢性菌痢、慢性肠炎等证属寒热错杂、正气虚弱者。

化虫丸

◎出自《太平惠民和剂局方》（一作《医方集解》）

【歌诀】

化虫鹤虱及使君　槟榔芜荑苦楝群

白矾胡粉糊丸服　肠胃诸虫永绝氛①

【词解】

①氛：古代迷信指预示吉凶的云气。此指凶象之气。

【译文】

化虫丸由鹤虱、使君子、槟榔、芜荑、苦楝根皮、胡粉（即铅粉）、白矾组成。上药研为细末，用酒煮面糊制成药丸服用，可驱除肠中各种寄生虫。

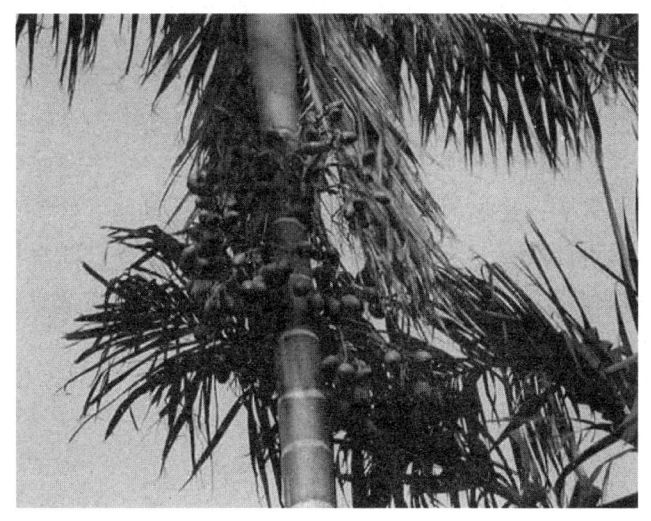

槟榔

【组方】

鹤虱　槟榔　苦楝根皮　胡粉（即铅粉）各一两　白矾二钱半　使君子　芜荑各五钱（《医方集解》加）

【用法】

共研细末，用酒煮面糊为丸，据年龄酌量服，一岁小儿用五分。

【作用】

驱杀肠中诸虫。

【主治】

肠中诸虫。症见发作时腹痛，往来上下，其痛甚剧，呕吐清水，或吐蛔虫。

【方解】

本方主治各种肠道寄生虫病。方中鹤虱驱诸虫；苦楝根皮善杀蛔虫、蛲虫；槟榔则杀绦虫、姜片虫；枯矾、铅粉均具杀虫之效；使君子、芜荑杀虫消疳，且使君子尚能攻下通便，使诸虫自大便排出，给邪以出路。本方集诸驱虫药于一方，专为杀肠中诸虫而设，为驱杀肠中诸虫之通剂。

【应用】

本方是驱杀肠中诸虫的常用方。临床以发作时腹痛、往来上下、其痛甚剧、呕吐清水为辨证要点。本方现代临床常用于治疗各种肠道寄生虫病。但方中铅粉毒性强烈，苦楝根亦有毒，故临床应用时用量应适宜，不宜连续服用，药后应适当调补脾胃，扶正以善后。

第十九章　痈疡之剂

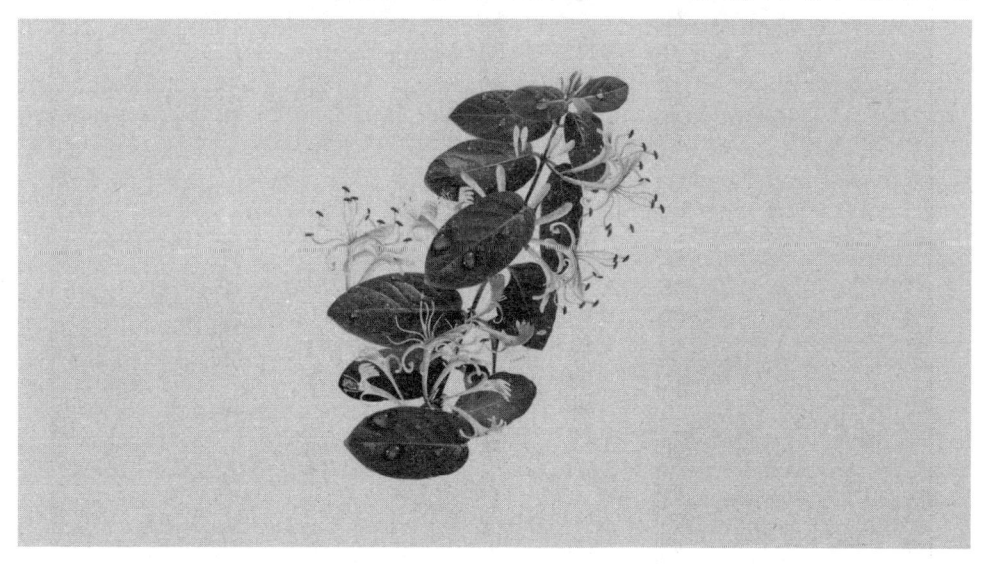

痈疡之剂，就是所谓的痈疡剂，是指以解毒消肿、托里排脓、生肌敛疮药为主组成的方剂，指痈疡剂主要是用于治疗体表痈、疽、疔、疮、丹毒、流注、瘰、瘤、瘰疬等，以及内在脏腑的痈疽等外科疾患的方剂。体表痈疡可分为阳证及阴证，阳证来势暴急，其症状表现为红肿焮痛，易溃易消；阴证来势缓慢，症状表现为平塌漫肿，难溃难消。体表痈疡的治疗原则，阳证宜清热解毒，活血消肿散结；阴证宜温补和阳，通滞化痰去瘀。外可用薄贴围药渗药及刀针手术等，内在脏腑痈疡应以清热解毒、逐瘀排脓、散结消肿为主。

真人活命饮

◇出自《校注妇人大全良方》

【歌诀】

真人活命金银花　防芷归陈草节加
贝母天花兼乳没　穿山角刺酒煎嘉①
一切痈疽能溃散　溃后忌服用毋差
大黄便实可加使　铁器酸物勿沾牙

【词解】

①嘉：同"佳"。

【译文】

真人活命饮由金银花、防风、白芷、归尾、陈皮、甘草节、贝母、天花粉、乳香、没药、赤芍、穿山甲、皂角刺组成，水酒各半煎服疗效最佳。一切疮疡肿毒皆能溃散消除，疮疡已溃者切忌服，用此方千万不要弄错。大便燥结者方中可加入大黄。本方煎煮不可用铁器或接触酸味物品，服药者也不可服食酸物。

【组方】

白芷　贝母　防风　赤芍　归尾　甘草节　皂角刺　穿山甲　天花粉　乳香　没药各一钱　金银花　陈皮各三钱

【用法】

水煎服；或水酒各半煎服。

【作用】

清热解毒，消肿溃坚，活血止痛。

【主治】

疮疡初起，热毒壅聚证。症见红肿焮痛，或身热，凛寒，舌苔薄白或黄，脉数有力。

【方解】

本方所治乃热毒壅聚，气滞血瘀之阳证疮疡肿毒初起之证，治宜清热解毒，消肿溃坚，活血止痛。方中金银花辛凉疏散，清热解毒，为治痈要药；防风、白芷疏风散邪，使热毒从外透解；归尾、赤芍、乳香、没药、陈皮活血散瘀，行气通络，消肿止痛；贝母、天花粉清热化痰，散结消肿；穿山甲、皂角刺通行经络，溃坚排脓；甘草清热解毒，缓急止痛；煎时加酒，酒性善走，活血消肿，协助诸药直达病所。诸药相合，使热毒清，瘀血散，肿痛消，而疮疡自平。若大便燥结者可加大黄。

【应用】

本方是治疗疮疡初起，热毒壅聚证的常用方。临床以局部红肿焮痛，舌苔薄白或黄，脉数有力为辨证要点。本方现代临床常用于治疗化脓性炎症，如蜂窝织炎、化脓性扁桃体炎、乳腺炎、疔肿、深部脓肿等属于阳证、实证者。用本方脓未成者可消，脓已成者可溃，但已溃者切不可用；阴证疮疡忌用；脾胃虚，气血不足者慎用。本方煎煮时不可用铁器及接触酸味物品，更不可服食酸物，因酸性收敛，使疮疡不易消散。

托里十补散

◎出自《太平惠民和剂局方》

【歌诀】

托里十补参芪芎　归桂白芷及防风
柑桔厚朴酒调服　痈疡脉弱赖之充

【译文】

托里十补散由人参、黄芪、川芎、当归、肉桂、白芷、防风、甘草、桔梗、厚朴组成，热酒调制服下，痈疡、脉弱无力之人皆依赖此方。

【组方】

黄芪　当归　人参各二钱　川芎　肉桂　白芷　防风　甘草　桔梗　厚朴各一钱

【用法】

共研细末，每服6～18克，热酒调服；亦可作汤剂，用量按原方比例酌定。

【作用】

益气和血，温通消散。

【主治】

痈疡体虚证。症见毒重痛甚，形体羸瘦，脉弱无力。

【方解】

本方所治乃痈疡体虚，不能托毒外出之证，治宜益气和血，温通消散。方用人参、黄芪补气扶正，托毒外出；当归、川芎养血和血；肉桂温通血脉，消肿止痛；白芷、防风、桔梗、甘草疏风散邪，解毒排脓；厚朴行气除满，宣通壅滞。诸药相合，扶正祛邪，标本兼顾，消补并用，共奏益气和血，温通消散之功。

【应用】

本方是治疗痈疡体虚证的常用方。临床以毒重痛甚，形体羸瘦，脉弱无力为辨证要点。本方现代临床常用于治疗带状疱疹、尖锐湿疣、消化道溃疡等疮疡疾病属于体虚，不能托毒外出证者。

托里温中汤

◎出自《卫生宝鉴》

【歌诀】
托里温中姜附羌　茴木丁沉共四香
陈皮益智兼甘草　寒疡内陷呕泻良

【译文】
托里温中汤由炮姜、炮附子、羌活、四香（即茴香、木香、丁香、沉香）加上陈皮、益智仁、炙甘草组成，是治疗寒性疮疡内陷及呕吐泄泻的良方。

【组方】
炮姜　羌活各三钱　炮附子四钱　木香一钱半　茴香　丁香　沉香　陈皮　益智仁　炙甘草各一钱

【用法】
加生姜五片，水煎服。

【作用】
托毒温中。

【主治】
疮疡属寒，疮毒内陷证。症见脓稀身冷，心下痞满，肠鸣腹痛，大便溏泻，食呕逆，气短促，呃逆不止，不得安卧，时发昏愦。

【方解】
本方所治乃寒性疮疡内陷之证，治宜托毒温中。方中炮附子、干姜温中助阳，祛寒托毒；益智仁、沉香、丁香温胃散寒以平呕逆；木香、陈皮、茴香行气散结消满；羌活、生姜辛散透邪，使内陷之邪毒外透肌表；炙甘草调药和中，缓急止痛。全方诸药相合，共奏托毒温中之功。

【应用】

本方是治疗疮疡属寒，疮毒内陷证的常用方。临床以脓稀身冷，心下痞满，腹痛泄泻，呕逆气短为辨证要点。本方现代临床常用于治疗多发性脓肿、多发性淋巴结炎等属于寒性疮疡内陷证者。

托里定痛汤

◇出自《疡医大全》

【歌诀】

托里定痛四物兼　乳香没药桂心添
再加蜜炒罂粟壳　溃疡虚痛去如拈

【译文】

托里定痛汤由四物汤（当归、白芍、川芎、熟地）加上乳香、没药、肉桂，再加蜜炙罂粟壳组成，能轻松治愈痈疽溃后不敛及血虚疼痛之证。

【组方】

熟地黄　当归　白芍　川芎　乳香　没药　肉桂　罂粟壳（原书未著剂量）

【用法】

水煎服。

【作用】

托里补血，消肿止痛。

【主治】

疮疡溃后，阴血亏虚证。症见疮疡久不收口，肿胀，疼痛。

【方解】

本方所治乃疮疡溃后，阴血亏虚，不能生肌收口之证，治宜托里补血，消肿止痛。方用四物汤补血调血，托里充肌；乳香、没药活血化瘀，消肿止痛；罂粟壳收敛止痛；肉桂温通血脉。诸药相合，消补并用，共奏托里补血，消肿止痛之功。

【应用】

本方是治疗疮疡溃后，阴血亏虚证的常用方。临床以疮疡久不收口，肿胀，疼痛为辨证要点。本方现代临床常用于治疗肌肉深部脓肿、慢性骨髓炎、血栓闭塞性脉管炎等属于疮疡溃后，阴血亏虚证者。

消肿溃坚汤

◇出自《兰室秘藏》

【歌诀】

散肿溃坚知柏连　花粉黄芩龙胆宣
升柴翘葛兼柑桔　归芍棱莪昆布全

【译文】

散肿溃坚汤由知母、黄柏、黄连、天花粉、黄芩、龙胆草、升麻、柴胡、连翘、葛根，加炙甘草、桔梗、当归尾、芍药、三棱、莪术、昆布组成。

【组方】

黄芩八钱　知母　黄柏　天花粉　龙胆草　桔梗　昆布各五钱　黄连一钱　柴胡四钱　升麻　连翘　炙甘草　三棱　莪术　葛根　当归尾　芍药各二钱

【用法】

水煎服。

【作用】

清热燥湿,软坚散结,消肿溃坚。

【主治】

马刀疮。症见结硬如石,或在耳下至缺盆中,或于肩上,或于胁下;及瘰疬遍于颏,或至颊车,坚而不溃;或上二证已破流水者。

【方解】

本方所治乃痰热结聚,气血壅滞之证,治宜清热燥湿,软坚散结,消肿溃坚。方用黄芩、黄连、黄柏、龙胆草、知母苦寒,清热燥湿,泻火解毒;连翘、柴胡、升麻、葛根辛凉,清热散结,解毒升阳;天花粉、桔梗、甘草清热排脓,宽胸利膈;归尾、芍药活血养血;三棱、莪术破血行气;昆布软坚化痰,散结消肿。诸药相合,共奏清热燥湿、软坚散结、消肿溃坚之功。

【应用】

本方是治疗痰热结聚,气血壅滞之马刀疮的常用方。临床以颈部肿块坚硬如石,或破溃流水为辨证要点。本方现代临床常用于治疗慢性颈部淋巴结炎、淋巴结结核等属于痰热结聚,气血壅滞证者。

金银花酒

◎出自《外科精义》

【歌诀】

金银花酒加甘草　　奇疡恶毒皆能保
护膜须用蜡矾丸　　二方均是疡科宝

【译文】

金银花酒由鲜金银花、甘草、水、酒各半煎制而成,主治一切热毒痈疽恶疮。若要护膜托里、使毒不攻心,需用黄蜡、白矾组成的蜡矾丸,两方皆是疡科的宝贵药方。

【组方】

鲜金银花五两　甘草一两

【用法】

水酒各半煎，分三次服。

【作用】

消肿散瘀，托毒止痛。

【主治】

一切痈疽恶疮，以及肺痈肠痈初起。

【方解】

本方所治乃因热毒壅聚所致痈疽恶疮之证。方中重用金银花清热解毒，为疮疡圣药；甘草清热解毒，缓急止痛；酒水同煎，取其走散之力，助药力直达病所。

【临床应用】

本方是治疗热毒壅聚之痈疽恶疮证的基础方、通用方。临床以局部红肿热痛，舌红苔黄，脉数，或肺痈肠痈初起为辨证要点。本方现代临床广泛用于治疗各种热毒壅聚之痈疽疮疡轻证。

【附方】

蜡矾丸［《医学集成》（一作《景岳全书》）］　黄蜡二两　白矾一两，先将蜡熔化，少冷，入矾和丸，如梧桐子大，每服十丸，渐加至百丸，酒送下，日2~3次。功用：护膜托里，使毒不攻心。主治：金石发疽，痈疽疮疡，肺痈乳痈，痔漏肿痛，及毒虫蛇犬咬伤等。

第二十章 经产之剂

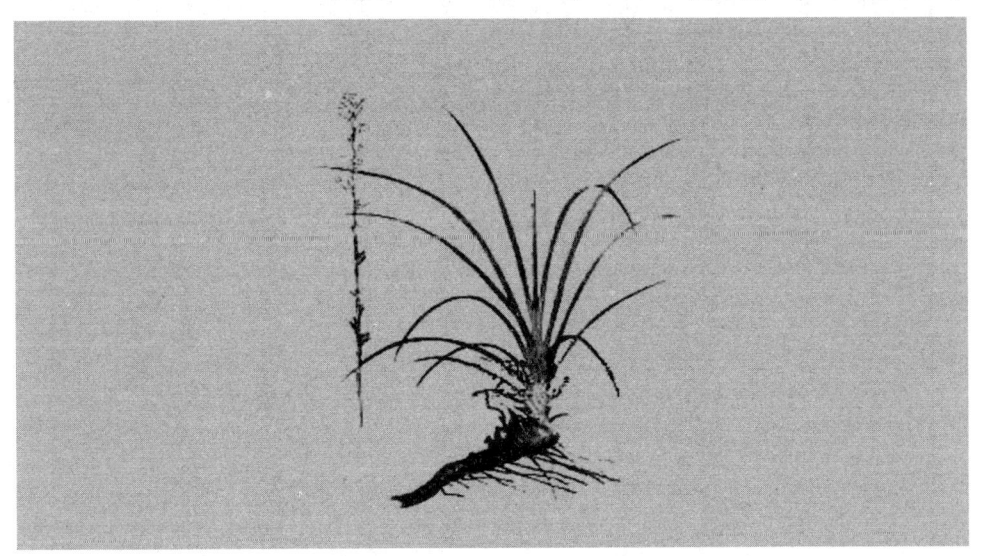

本章所讲的经产之剂就是指专门治疗妇女特有的经、带、胎、产等疾病的方剂。

其中经是指月经，月经病包括月经周期、经量、经色、经质等的改变。带是指带下，有青、赤、黄、白、黑五色之分，常见白带、黄带、赤带三种。胎指怀胎，在妇女怀胎期间，特殊的生理变化往往可致妊娠恶阻、胎漏、胎动不安、妊娠肿胀、小产等妊娠病。常见的产后病有产后腹痛、产后发热、产后痉、血晕、恶露不净、缺乳等。在治疗时，除要遵守寒热虚实一般原则外，由于产后气血耗损，在选方用药方面还必须照顾气血，使补不助邪，攻不伤正，散寒不过用温燥，清热不过用寒凉。

此外，绝经前后的诸症治疗方药也在此列。

妊娠六合汤

◎出自《医垒元戎》

【歌诀】

海藏妊娠六合①汤　四物为君妙义长
伤寒表虚地骨桂　表实细辛兼麻黄
少阳柴胡黄芩入　阳明石膏知母藏
小便不利加苓泻　不眠黄芩栀子良
风湿防风与苍术　温毒发斑升翘长
胎动血漏名胶艾　虚痞朴实颇相当
脉沉寒厥益桂附　便秘蓄血桃仁黄
安胎养血先为主　余因各症细参详
后人法此治经水　过多过少别温凉
温六合汤加芩术　色黑后期连附商
热六合汤栀连益　寒六合汤加附姜
气六合汤加陈朴　风六合汤加芎羌
此皆经产通用剂　说与时师好审量

【词解】

①六合：本组方剂均以四物汤为主。根据六经辨证分别加入两味适当的药，故称六合。

【译文】

王好古的妊娠六合汤，以四物汤（熟地、白芍、当归、川芎）为主具有神妙含义。治疗伤寒表虚，加入地骨皮、桂枝，即是表虚六合汤；治疗表实，加入细辛和麻黄，即是表实六合汤；治疗少阳为病，加入柴胡、黄芩，即是柴胡六合汤；治疗阳明为病，加入石膏、知母，即是石膏六合汤；治疗小便不利，加入茯苓和泽泻，即是茯苓六合汤；治疗失眠不寐，加入黄芩、栀子（栀子六合汤）疗效更好；治疗风湿，加入防风和苍术，即是风湿六合汤；

治疗温毒发斑,加入升麻和连翘,即是升麻六合汤;治疗胎动、血漏之剂,名为胶艾六合汤(加入阿胶、艾叶);治疗虚痞,朴实六合汤(加入厚朴、炒枳实)能够担当;治疗脉沉寒厥,用加入肉桂和炮附子的附子六合汤更为有益;治疗便秘、蓄血,就用加入桃仁和大黄的大黄六合汤。先以安胎养血为主,其余各种病症仔细参验各种方剂配伍。后人也仿效此法,治疗月经量过多或过少,要辨清血热或血寒。温六合汤(黄芩六合汤)是四物汤加入黄芩和白术;月经后期经色紫黑不畅,当考虑使用加入黄连、香附的连附六合汤。加入黄连、栀子的热六合汤更有益于养血调经、清热凉血;四物汤加入干姜、附子即是寒六合汤;气六合汤是四物汤加人陈皮和厚朴;风六合汤是四物汤加入秦艽和羌活。这些都是妇科经产的通用方剂,说给现在的医师要仔细审查病证、临床参酌使用。

【组方】

熟地黄　白芍　当归　川芎 各一两

1. 表虚六合汤　加桂枝、地骨皮各七钱。
2. 表实六合汤　加麻黄、细辛各半两。
3. 柴胡六合汤　加柴胡、黄芩各七钱。
4. 石膏六合汤　加石膏、知母各半两。
5. 茯苓六合汤　加茯苓、泽泻各半两。
6. 栀子六合汤　加栀子、黄芩各半两。
7. 风湿六合汤　加防风、制苍术各七钱。
8. 升麻六合汤　加升麻、连翘各半两。
9. 胶艾六合汤　加阿胶、艾叶各半两。
10. 朴实六合汤　加厚朴、炒枳实各半两。
11. 附子六合汤　加炮附子、肉桂各半两。
12. 大黄六合汤　加大黄半两、桃仁十个。

【用法】

水煎服。

【作用】

养血安胎。分别兼以解肌止汗;发汗解表;清热生津;利水通淋;清热除烦；祛湿止痛；清热解毒；暖宫止血；消痞散满；散寒回阳；泻结破瘀之功。

【主治】

妊娠而病伤寒。

1. 伤风，表虚自汗，头痛项强，身热恶寒，脉浮缓。
2. 伤寒，表实无汗，头痛身热，恶寒，脉浮紧。
3. 寒热往来，心烦喜呕，胸胁满痛，脉弦。
4. 阳明经证症见身热不恶寒，有汗口渴，脉长而大。
5. 足太阳膀胱腑病症见小便不利。
6. 发汗或攻下后，虚烦不得眠。
7. 感受风湿，四肢骨节烦疼，头痛发热而脉浮。
8. 下后过经不愈，转为温毒发斑如锦纹。
9. 发汗或攻下后，血漏不止，胎气受损，胎动不安。
10. 发汗或攻下后，心下虚痞，腹中胀满。
11. 少阴证症见脉沉而迟，四肢拘急，腹中痛，身凉有微汗。
12. 阳明、太阳本病症见大便色黑而硬，小便色赤而畅，腹胀气满而脉沉数（蓄血）。

【方解】

本方所治乃妊娠伤寒而见多种兼证者，治宜养血安胎为主。方以四物汤养血补血，分别针对不同兼证进行相应加减治疗。

【应用】

本方是治疗妊娠伤寒证的常用方，本方现代临床常用于治疗各种妊娠期间外感表邪又见其他兼证者。

【附方】

1. 温六合汤（《医垒元戎》） 熟地黄 白芍 当归 川芎 黄芩 白术各一两，水煎服。功用：养血调经，抑阳补脾。主治：气虚血热，症见月经过多。
2. 连附六合汤（《医垒元戎》） 熟地黄 白芍 当归 川芎各一两 黄连 香附（原书无剂量），水煎服。功用：养血调经，清热行气。主治：气滞血热，症见月经后期，色黑不畅。

3. 热六合汤（《医垒元戎》） 熟地黄 白芍 当归 川芎各一两 黄连 栀子（原书无剂量），水煎服。功用：养血调经，清热凉血。主治：血虚有热，症见月经妄行，发热心烦，不能睡卧。

4. 寒六合汤（《医垒元戎》） 熟地黄 白芍 当归 川芎各一两 附子 干姜（原书无剂量），水煎服。功用：养血调经，温阳散寒。主治：虚寒脉微自汗，气难布息，清便自调。

5. 气六合汤（《医垒元戎》） 熟地黄 白芍 当归 川芎各一两 厚朴 陈皮（原书无剂量），水煎服。功用：养血调经，理气开郁。主治：气郁经阻，症见月经不畅，腹胁胀痛。

6. 风六合汤（《医垒元戎》） 熟地黄 白芍 当归 川芎各一两 秦艽 羌活（原书无剂量），水煎服。功用：养血调经，祛风止眩。主治：产后血脉空虚，感受风邪而发痉厥。

当归生姜羊肉汤

◇出自《金匮要略》

【歌诀】

当归生姜羊肉汤　产后腹痛蓐劳[①]匡
亦有加入参芪者　千金四物甘桂姜

【词解】

①蓐劳：又名产后痨。因产后气血耗伤，摄生不慎，感受风寒或忧劳思虑等所致。症见虚羸喘乏，寒热如疟，头痛自汗，肢体倦怠，咳嗽气逆，胸中痞，腹绞痛或刺痛等。

【译文】

当归生姜羊肉汤由当归、生姜、羊肉组成，主治产后腹痛及蓐劳证。若加入人参、黄芪，即为当归羊肉汤。另外一方千金羊肉汤由干地黄、当归、芍药、川芎，加甘草、肉桂、生姜组成。

【组方】

当归三两　生姜五两　羊肉一斤

【用法】

水煎服。

【作用】

温中补虚，祛寒止痛。

【主治】

褥劳之血虚寒凝证。症见产后发热，自汗身痛，或腹中疠痛。

【方解】

本方所治乃妇人产后，气血不足，阴寒内盛，寒凝经脉之证，治宜温中补虚，祛寒止痛。方用当归养血活血；生姜辛温，温阳散寒，又益胃和中，化生气血；羊肉辛热，益气补虚，温中散寒，既可加强养血补血之力，又可助生姜温阳散寒以止疼痛。

【应用】

本方是治疗褥劳之血虚寒凝证的常用方。临床以产后发热，自汗身痛为辨证要点。本方现代临床常用于治疗产后宫缩腹痛、胎盘滞留、子宫复旧不良以及慢性盆腔炎等属于血虚寒凝证者。

【附方】

1. 当归羊肉汤（《济生方》）　黄芪一两　人参　当归各七钱　生姜五钱　羊肉一斤，水煎服。功用：补益气血，祛寒止痛。主治：褥劳。

2. 千金羊肉汤（《备急千金要方》）　干地黄五钱　当归　芍药　生姜各三钱　川芎二钱　甘草　肉桂各一钱，水煎服。功用：养血补虚，散寒止痛。主治：产后身体虚羸，腹中绞痛，自汗出。

胶艾汤

◎ 出自《金匮要略》

【歌诀】
胶艾汤中四物先　阿胶艾叶甘草全
妇人良方单胶艾　胎动血漏腹痛痊
胶艾四物加香附　方名妇宝调经专

【译文】
胶艾汤由熟地、当归、白芍、川芎四味药,加上阿胶、艾叶、甘草组成。《妇人大全良方》中的胶艾汤单由阿胶(蛤粉炒)、艾叶组成,主治胎动不安、腹痛漏血之证。阿胶、艾叶、熟地、当归、白芍、川芎,再加香附,名为妇宝丹,专治月经不调。

【组方】
川芎　甘草各二两　阿胶二两　艾叶　当归各三两　芍药　生地黄各四两

【用法】
酒水各半煎,阿胶烊化,温服。

【作用】
养血调经,止血安胎。

【主治】
冲任虚寒证。症见月经过多,崩中漏下,血色淡红,头晕面白,腰膝酸软,或胎动不安,或胎漏腹痛,或小产后下血不止,舌淡苔白,脉细。

【方解】
本方所治乃冲任虚寒,统固失职,阴血不能内守之证,治宜养血调经,止血安胎。方中阿胶补血止血；艾叶温经止血；熟地黄、当归、芍药、川芎养血和血；甘草调和诸药；煎加清酒，加强温散通行之力。全方配伍，以温补养血为主，肝肾并补，冲任同固，且以补为止，补中有止，养中有活，诚为冲任虚损而偏寒之月经不调或崩漏的常用方剂。

【应用】

本方是治疗冲任虚寒证的常用方。临床以月经过多，崩中漏下，血色淡红，舌淡苔白，脉细为辨证要点。本方现代临床常用于治疗功能性子宫出血、先兆流产、产后子宫复旧不良等属于冲任虚寒证者。

【附方】

1. 胶艾汤（《妇人大全良方》）　阿胶_{蛤粉炒，五钱}　艾叶_{五分}，煎汤冲服。功用：止血安胎。主治：胎动不安，腹痛漏血。

2. 妇宝丹（《医方集解》）　熟地黄　白芍　川芎　当归　阿胶　艾叶　香附，分别用童便、盐水、酒、醋各浸三日炒。功用：养血和血，行气调经。主治：血虚有寒，症见月经不调。

当归散

◇出自《金匮要略》

【歌诀】

当归散益妇人妊　术芍芎归及子芩
安胎养血宜常服　产后胎前功效深

【译文】

当归散有益妇人安胎养胎。此方由白术、芍药、川芎、当归、黄芩组成，需安胎养血的孕妇当经常服用，对产前养血安胎及治疗产后病卓有功效。

【组方】

当归　黄芩　芍药　川芎_{各一斤}　白术_{半斤}

【用法】

共研细末,每服9克,用酒调服;亦可作汤剂,用量按原方比例酌定。

【作用】

养血安胎,清热凉血。

【主治】

妇人妊娠,血虚有热证。症见胎动不安,及曾经数次半产者。

【方解】

本方所治乃妇人妊娠,血虚或血热妄行之胎动不安证,治宜养血安胎,清热凉血。方用当归、芍药、川芎养血和血;白术健脾祛湿,化生气血,养血安胎;黄芩清热凉血,亦为安胎之圣药。对于妊娠胎动不安及习惯性流产者最为适宜。

【应用】

本方是治疗妇人妊娠,血虚有热证的常用方。临床以胎动不安,及曾经数次半产者为辨证要点。本方现代临床常用于治疗流产先兆、习惯性流产等属于血虚有热证者。

黑神散

◎出自《太平惠民和剂局方》

【歌诀】

黑神散中熟地黄　归芍甘草桂炮姜
蒲黄黑豆童便酒　消瘀下胎痛逆忘

【译文】

黑神散由熟地、蒲黄、归尾、赤芍、炙甘草、肉桂、干姜组成,用酒和童便一同煎后调服，能治疗产后瘀血、胞衣不下，解除产后腹痛。

【组方】

熟地黄　归尾　芍药　蒲黄　肉桂　干姜　炙甘草各四两　黑豆半升

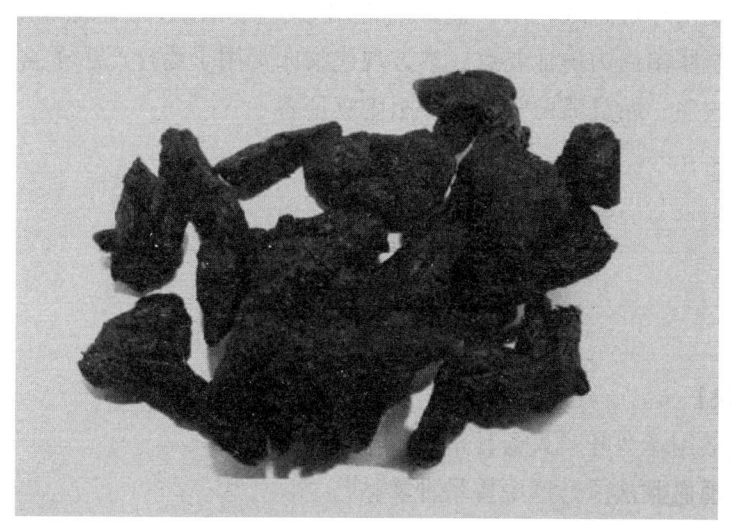

熟地黄

【用法】

共研细末，每服6克，温酒调下。

【作用】

活血散瘀，下胎止痛。

【主治】

妊娠或产后瘀血症。症见产后恶露不尽，或攻冲作痛，或脐腹坚胀撮痛，及胞衣不下，胎死腹中等。

【方解】

本方所治乃妊娠或产后，瘀阻胞宫之证，治宜活血散瘀，下胎止痛。方用蒲黄、黑大豆祛瘀行血；肉桂、干姜辛散温通，热以动血；熟地黄、当归尾、芍药养血和血，以防逐瘀太过伤及阴血，甘草甘缓益气，调和诸药。原方用酒与童便合煎，是取童便散瘀，并能引血下行；酒辛散活血之意。全方配伍，共奏活血散瘀，下胎止痛之功。

【应用】

本方是治疗妊娠或产后瘀血证的常用方。临床以产后恶露不尽，攻冲作痛，脐腹坚胀撮痛为辨证要点。本方现代临床常用于治疗产后子宫复旧不良、产后宫缩腹痛、胎盘滞留等属于瘀阻胞宫证者。

清魂散

◇出自《济生方》

【歌诀】

清魂散用泽兰叶　人参甘草川芎协
荆芥理血兼祛风　产中昏晕神魂帖①

【词解】

①神魂帖：写有安定心神文字的符咒，此处用来比喻本方疗效灵验。

【译文】

清魂散由泽兰叶、人参、炙甘草、川芎、荆芥组成，其中荆芥有理血及疏散风邪之功效，治疗产后气血虚弱而致血晕疗效灵验。

【组方】

泽兰叶　人参各一钱　炙甘草三分　川芎五分　荆芥三钱

【用法】

共研细末，每服3～6克，温酒热汤调服，同时可用醋喷在炭火上，取烟熏鼻。

【作用】

补益气血，疏风散邪。

【主治】

产后昏晕证。症见产后忽然昏晕,不知人事。

【方解】

本方所治乃产后气血虚弱,感冒风邪,而致昏晕之证,治宜补益气血,疏风散邪。方用人参、甘草益气补血;荆芥疏风散邪;川芎、泽兰活血调经,以使产后恶露排出,并与补益之品相伍,补中寓行,补而不滞;清酒可通行辛散,引药入血。女子以肝为先天,肝藏魂,全方诸药配伍补益气血,疏风散邪,则产后昏晕之证可解,故名"清魂"散。

【应用】

本方是治疗产后昏晕证的常用方。临床以产后忽然昏晕,不知人事为辨证要点。本方现代临床常用于治疗产后血晕证、产后子宫复旧不良等属于气血亏虚,外感风邪证者。

羚羊角散

◎出自《济生方》

【歌诀】

羚羊角散杏薏仁　防独芎归又茯神
酸枣木香和甘草　子痫[1]风中[2]可回春

【词解】

①子痫:指孕妇妊娠晚期或临产时或新产后,眩晕头痛,突然昏不知人,两目上视,手足抽搐,全身强直,少顷即醒,醒后复发,甚至昏迷不醒的疾病,被称为"子痫",又称"妊娠痫证"。

②风中:风邪侵袭经络筋脉之证,以肌肤麻木、瘙痒,或突发口眼㖞斜等为常见症状。

【译文】

羚羊角散由羚羊角、杏仁、薏苡仁、防风、独活、川芎、当归、茯神、炒酸枣仁、木香、甘草组成，能使妊娠中风及子痫证妙手回春。

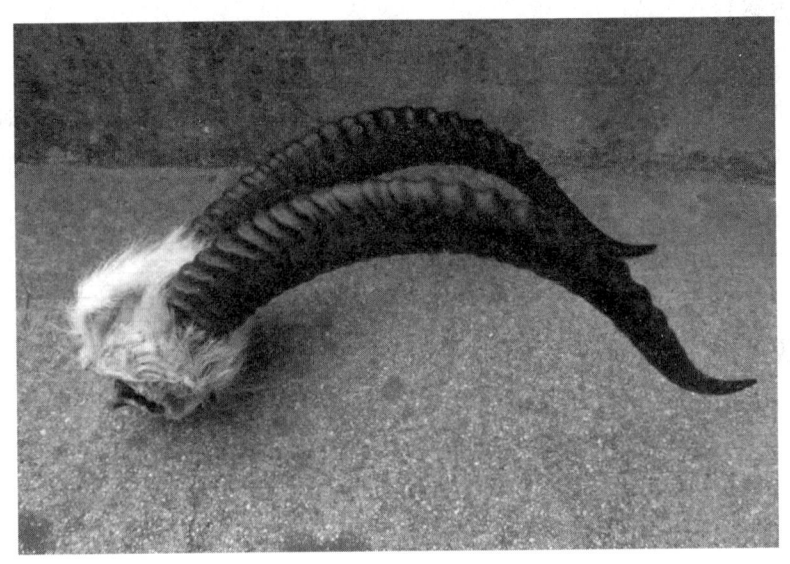

羚羊角

【组方】

羚羊角一钱　独活　防风　川芎　当归　炒酸枣仁　茯神　杏仁　薏苡仁各五分　木香　甘草各二分半

【用法】

加生姜五片，水煎服。

【作用】

平肝息风，养血安神。

【主治】

妊娠子痫。症见妇人妊娠，头项强直，筋脉挛急，言语謇涩，痰涎不利，或抽搐，不省人事。

【方解】

本方所治乃妇人妊娠，肝旺生风之证，治宜平肝息风，养血安神。方用羚羊角清热凉肝，息风止痉；独活、防风轻清疏散，以利肝气条达；酸枣仁、茯苓宁心安神；当归、川芎养血和血；杏仁、木香畅利气机；薏苡仁、甘草调和脾胃，舒筋缓急。全方配伍，共奏平肝息风，养血安神之功。

【应用】

本方是治疗妊娠子痫的常用方。临床以头项强直，筋脉挛急，言语謇涩，痰涎不利为辨证要点。本方现代临床常用于治疗妊娠高血压综合征等属于肝旺生风证者。

达生散

◎出自《丹溪心法》

【歌诀】

达生紫苏大腹皮　参术甘陈归芍随
再加葱叶黄杨脑　孕妇临盆先服之
若将川芎易①白术　紫苏饮子子悬②宜

【词解】

①易：替换。
②子悬：指妊娠胸胁胀满，甚或喘急，烦躁不安者，又称胎上逼心。

【译文】

达生散由紫苏、大腹皮、人参、白术、炙甘草、陈皮、当归、芍药加葱叶、黄杨脑子（即叶梢）煎制而成，孕妇临盆宜先服之。若用川芎替换白术，名为紫苏饮，主治子悬胎气不和、胀满疼痛。

【组方】

当归　芍药　人参　白术　陈皮　紫苏各一钱　炙甘草二钱　大腹皮三钱

【用法】

共研粗末，加青葱五叶，黄杨脑子（即叶梢）七个，水煎服。

【作用】

益气补血，顺气下胎。

【主治】

难产之气血虚弱证。

【方解】

本方所治乃妇人临盆，气血虚弱所致难产之证，治宜益气补血，顺气下胎。方用当归、芍药补血；人参、白术、甘草益气；紫苏、大腹皮、陈皮、葱叶疏通壅滞；黄杨木顺产。如此配伍，则不虚不滞，产自无难。

【应用】

本方是治疗难产之气血虚弱证的常用方。

【附方】

紫苏饮（《普济本事方》）　当归三钱　芍药　大腹皮　人参　川芎　陈皮各半两　紫苏一两　炙甘草一钱，水煎服。功用：顺气和血，止痛安胎。主治：子悬。症见胎气不和，上冲心腹之胀满疼痛，或临产惊恐，气结连日不下。

固经丸

◎出自《医学入门》

【歌诀】

固经丸用龟板君　黄柏樗皮香附群
黄芩芍药酒丸服　漏下崩中色黑殷[①]

【词解】

①殷：深红或赤黑色。

【译文】

固经丸由龟板、黄柏、椿根皮、香附、黄芩、白芍组成，酒糊为丸，温开水送服或水煎服，主治经行不止，崩中漏下，血色深红之证。

【组方】

黄芩　白芍　龟甲各一两　椿根皮七钱半　黄柏三钱　香附二钱半

【用法】

共研细末，酒糊为丸，每服6克，食前温开水送服；亦可作汤剂，用量按原方比例酌定。

【作用】

滋阴清热，固经止血。

【主治】

崩漏之阴虚内热证。症见经行不止，崩中漏下，血色深红，兼夹紫黑瘀块，心胸烦热，腹痛溲赤，舌红，脉弦数。

【方解】

本方所治乃阴虚内热，扰动冲任，迫血妄行之证，治宜滋阴清热，固经止血。方用龟甲、白芍滋阴养血，潜阳降火；黄芩、黄柏清热泻火以止血；香附舒肝解郁，行气活血；椿根皮固经止血。全方配伍，共奏滋阴清热，固经止血之功。

【应用】

本方是治疗崩漏之阴虚内热证的常用方。临床以经行不止，崩中漏下，血色深红，兼夹紫黑瘀块，心胸烦热，腹痛溲赤，舌红，脉弦数为辨证要点。

本方现代临床常用于治疗功能性子宫出血、更年期综合征之崩漏、人流术后月经过多等属于阴虚内热证者。

柏子仁丸

◇出自《妇人大全良方》

【歌诀】

柏子仁丸熟地黄　牛膝续断泽兰芳
卷柏加之通血脉　经枯血少肾肝匡

【译文】

柏子仁丸由柏子仁、熟地、牛膝、泽兰、续断组成，加上卷柏活血通经，此方补肝益肾，主治血少经闭之证。

【组方】

柏子仁　牛膝　卷柏各五钱　泽兰　续断各二两　熟地黄一两

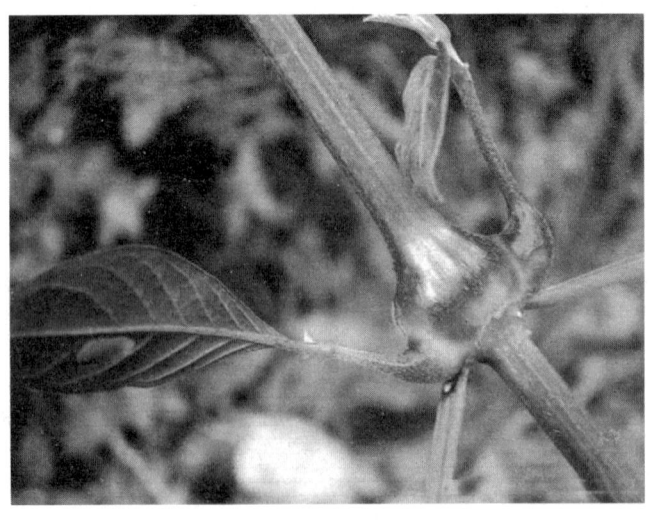

牛膝

【用法】

共研细末,炼蜜为丸,每服9克,空腹米汤送下;亦可作汤剂,用量按原方比例酌定。

【作用】

养心安神,滋阴补肾。

【主治】

心肾阴亏血少证。症见失眠多梦,神衰,形体羸瘦,月经停闭。

【方解】

本方所治乃心肾不足,阴血亏虚,神失所养之证,治宜养心安神,滋阴补肾。方用柏子仁滋阴养血,宁心安神;熟地黄、牛膝、续断补益肝肾,填精益髓;卷柏、泽兰活血通经,与补药相伍,补而不滞。

【应用】

本方是治疗心肾阴亏血少证的常用方。临床以失眠多梦,神衰,形体羸瘦,月经停闭为辨证要点。本方现代临床常用于治疗神经衰弱、更年期综合征等属于心肾阴亏血少证者。

参术饮

◎出自《丹溪心法》

【歌诀】

妊娠转胞参术饮　芎芍当归熟地黄
炙草陈皮兼半夏　气升胎举自如常

【译文】

参术饮主治妊娠转胞,此方由人参、白术、川芎、白芍、当归、熟地、甘草、陈皮、半夏组成，气血虚弱孕妇服之能使气得升降，胎位正常。

【组方】

当归　人参　白术　甘草　熟地黄　川芎　白芍　陈皮　半夏（原书未著剂量）

【用法】

加生姜，水煎服。

【作用】

益气补血。

【主治】

妊娠转胞。症见脐下急痛，小便频数或癃闭。

【方解】

本方所治乃妇人妊娠，气血不足，痰饮阻塞，胞宫压迫胎位之证，治宜益气补血，行气祛痰。方用八珍汤去茯苓再加陈皮、半夏而成。方中熟地黄、当归、白芍、川芎养血和血；人参、白术、甘草益气健脾，化生气血；陈皮、半夏、生姜理气健脾，燥湿祛痰。

【应用】

本方是治疗妊娠转胞证的常用方。临床以妊娠脐下急痛，小便频数或癃闭为辨证要点。本方现代临床常用于治疗妊娠小便不通、妊娠糖尿病以及子宫肌瘤等属于气血不足，痰饮阻塞证者。

牡丹皮散

◇出自《妇人大全良方》

【歌诀】

牡丹皮散延胡索　归尾桂心赤芍药

牛膝棱莪酒水煎　气行瘀散血瘕①削②

【注释】

①血瘕：因瘀血聚积所生的有形肿块，为八瘕之一。

②削：通"消"。

【译文】

牡丹皮散由牡丹皮、延胡索、当归尾、桂心、赤芍、牛膝、莪术、三棱组成，水酒各半煎服，能使气血周流，经脉通畅，瘀血可散。

【组方】

牡丹皮　延胡索　当归尾　桂心各一两　牛膝　赤芍　莪术各二两　三棱一两半

【用法】

共研粗末，每服9克，水酒各半煎服；亦可作汤剂，用量按原方比例酌定。

【作用】

活血行气止痛。

【主治】

血瘕。症见心腹间攻冲作痛，痛时见硬块，移动而不固定。

【方解】

本方所治乃瘀血凝聚之证，治宜活血行气止痛之法。方用牡丹皮活血散瘀；赤芍、归尾活血养血；牛膝活血并引血下行；桂心温通血脉；三棱、莪术、延胡索消瘀散结，行气止痛；煎加清酒，引药入血。如此配伍，则能行血中气滞、气中血滞，而使经脉通畅，气血周流，瘀血消散。

【应用】

本方是治疗血瘕的常用方。临床以心腹间攻冲作痛，痛时见硬块，移动而不固定为辨证要点。本方现代临床常用于治疗腰源性腹痛、盆腔炎、子宫肌瘤等属于瘀血凝聚证者。

第二十一章 便用杂方

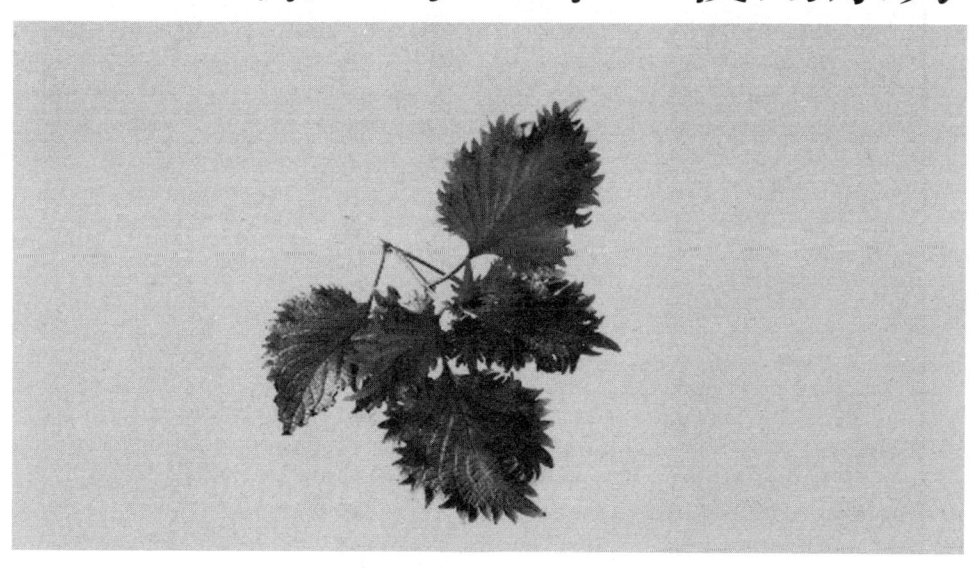

便用杂方是在治疗疾病过程中对前代名医医方的具体应用与创新,这些医方大都具有简、便、验、廉的特点,至今仍有重要的应用价值。除一些小医方外,针对一些复杂的疾病,常用一些药味较多的医方,并且根据病情灵活加减。所集验方,临床疗效确切,很值得推广与应用。

望梅丸

◇出自《医方集解》

【歌诀】
望梅丸用盐梅肉　苏叶薄荷与柿霜
茶末麦冬糖共捣　旅行赍①服胜琼浆

【词解】
①赍：持，带

【译文】
望梅丸由盐制梅肉、苏叶、薄荷、柿霜、细茶末、麦冬组成，加白糖捣作丸，旅行中服用胜过美味的浆液。

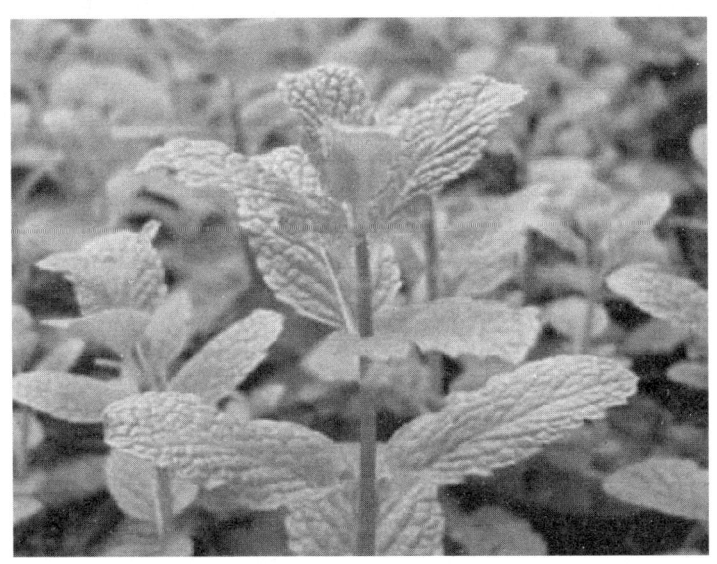

薄荷

【组方】
盐制梅肉四两　紫苏叶五钱　薄荷叶　柿饼霜　细茶叶　麦冬各一两

【用法】

共研细末,加白糖作丸,每服一丸,含口中;亦可作汤剂,用量按原方比例酌定

【作用】

生津止渴,提神。

【主治】

旅行中口渴,咽喉干燥,头目不清,心烦胸闷,小便短少。

【方解】

本方所治乃津液耗伤,失于濡润之证,治宜生津止渴之法。方中用梅肉、麦冬滋阴润燥,生津止渴;紫苏叶理气宽胸;薄荷叶清利咽喉;柿饼霜清热润燥;茶叶清头目,除烦渴。若气阴两伤者,可酌加西洋参,以加强益气养阴生津之力。

骨灰固齿牙散

【歌诀】

骨灰固齿猪养骨　腊月腌成煅①碾之
骨能补骨成补肾　坚牙健啖老尤奇

【词解】

①煅:中药制法之一。把药材放在火里烧。

【译文】

骨灰固齿牙散由猪骨或羊骨组成,腊月腌制后火煅碾碎用,以骨补骨,以咸补肾,有补肾固齿作用,老年人用之最有奇效。

【组方】

腊月腌制的猪骨或羊骨。

【用法】

火煅,研极细末,每晨用牙刷蘸药末擦牙。

【作用】

补肾固齿。

【主治】

年老脱齿。

【方解】

本方所治乃年老肾衰,牙齿不固之证,治宜补肾固齿之法。方中猪骨或羊骨均能补肾固齿,强筋骨,治牙齿疏活疼痛,用盐腌制可引药入肾,加强补肾之力。

软脚散

【歌诀】

软脚散中芎芷防　　细辛四味碾如霜
轻撒鞋中行远道　　足无箴疱①汗皆香

【词解】

①箴疱:箴,同"针"。指皮肤表面出现的黄白色或半透明的小水泡。

【译文】

软脚散由川芎、白芷、防风、细辛四味药组成,碾研成细末,远行的时候轻轻撒在鞋里,足底不会生疱,并能芳香除臭。

【组方】

川芎　细辛各二钱半　白芷　防风各五钱

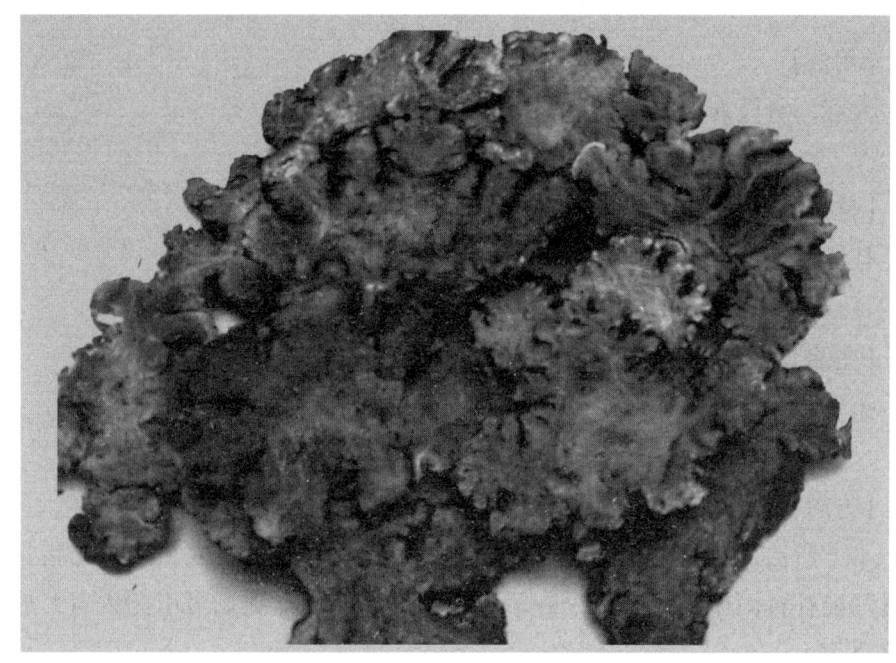

川芎

【用法】

共研细末，撒少许于鞋袜内。

【作用】

活血舒筋，止痛除臭。

【主治】

远行足底生疱，脚臭。

【方解】

　　本方治证乃因远行足部疲劳，气血不畅所致，治宜活血舒筋，止痛除臭。方中细辛、白芷、防风散风除湿；川芎行气活血，舒筋止痛。

稀痘神方

【歌诀】
稀痘神丹三种豆，粉草细末竹筒装
腊月厕中浸①洗净　风干配入梅花良
丝瓜藤丝煎汤服　一年一次三年光

【词解】
①浸：浸泡。

【译文】
稀痘神方由赤小豆、黑豆、绿豆组成，与甘草研成细末，装入竹筒，浸腊月厕中一月，取出洗净风干，配入梅花片（冰片），用丝瓜藤丝煎汤服用，每年服一次，三年治愈。

【组方】
赤小豆　黑豆　绿豆　粉草各一两　梅花片三钱

【用法】
共研细末，每服1.5~3克，丝瓜藤丝煎汤空腹服，每年服1次。

【作用】
清热解毒。

【主治】
小儿稀痘。

【方解】
本方所治乃热毒壅聚，营气郁滞，气滞血瘀，聚而成形所致稀痘之证，治宜清热解毒，活血行气之法。方中赤小豆除热毒，散恶血；黑豆祛风除热、调中下气；绿豆、甘草、冰片清热解毒，且冰片又有防腐生肌之效；用丝瓜藤煎汤，意在取其活血舒筋之力。亦可加金银花，加强疏散风热，清热解毒作用；或加菟丝子、玄参，清热解毒之中，又有补肾养阴之功，适用于热毒伤阴之证；或加生地黄、麦冬、犀角，滋阴清热，凉血解毒，对于热毒深入血分，耗伤营阴之证，用之适宜。

第二十二章 幼方

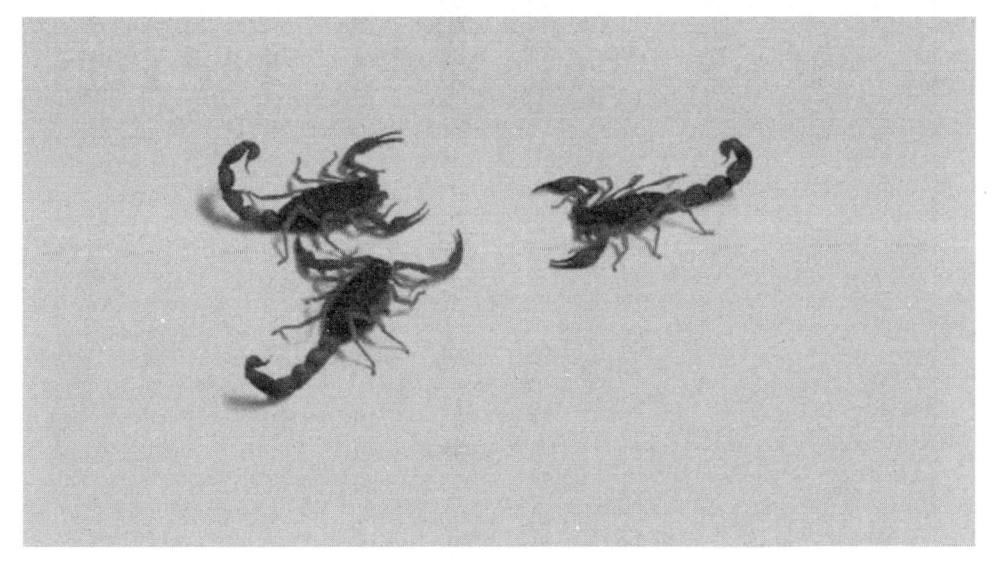

本章所讲的是在疾病治疗方面，幼儿患者是一个比较特殊的群体。因为幼儿正处于生长发育阶段，各组织器官功能、免疫系统等发育还不完善，所以对药物的代谢及排泄速度与成人大不相同，与成人相比更容易产生不良反应。另外，幼儿相对与成人在身体方面有其特殊性，有些疾病只出现在幼儿身上，在治疗方面有其特殊性。在对幼儿患者进行治疗时，不仅要注意方剂的剂量，还要针对幼儿的特殊体质，因症、因人、因时等辨证而治，不要一概而论。

回春丹

◎出自《验方》

【歌诀】

回春丹用附雄黄　冰麝羌防蛇蝎襄①
朱贝竺黄天胆共　犀黄蚕草钩藤良

【词解】

①襄：音同香，帮助。

【组成】

白附子、雄黄、羌活、防风、全蝎、朱砂、天麻、僵蚕各9克，冰片、麝香各4.5克，蛇含石24克，川贝、天竺黄各30克，胆星60克，犀牛黄3克。

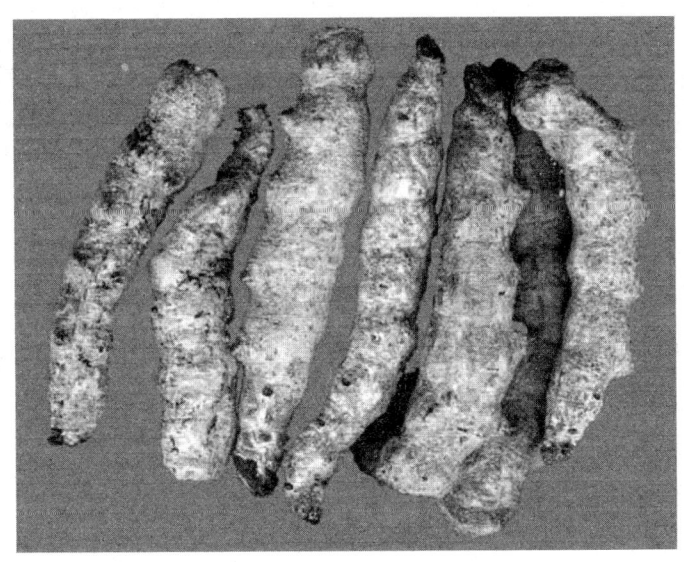

僵蚕

【用法】

方中诸药各研成细末；再用甘草30克，钩藤60克，水煎；和蜜为丸，如花椒大，晒干后蜡封。1~2岁、3~4岁、10岁以上分别每服二、三、五粒，钩藤、薄荷煎汤送下；周岁以内小儿，可用1粒化开，搽乳头上吮下。

【功用】

清热安神，镇惊息风，化痰开窍。

【主治】

本方主要治疗急慢惊风、抽搐、瘈疭、伤寒邪热、斑疹烦躁、痰喘气急、五痫痰厥等症。

【方解】

本方具有清热安神，镇惊息风，化痰开窍的功效，主治以风痰壅盛为主证的病症。症见睡眠不宁，肠胃不适，气咳痰多，不思饮食，胃气过多，伤风感冒，吐乳及夜啼惊跳。方中诸药相合，可祛寒，通窍，化痰，息风，清热，安神，使得小儿诸病自愈。

肥儿丸

◎ 出自《医宗金鉴》

【歌诀】

肥儿丸用术参甘　麦曲荟苓楂二连
更合使君研细末　为丸儿服自安然
验方别用内金朴　苓术青陈豆麦联
槟曲蟾虫连楂合　砂仁加入积消痊

【组成】

使君子肉12克，芦荟、人参各7.5克，黄连6克，白术15克，茯苓9克，麦芽、神曲、山楂肉各10.5克，炙甘草4.5克。

【用法】

方中诸药共研为末,黄米糊为丸,如黍米大,每服20～30丸,米汤化下。现改炼蜜为丸,每丸重3克,每服1～2丸。

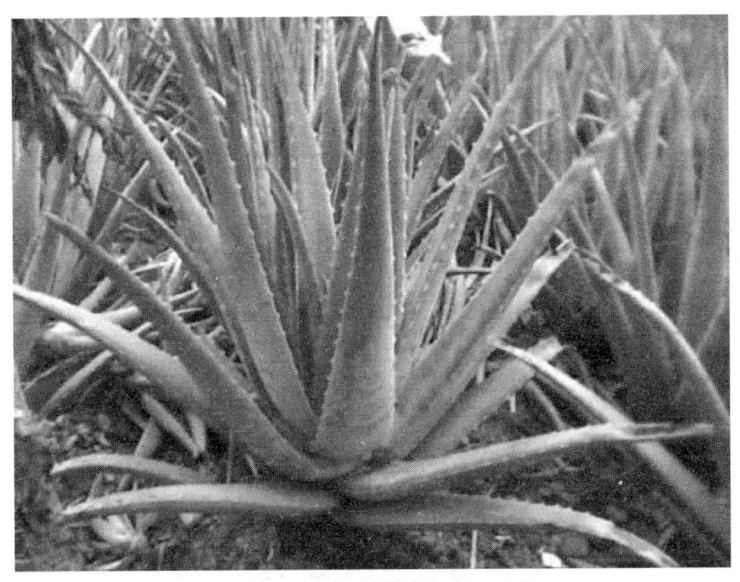

芦荟

【功用】

杀虫消积,健脾清热。

【主治】

本方主治以脾疳为主证的病症。症见面黄消瘦,身热,困倦嗜卧,心下痞硬,乳食懒进,好食泥土,肚腹坚硬疼痛,头大颈细,有时吐泻烦渴,大便腥黏等。

【方解】

本方具有杀虫消积,健脾清热的功效,主治以脾虚虫疳为主证的病症。症见脾虚虫疳症,症见幼儿面黄瘦削,发热,困倦嗜睡,心下痞硬,乳食懒进,好食泥土,肚腹坚硬疼痛,头大颈细,吐泻烦渴,大便腥黏等。方中诸药合用,可健胃消积,驱虫,使得幼儿诸症自愈。

八珍糕

原书未标出处（一作《北京市中药成方选集》）

【歌诀】

八珍糕与小儿宜　参术苓陈豆薏依
淮药芡莲糯粳米　健脾益胃又何疑

【组成】

党参90克，白术60克，茯苓、扁豆、薏苡仁、淮山药、芡实、莲子肉各45克，糯米、粳米各150克。

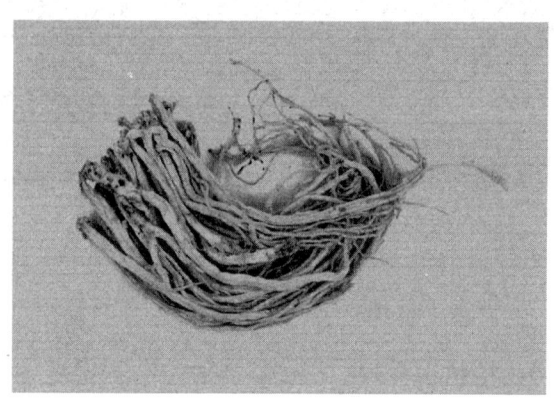

党参

【用法】

本方诸药共研为细粉，加白糖300克，蒸制成膏，开水冲调，或作茶点吃。

【功用】

补虚健脾。

【主治】

本方主要治疗以小儿脾胃虚弱为主证的病症。症见消化不良，形瘦色黄，腹膨便溏。

【方解】

本方具有补虚健脾的功效，主治以脾胃虚弱为主证的病症。方中诸药相合，可补脾健胃，使得小儿脾胃虚弱症自愈。

保赤丹

◎出自《古今医方集成》

【歌诀】

保赤丹中巴豆霜　朱砂神曲胆星尝
小儿急慢惊风发　每服三丸自不妨

【组成】

巴豆霜9克，胆星、朱砂各30克，神曲4.5克。

【用法】

方中诸药各研成细末，用神曲糊成丸，如绿豆大，朱砂为衣；每服二三粒，开水调化送下。

【功用】

清热导滞，化痰镇惊。

【主治】

本方主要治疗小儿急慢惊风，及胎火内热积滞，停食停乳引起痰涎壅盛，肚腹胀满，身热面赤，烦躁不安，大便秘结等。

【方解】

本方具有清热导滞，化痰镇惊的功效，主治以内热积滞，痰涎壅盛为主证的病症。症见小儿急慢惊风，痫症，疳症，寒热泻痢，痰涎壅滞，腹痛胃呆，大便酸臭，以及大人痰热积聚、痰饮气急等症。方中诸药合用，可下痰化滞，开窍安神，且不损脏腑，不耗元气。方中巴豆霜为君。臣以胆星、神曲、朱砂。

抱龙丸

◎出自《卫生宝鉴》

【歌诀】

抱龙星麝竺雄黄　加入辰砂痰热尝
琥珀抱龙星草枳　苓淮参竺箔朱香
牛黄抱龙星辰蝎　苓竺腰黄珀麝僵
明眼三方凭选择　急惊风发保平康

【组成】

胆南星120克，天竺黄30克，雄黄、辰砂各15克，麝香3克。

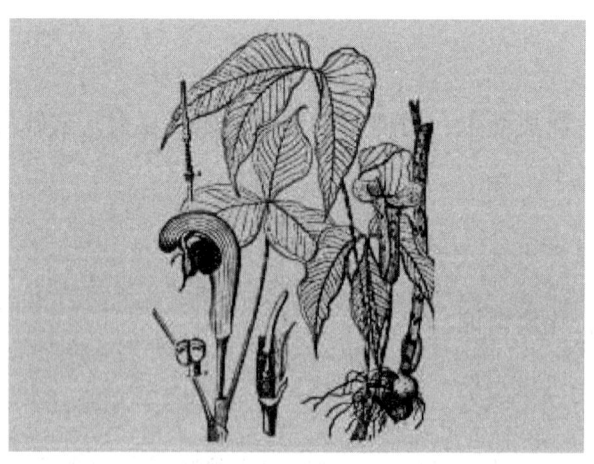

胆南星

【用法】

方中诸药各研成细末，煮甘草膏和丸，如皂角子大，朱砂为衣。每服1丸，薄荷汤送下。

【功用】

清热化痰,镇惊安神。

【主治】

本方主要治疗急惊,痰厥,高热抽搐。

【方解】

本方具有清热化痰,镇惊安神的功效,主治以痰热内蕴为主证的病症。症见幼儿面黄肌瘦,发热,困倦嗜睡,心下痞硬,乳食懒进,好食泥土,肚腹坚硬疼痛,头大颈细,吐泻烦渴,大便腥黏等。方中诸药合用,可健胃消积,驱虫,使得幼儿诸症自愈。